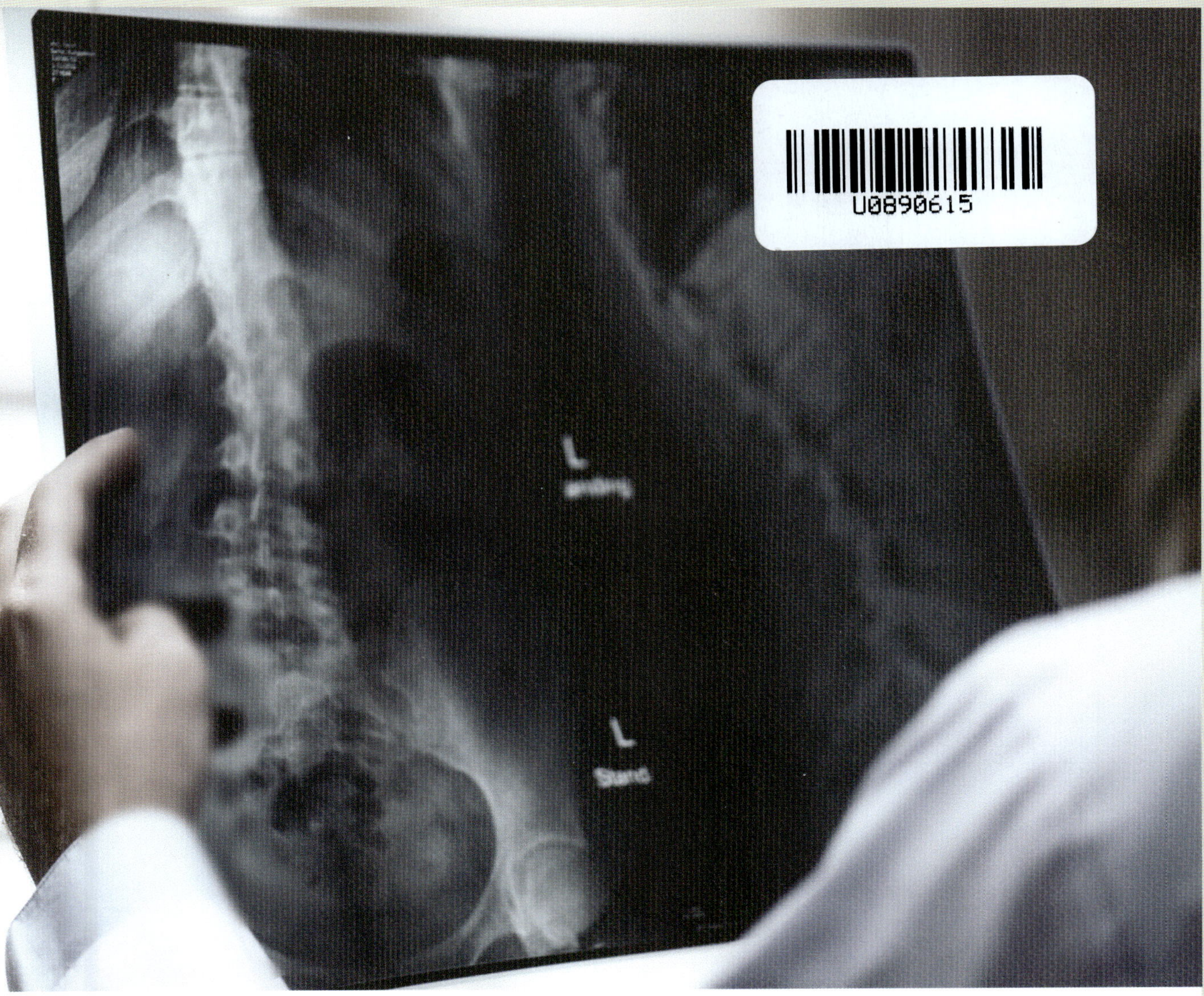

SHIYONG YINGXIANGXUE JIANBIE YU ZHENDUAN

实用影像学鉴别与诊断

主编 周兆欣 赵 滨 等

河南大学出版社
HENAN UNIVERSITY PRESS
·郑州·

图书在版编目（CIP）数据

实用影像学鉴别与诊断 / 周兆欣等主编 . — 郑州 : 河南大学出版社 , 2019.9
ISBN 978-7-5649-3955-7

Ⅰ . ①实… Ⅱ . ①周… Ⅲ . ①影像诊断 Ⅳ . ① R445

中国版本图书馆 CIP 数据核字 (2019) 第 220564 号

责任编辑： 孙增科
责任校对： 陈巧
封面设计： 卓弘文化

出版发行： 河南大学出版社
地址：郑州市郑东新区商务外环中华大厦 2401 号
邮编：450046
电话：0371-86059750（高等教育与职业教育出版分社）
0371-86059701（营销部）
网址：www.hupress.com
印　　刷： 北京虎彩文化传播有限公司
版　　次： 2019 年 9 月第 1 版
印　　次： 2019 年 9 月第 1 次印刷
开　　本： 880 mm × 1230 mm　1/16
印　　张： 11
字　　数： 356 千字
定　　价： 66.00 元

编 委 会

主 编 周兆欣 赵 滨 杨 坡

副主编 李建斌 勾国强 叶 钧 罗成刚
余晓玮 钟 静 武晓芳

编 委 （按姓氏笔画排序）

勾国强	山西省中西医结合医院
叶 钧	湖北省武汉市第七医院
杨 坡	郑州大学第三附属医院
李建斌	重庆市开州区人民医院
余晓玮	襄阳市中医医院
赵 滨	太原市精神病医院
罗成刚	湖北省肿瘤医院
周兆欣	合肥市第三人民医院
武晓芳	襄阳市中医医院
范真宜	南阳医专第二附属医院
钟 静	湖北医药学院附属襄阳市第一人民医院

前　言

影像学在疾病诊断和治疗中应用非常广泛，对疾病的诊断提供了很科学和直观的依据，可以很好地配合临床的诊断、治疗、疗效评估等，为最终准确诊断和治疗疾病起到不可替代的作用。近年来随着影像领域不断发展，影像检查技术和方法也在不断地创新，影像诊断已从单一依靠形态变化进行诊断发展成为集形态、功能、代谢改变为一体的综合诊断体系。医学影像在诊断的同时也开展治疗，扩大了医学影像的应用范围。在这期间，各影像科室也得到了迅速发展，由于影像学科有独特的显像功能，在临床工作中发挥重要的作用，因此，它成为现代医学临床工作不可缺少的手段。

本书重点介绍了目前医学影像学常用的各种检查和诊疗技术，系统地介绍了各部位的影像学检查方法、影像学征象、常见病变的诊断与鉴别诊断等内容，选材新颖，内容简明，图文并茂，易于掌握，可供临床工作及教学参考。

本书的作者均从事影像工作多年，均是高学历、业务精干的专业医务工作者，具有丰富的临床经验和深厚的理论功底。

本书在编写的过程中由于时间紧迫且篇幅有限，虽经过多次加工修改，书中仍会有不足或错误之处，希望广大读者予以批评、指正，以便再版时进一步完善，谢谢。

编者

2019年9月

目 录

第一章 CT的基本原理和主要技术进展

第一节 CT体层成像的概念

电子计算机X线体层摄影简称CT（computed tomography），1969年由英国科学家Hounsfield等发明，它通过对扇形X线束照射体组织器官后剩余X线的检测，经计算机处理可获得人体体层重组图像。虽然CT仍以密度变化和脏器形态变化为诊断根据，但密度分辨率已远超过X线平片，CT机可分辨人体组织1/2 000的密度差别，可将骨骼、软组织、血液、液化坏死组织、水、脂肪及气体明确分开，病变的形态学显示亦因体层摄影而更加全面、准确。CT通过造影增强扫描可推断病变性质及血供情况。CT检查安全、迅速、简便且无痛苦，大大提高了对各种疾病的早期检测能力和诊断准确性，对肿瘤、炎症、外伤、先天畸形及其他许多病变均有良好的诊断效果。CT还具有无影像重叠、密度分辨率高、解剖关系清楚等优点，从而使X线诊断进入了计算机分层影像诊断的快速发展的新阶段。Hounsfield因此获得了1979年诺贝尔医学奖。当前，CT已经实现了亚秒快速容积扫描和三维立体重组显示。

如本书所述，数字化的X线图像在计算机内是以数学矩阵的形式进行处理的，CT图像也是数字化图像，是由一定大小的数学矩阵代表的像素组合而成。CT规定每个像素数字的大小即为该像素所代表的组织的CT值大小，它反映组织密度的高低，用Hounsfield单位（HU）表示，规定水的CT值为0，牙釉质及骨皮质的CT值为1 000（CT值上限），空气的CT值为−1 000，这样就构成了2 000个CT值的变化范围，也代表了CT机卓越的密度分辨能力，它大大超过了普通X线摄影。值得注意的是，图像的像素一般最多为512×512；而被扫描组织的范围大小不等，因此扫描视野越大，每个像素所代表的组织就越大，其空间分辨能力就下降，一般CT的空间分辨率较普通X线平片低。

第二节 CT体层扫描成像的原理

那么CT图像中每个像素大小是如何获得的呢？它是用高度准直的X线窄束围绕身体某一部位（某一层面）做一次连续的曝光和扫描，其对侧高度灵敏的检测器将记录X线通过人体后衰减的剩余X线量，大量的X线光子成为光电倍增信号而转化成数字模拟信号被输入到计算机进行复杂的运算处理，即可以获得该体层层面上的各像素点的X线衰减数值，这些数值就是CT值，构成数字矩阵，再由显示器将不同的数据用不同的灰度等级显示出来，就形成了人体体层解剖图像，见图1–1。

如图1–2所示，将一个正方形分为四个分隔区，分别为A、B、C、D，4个方格代表的组织的CT值数字如何求得？根据X线从一侧方向上对正方形ABCD进行照射，可以获得X线通过该物体后的剩余数值，假设射线从某一个方向（从左到右）投照，在对侧可以测量得到相同的剩余X线，即X线穿过AB和穿过CD有相同量的X线被吸收即A+B=C+D=7。但是，这并不能说明A、B、C、D各自的4

个数值是相同的。也就是说可以知道该物体对X线的吸收值。如果该物体内部由不同成分组成或者探测器的分辨率大于该物体，就可以使物体不同部分吸收系数的不同显示于探测器上；相同一排的2个或多个单元的数值仍然可能不同，单从一个方向上的X线照射是不能分别测得X线穿过相同一排的2个或多个单元的具体吸收系数（CT值）的。

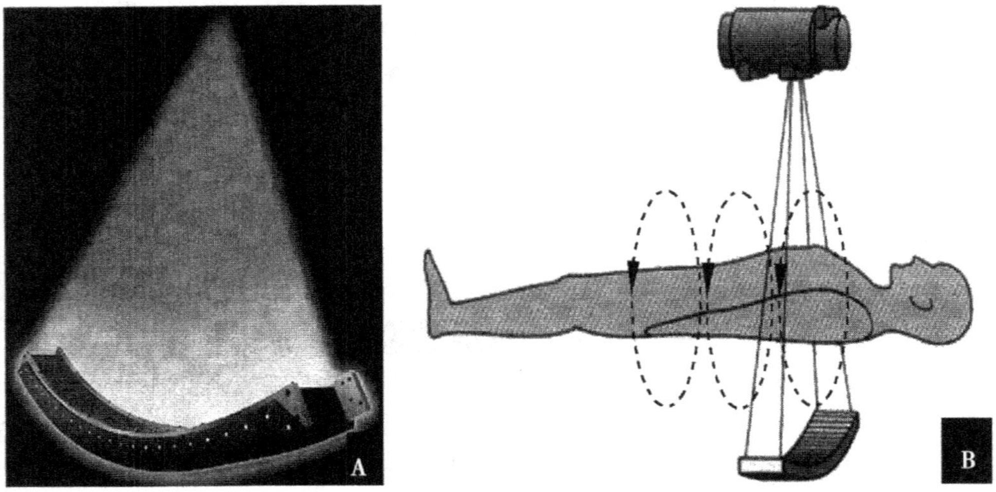

图1-1　CT的成像原理

A. CT中的X线束是扇形的；B. 由X线管发出的扇形X线束围绕人体旋转进行连续X线曝光。X线照射体以后，剩余的X线将投射到对侧弧形的接收检测器进行光子接收、能量转换和电信号输出，通过计算机的运算就可以获得人体组织的吸收系数

换一种方式，如果在不同方向上分别、多次地投照这个物体后，X线穿过的单元各不相同，还可以得出不同的数值，即至少可以再得出3个算术等式（如测量得出A+C=6，B+D=8，A+D=5），加上原来的2个等式，将形成5个或以上的数学方程式，所列出来的等式如图1-2所示，将这5个方程式进行数学解方程运算，就可以得到4个方格单元A、B、C、D各自的数值分别为2、5、4、3。这个过程实际是通过数学方式求到了X线所穿过的平面中不同空间部位的组织的X线吸收数值，也就是密度值或CT值。通过这样的方法，X线围绕A、B、C、D旋转照射，借助计算机的数学运算，结果可以得到A、B、C、D分别的数值，这是很伟大的数学发现。

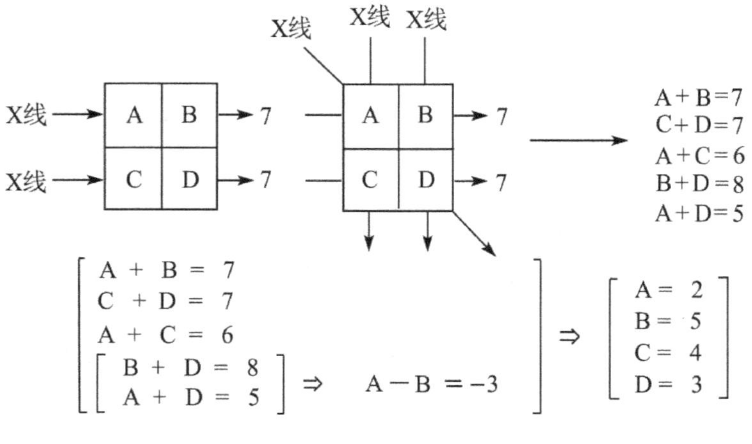

图1-2　整体与分次投射示意

整体中的小块组织，一次投射只能获得整体重叠的数值，在多次X线投射之后，就可以获得投射路径上各小块组织的各自数值。

基于以上原理，科学家进一步研究推断，可以将X线管围绕人体进行旋转投射，从而得到人体内部不同空间位置上的组织的密度值。当然人体组织需要被模拟分隔成为64×64个或者更多的（如256×256个）组织小块，要被不同方向上的射线重复投照很多次，最终才能测算出每个小块组织（体素）的密度值。这里，设备中需要长时间产生X线的大热容量X线管和高灵敏度的探测器，还要借助强大的计算机来处理数据，这些都是在现代计算机技术高度发达之后才实现的。

再进一步，根据这些数值形成的亮暗差别转换成灰阶图像，就可以形成CT图像。示意图中的方格单元只有4个，如果增加到40个、400个，则测算的计算量将非常大。但是，在这个原理基础上通过运算，的确可以做到薄层X线照射人体某个断面之后将获得人体截断面内部的解剖信息并细致地显示出来。Hounsfield当年设计的第一代CT机就是在一个方向上并行投射多次，然后旋转一定角度再重复前面多次投照的过程，这样反复进行才最终重组出图像的。

一台CT机其实是由高度精密的多个独立部分组成的。扫描装置包括X线管、探测器、机架、变压器及光电转化系统等。操作控制部分则主要为操作台及操作软件，控制和管理扫描装置和计算机处理装置各部分的工作。其他还有计算机、激光照相机、高压注射器、后处理工作站等。

第三节 CT扫描技术的发展

随着医学工程技术的发展，CT机的性能不断提高，功能不断完善。高压发生器输出电压稳定性提高和X线管热容量的提高使快速、连续CT扫描成为可能，检测器的灵敏度提高及数量增加则可大大提高CT机的密度、空间分辨率，而计算机系统的不断改善和升级使操作更方便、图像更清晰、维护更简易。目前，第一或第二代CT机已被淘汰，第三代CT机的扫描速度和图像质量仅能满足一般扫描需要。以螺旋容积扫描为特征的第四代CT机正迅速发展和普及，使CT的图像质量和诊断能力大大提高，也使CTA和动态扫描成为可能。第五代CT即超快速CT或电子束体层成像系统也在我国许多大城市中开始应用。将CT应用范围扩大到心脏和大血管，特别是冠状动脉硬化的无创伤检测具有重要的临床意义。

螺旋CT扫描的关键技术是X线管旋转的滑环技术。第三代普通CT扫描的特点是每扫描一层，X线管绕患者旋转一周，然后等待检查床推进到下一个层面的位置，同时X线管需要时间回复到原来位置，因为连接X线管的高压电缆线不可能一直旋转和缠绕，所以普通CT是以扫描一层后停顿数秒的间断方式进行的。螺旋CT通过X线管旋转的滑环技术达到X线管连续旋转和发射X线、检查床连续推进的一次性连续扫描过程，数秒或者最快不足1秒的时间就可完成一次检查的全部扫描，扫描时间明显缩短。而且，连续扫描可以获得连续的容积采集数据，提高CT后处理的能力。

螺旋CT目前已经发展到一次旋转采集640层的超高速水平，它利用320排探测器的并列同时工作，一次扫描16cm体部脏器，大大提高了扫描的速度，拓宽了CT的功能和应用范围。今后可望一次扫描覆盖全身，对急诊、小儿、不自主运动等患者特别有意义；而且心脏CT分析、脑血流灌注分析、三维图像的同步显示等新功能也将出现快速发展和急速进步。

电子束CT与普通CT的扫描方式完全不同，它通过电子枪发出大量电子，借高压真空管的加速和偏转，使电子束猛烈撞击位于扫描机架周围的环形靶面，发出的X线穿透人体组织到达对侧的X线探测器上。由于环形靶面和探测器的多层面设计，克服了X线管的机械旋转运动需要一定时间的问题，电子束CT的扫描速度极快，可达每秒20多层。目前电子束CT主要应用于一些需要特快扫描速度的检查部位，在心血管系统可以检测冠状动脉钙化，从而诊断冠状动脉硬化；对心脏增强后的快速扫描可以检测心肌梗死后的心肌灌注情况；电子束CT可以有效显示冠状动脉搭桥手术后的血管解剖；可以很好地显示心脏内肿瘤、肺动脉或左心房血栓、瓣膜钙化等。在其他方面，电子束CT快速扫描有利于了解脏器血流灌注的功能状态；甚至可以检测膝关节、颞颌关节的运动动态情况；对穿刺定位，电子束CT快速扫描和显示可使脏器运动的干扰降低到最低程度。但是，电子束CT的扫描方式与CT的成像原理有很大的不同，其电子撞击的数量被分散到数十个层面的圆周形靶面，相对一般CT的小点状撞击点所产生的 X 线量有显著的量能差别，导致电子束 CT 的图像较普通 CT 和螺旋 CT 差，而且其价格昂贵。随着多排螺旋 CT 的快速发展和重组软件的改进，多排螺旋 CT 在图像质量和设备价格上具有很大的优势，所以，目前电子束 CT 的市场趋向萎缩。

螺旋 CT 从单排探测器逐步向多层发展，目前已经达到 X 线管旋转一周扫描 640 层的水平，而且，探测器的平板式设计促使平板 CT 的研究成功，目前已进入了临床试用的阶段，相信螺旋 CT 的发展最终将达到电子束 CT 的快速程度，而图像质量将更优，价格将更低。

螺旋 CT 的发展得益于 CT 探测器、低压滑环设计、X 线管热容量提高、数据采集和处理的计算机性能改进等各方面的进步。目前的 CT 探测器一般都采用多排稀土陶瓷探测器，其 X 线吸收率可高达 99%，性能稳定，配合非接触性激光信号传输技术，大大提高了图像的质量。多排探测器的排列上可以等距离对称或非等距离对称，后者对消除余晖效应和提高信噪比更佳。螺旋滑环现在都已经改为低压的银合金电刷技术，X 线管也采用金属陶瓷和高散热涂料等材料，以适应螺旋 CT 连续扫描的高热容量和热量的及时散发。计算机的锥形线束算法可以克服因锥形 X 线束的覆盖范围改变和探测器列数、宽度增加的图像质量下降；而对锥形 X 线束扫描导致的扫描剂量上升问题，目前发展了许多相关技术来克服，主要有自动 mA 调节技术、智能滤过技术、可变速扫描技术、期相选择性曝光技术以及全自动心电门控触发扫描等。

（1）超宽检测器的多层面螺旋 CT：目前有公司推出 320 列的超宽检测器设计，使螺旋 CT 超常规发展到更大范围的容积扫描，这样就有可能很快使 CT 技术达到超大范围的一次性扫描。

（2）平板检测器 CT：目前已经有了平板检测器 CT 的初步临床应用经验总结，该种机型的优点是空间分辨率高、容积采集数据的可重组性好，其采集速度和重组方式有了革命性的变化。目前存在的问题是 X 线剂量较大、采集和重组的数学处理方式尚需改进以及成本较高等，相信今后几年内将全面市场化。

（3）自动图像重组显示：当前 CT 的快速发展使 CT 扫描的原始图像达到数百帧甚至更多的数量，给阅片分析和诊断带来困难，因而各种计算机自动重组的 2D 或 3D 显示方式将成为主要的图像分析对象，将从以前的大部分手控调节向大部分自动控制发展，由延时显示向实时或近于实时显示快速发展。

（4）CT 与其他影像资料的融合：当今功能磁共振已经成功实现形态显示与功能图像的融合，CT 与 PET 图像也已经实现良好的结合机型和实现无缝融合显示功能，而 MRI 与 PET、CT 与 DSA 的机械、机型融合或图像融合都将实现，将来这方面将有更大的发展。

（5）计算机辅助诊断：面对如今激增的图像信息，计算机信息处理将发挥更大的作用。在收集大量同病种、同部位的影像学资料的基础上，采用概率学的逻辑分析，对新的病例进行诊断的导向，可望逐步达到相当或略高于有经验专家的水平。

第四节　CT 功能的发展

多至 320 层的快速螺旋扫描使常规的 CT 扫描观念发生了巨大的变化，如螺距概念的更新，使研究螺距选择对图像质量的影响成为新的课题，而且使扫描层厚与图像重组间隔也出现了可选择性。另外，快速扫描使增强 CT 的对比剂强化出现期相与强化相关性的问题，病变强化将分出动脉早期、动脉期、实质期、静脉期等多时相不同特征，伴随而至的将是 CT 检查在观念和功能上的不断变化和进步。

一、CT 普查的应用

现已证实，体检或普查使用 X 线胸片将有约 20% 的肺组织受到心脏、纵隔、横膈和脊柱的遮挡，造成疾病的遗漏。目前的多层螺旋 CT 的低剂量胸部扫描结果已达临床满意的水平，图像质量与高 mA 的常规 CT 扫描几乎没有差别，20 ~ 30mA 的条件可以大大减少对受检查者的 X 线辐射，但是对肺部微小病灶的检出率很高，在防止漏诊方面的效果更加符合卫生经济学原则。而且，目前许多医师主张使用多层螺旋 CT 对结肠的内镜显示进行普查和筛选。

二、CT 血管造影

螺旋 CT 的快速扫描可以准确地在对比剂高峰时间进行靶血管扫描。目前一般螺旋 CT 上均配有智能化对比剂跟踪软件，可以选择性地在腹主动脉、腔静脉、肝肾脾动静脉和肠系膜血管的对比剂强化高峰期进行螺旋容积扫描，然后采用最大像素投影法(maximum intensity projection，MIP)、表面重组法(surface shadow display，SSD)、容积重组法（volumeslicing display，VSD）和内镜显示（virtual endoscopy，VE）等各种重组方法来显示病变。CTA 对直径 3mm 以上的动脉瘤显影效果良好，对明确动静脉畸形（arterial-venous malformation，AVM）的病灶大小和供血动脉有重要的价值，对病灶的邻近结构和引流静脉的显示也有较好的价值。对占位性病变，CTA 可以同时显示病变和邻近的血管，对明确病变的大小、形态及其与周围组织的关系非常有效，具有方便、安全、无创伤等优点。

三、CT 灌注显像技术

脑的 CT 灌注成像功能已经得到成功地开发和利用，配置分析软件也已经趋于成熟。随着 CT 扫描速度的进一步提高，目前已经允许行多层面的 CT 灌注成像，使一次注射对比剂就可以获得多层面的灌注信息。对肿瘤的灌注成像已经可以更详细地了解肿瘤实质的结构特点和血液循环情况，提高肿瘤诊断的准确性和特异性。肺的灌注成像可以用彩色的方式显示肺毛细血管床灌注情况、反映肺功能状况。

四、心脏 CT 检查

目前 64 排螺旋 CT 在临床已经成为普及的机型，用于心脏扫描的时间分辨率已达冠状动脉 CTA 非常实用的水平。对冠状动脉、心腔、心瓣膜等结构的显示已与电子束 CT 相当。螺旋 CT 有望在显示粥样硬化软斑块方面达到比电子束 CT 更优的效果。由于时间分辨率的提高，64 排及更多排数探测器的螺旋 CT 可以显示人工心脏瓣膜的开、闭及其功能状况。此外，心肌灌注、心肌血流储备、心肌应力灌注均是目前 CT 心脏检查的发展热点，下一步可能实现解剖学与相位相结合的影像重组、4D 资料的 2D 浏览、自动轮廓描记、电影显示、室壁运动与厚度变化关系显示、射血功能分析等特殊功能。

五、CT 透视与 CT 介入技术

CT 扫描速度加快的同时，数据处理速度也在不断加快，许多公司推出的 CT 透视技术其实就是快速重组的应用，可以立时显示和定位穿刺针的位置。由于 CT 导向穿刺活检的高准确性和低并发症发生率，得到临床广泛应用。CT 导引下的脓肿穿刺引流术在临床上也有广泛的适应证。

六、表面渗透成像

常规 CT 增强扫描显示的是组织或病变内对比剂流入、外渗和廓清的信息，表面渗透成像则采用延时扫描的方法，对照不同时相的影像，反映对比剂在组织或病变的表面渗出状况。

第五节　CT 技术的发展趋势和展望

CT 是一种利用 X 线进行人体体层成像的高科技医疗仪器，从 20 世纪 70 年代发展至今，在临床上的应用日渐广泛，为疾病早期诊断和获得良好疗效做出了极大的贡献。CT 成像的目的是为了获得显示疾病的良好图像，所有后续的发展或技术的进步，都在于获得临床医师诊断疾病时需要的诊断依据，其发展的方向主要在于用最少的 X 线剂量、在最短时间内取得更加明确的定位、定性诊断的依据，这些诊断疾病的依据其实就是依赖于图像分辨率的提高。目前 CT 技术不断进步主要有三大发展方向，即提高时间分辨率、空间分辨率和密度对比分辨率。

一、时间分辨率的提高

CT 扫描的时间分辨率的提高主要有两个途径。第一是增加探测器宽度，就是增加一次机架旋转的人体 Z 轴覆盖率。所以现在各厂家都在推出宽探测器 CT，从 1998 年 2 排 CT 开始的多排探测器至今的十几年的时间内，迅速发展到目前最大的 320 排探测器，一次旋转覆盖 160mm，产生 640 层图像，可以更快扫描人体和检查患者。这种快速扫描技术最重要的是可以让医师在有限的血液循环过程中，抓到对比剂在目标部位的高峰浓度，也可以方便做多期相扫描、大范围扫描、冠状动脉和四肢 CTA、灌注成像（血流动力学成像）等，开辟了 CT 新的应用领域。第二个提高时间分辨率的途径就是增加机架旋转速度，以便克服生理运动伪影。伴随着探测器宽度的增加，CT 的扫描速度从最早的 1 秒旋转一圈不断提升，直至现在达到每圈 0.275 秒的旋转速度。旋转速度的提高可以克服心脏搏动的影响，加上半圈重组技术、多扇区重组技术等采集时间分割的分解数据采集与整合重组方法的实施，CT 开始进入冠状动脉 CTA 成像（图 1–3）、关节动态成像等崭新的应用领域。

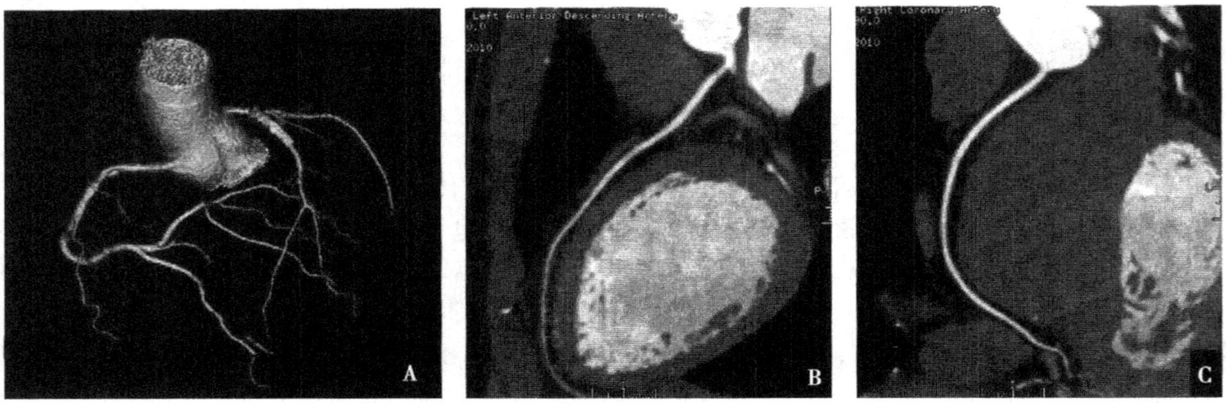

图 1–3　冠状动脉 CTA

A. 正常，显示立体的左右冠状动脉；B. 左侧冠状动脉；C. 右侧冠状动脉

如果说 16 排 CT 实现各向同性体素的扫描和成像、实现 CT 立体成像的新平台，是 CT 发展过程中的一个里程碑，那么 64 排 CT 也是一个里程碑。从 64 排 CT 起，CT 扫描心脏和冠状动脉开始在临床上广泛被接受，这是以前 16 排、40 排 CT 都无法实现的。64 排 CT 既有机架旋转速度的提高，也有探测器宽度的提高，两方面进步的结合才使心脏在扫描过程中有“相对静止”的效果，这其中大热容量 X 线管技术的发展和计算机快速数据处理的发展也是最基本的支撑条件。

其实 CT 扫描心脏还有一些细节问题。在一个心动周期中，只有舒张期心脏相对运动缓慢（0.1 ~ 0.2 秒），可以给予扫描而不至于有显著运动伪影，因此实际可供扫描的时间窗很短。而机器的机架旋转速度达不到 0.1 秒，原因是机械旋转的动力、产热、旋转的离心力太大等，目前最快 0.28 秒，再快也不可能实现超过心脏跳动间隔时间那么短。所以要克服心跳问题，还需要多扇区重组技术或者多阶段扫描后的合并重组，将一个单位螺距中设备所涵盖的 Z 轴长度身体的数层或数十层图像分隔为 2 ~ 4 次更短扫描时间的间断采集，或者干脆发展一个机架内 2 套或多套的 X 线管一探测器系统，这样就可以提高时间分辨率，实现心脏相对静止的效果。

时间分辨率的提高是各家 CT 供应商努力的主要方向之一。最近 5 年的经验也在证明，更快速和更宽探测器的 CT 供应商在市场上占据主导地位，市场份额在扩大。但是，今后几年如何呢？ X 线管旋转速度和探测器宽度增加的极限似乎已经到了，再前进一步，困难非常之大。有厂家在研发气垫式旋转机架，阻力小了，速度可以提高，但是离心力越来越大，X线采集速度和敏感性有待提高，电气材料的精度、承载力配合等都是需要克服的难题，CT成本价格与临床使用性价比也在互相制约着。

探测器宽度的提高带来了锥体束伪影的问题，探测器Z轴边缘的像素存在失真的现象，目前有公司的产品采用Z轴上的弧形与圆周面的弧形相结合的方法，使探测器成为球面的设计，可以部分克服影像集合失真的情况，但是周边体素受到较少X线照射造成的CT值失真仍然需要诸如计算机算法补偿的技术来纠正，有些公司采用了特殊滤线器技术来纠正X线束投向探测器时的剂量不均匀情况，改善了图像质量，这些技术上的补偿和成熟推出，将使CT在时间分辨率上的提高成为下一代“更快扫描”产品的亮点。

二、空间分辨率的提高

空间分辨率的提高主要有2个方向，一个是探测器“排”的厚度减少，更薄的层厚就提高了空间分辨率；另一个是探测器弧面方向上单元的体积变小、数量增加，也是可以实现更高的空间分辨率的。这两方面的发展，直接的技术需要就是要发展平板探测器CT。

平板探测器CT早在十多年前就有人提出，但是目前仍然不能正式、广泛地应用于临床。目前市场上现有成熟的平板探测器CT，主要是在口腔颌面和骨骼系统的应用（图1–4）。现在的探测器没有像一般螺旋CT一样的弧形探测器长度，而是近似四方形，X线束也是近乎锥形，而非螺旋CT的扇形，所以平板探测器CT也叫锥束CT（cone beam CT，CBCT）。平板探测器的空间分辨率很高，理论上它可以做出更高空间分辨率的体层图像来。但现在的平板探测器CT所用的探测器，与DR所用探测器大致相仿，分辨率是很高了，但是缺点或问题也很显著。由于探测器本身面积的限制，数量多了，每个探测器中的感光单元的面积就小了，接收到的X线量相对就少，它在圆周方向上旋转的X线管每次曝光后，对面探测器所采集到的每个探测器单元的X线光子及信号值相对就少，造成图像的信噪比很低，对软组织的分辨率方面影响很大。为了提高X线接收的量和采样率，X线管旋转速度要很慢，目前的锥束CT旋转扫描一圈一般需要18秒，所以只能用于静止的颌面、头部和骨骼的扫描。胸部的平板锥束CT扫描需要屏气的时间为9秒，图像分辨率非常好，但是临床应用较为困难（图1–5）。

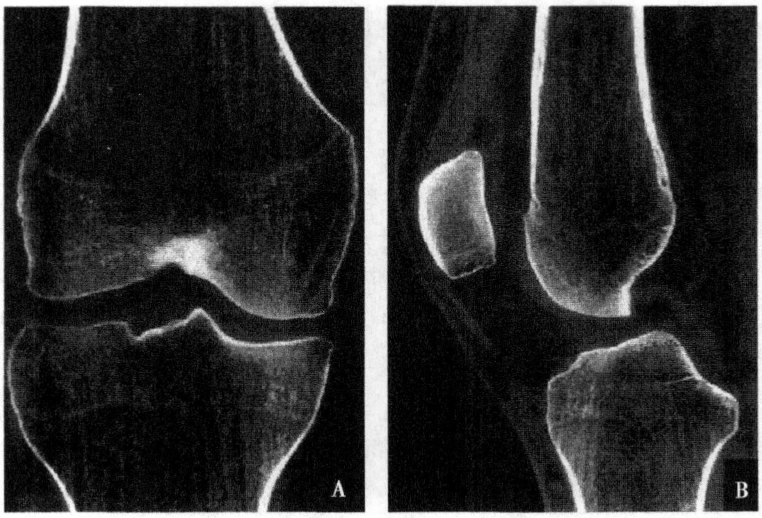

图1–4 锥束CT扫描和MPR冠状面（A）和矢状面（B）重组图像，显示非常细小的骨小梁结构

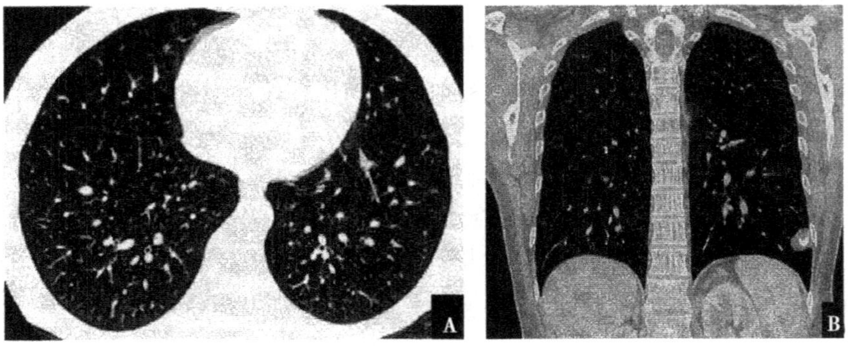

图 1-5　锥束平板 CT 胸部扫描

A. 横断面图像；B. 冠状面重组图像。显示叶间裂非常清楚

目前在临床上已经成功应用的 DSA-CT 也是平板探测器 CT 的一种，它是利用 DSA 的数字化探测器实现机架连续旋转、X 线管连续曝光和连续数据采集的功能，但是，由于上述的关于平板探测器空间分辨率比较高、数据量很大等很多与锥束 CT 相同的缺陷原因，目前 DSA-CT 的分辨率还是相对较低的，旋转速度也不能太快，只是用于定位需要的大致显示目标组织脏器的影像。

那么，锥束 CT 可否进一步发展并采用更长的弧形探测器及扇形 X 线呢？问题在于在分辨率很高的情况下，一排探测器的探测器单元已经很多了，再增加的话，获得的数据量将非常大。数据采集系统（data acquisition system，DAS）通道很多，很难做到有效集合和快速数据处理，目前计算机的处理速度还跟不上。另外，目前 100 μm 分辨率的平板探测器大于 17in 的，还不能一体性地制造出来，就连 X 线摄片的 17inDR 的探测器，在有些公司仍然采用拼接来实现。更宽的平板探测器仍然需要技术的不断改进和发展，诸如前述的球面探测器设计，X 线管的改进使产生的 X 线具有更单一的频率区间和高穿透性，以及 X 线滤线技术的改进、探测器敏感性的提高和计算机技术的进步等，相信今后的技术发展就会使平板探测器逐渐达到临床使用的水平。

今后，CT X 线管技术的发展可能会在 X 线管特征方面做出改变，如 X 线管材料的改变可以使 X 线管更加小型化、轻质化，以至于一个 CT 成像系统中可安装多套 X 线管和探测器系统，使 X 线管不再需要旋转，这与电子束 CT 有许多相似之处，扫描速度将会更加快速和没有时间分辨率限制。

三、密度对比分辨率的提高

人体组织受到不同能量的 X 线照射后对其吸收率是不一样的。X 线的能量由 X 线管电压（千伏，kV）决定。如在乳腺摄片时，低能量，X 线管产生软射线，穿透差，大量软 X 线被乳腺组织吸收，在图像表现为高对比度。再如，拍摄普通 X 线胸片时，能量要高点，图像上对比度差一点，图像虽然有点灰灰的，但是心后肺纹理就可以显示了。但在作肋骨摄片时，能量要降低点，肋骨就会清楚点。因此，我们从中可以得知，用不同能量的射线穿透同一种组织，穿透程度是会不一样。也就是说，用两种能量投照同一人体组织后，由于射线穿透程度不一样，得到的剩余射线会不一样，通过比较这种差别，就可以反映被 X 线照射物质不同的成分或性质。从这一原理出发，我们可以用不同能量的 X 线进行 CT 扫描，由于 X 线穿透能力不一样，将导致相同组织在不同能量射线扫描时测量得到的 CT 值不同（图 1-6）。

再进一步，如果对同一组织采用一系列不同能量的 X 线进行扫描，得到不同的数据和图像，或者采用两种能量的 X 线对同一组织进行扫描，经过计算机处理，可以测量出从 40kV 到 140kV 下同一种组织连续 11 个不同能量值对应的密度值，这就是能谱 CT 的原理。我们可以利用能谱 CT 找到某一种组织在能谱 CT 上的 CT 值变化曲线，从而鉴别组织性质，或者把一种物质作为基物质反过来测算组织对比度，或者找到相邻组织在什么样的能量条件下可以获得最佳的组织密度对比。近几年 CT 最主要的进步之一就是能量 CT 或能谱 CT 的逐渐成熟和在临床成功应用。

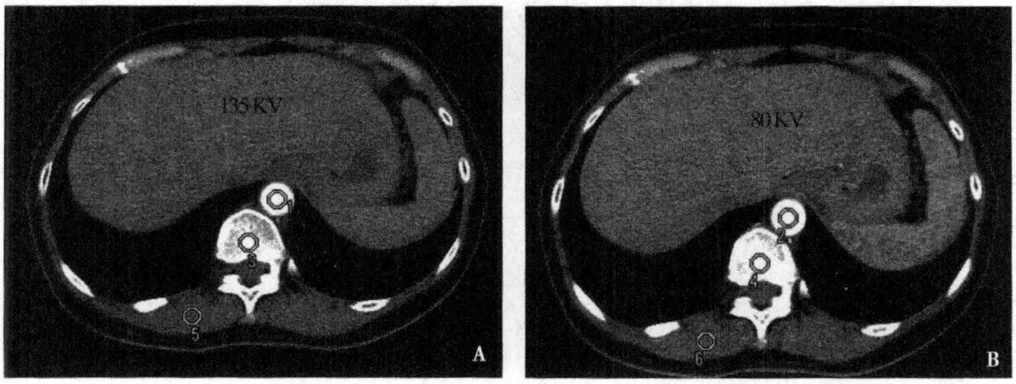

图 1-6 对同一层面采用 135kV（A）和 80kV（B）两种不同能量的 X 线进行 CT 扫描，富含对比剂的主动脉的 CT 值分别是 242HU 和 440HU。肌肉软组织的 CT 值分别是 54.6HU 和 59.7HU，差别非常大，而且不同组织变化的程度也是非常不同的，高密度组织变化程度大

能谱 CT 的实现，需要能瞬间切换发出多种不同能量 X 线束的 X 线管，或者配置两套互相独立能发出不同能量 X 线的探测器组合系统，以及在探测器数据采集和进行处理时的特殊计算技术来保证。今后，在探测器设计上实现“三明治”夹心的多层探测器将被推向市场，能谱低剂量 CT 的扫描将成为普遍的应用技术，对疾病的定性诊断将发挥重要的作用。

目前，能谱 CT 在临床上应用日渐广泛，也被证实具有重要的临床应用价值（图 1-7 肝脏 CT 扫描），这是 CT 技术的一大进步。虚拟平扫的实现，可以让患者少接受一次扫描的辐射。由于软硬射线结合的应用，可以消除后颅窝伪影，消除 Hounsfield 暗区，消除动脉瘤电解可脱性弹簧圈（guglielmo detachable coil，GDC）伪影。对于碘的更高敏感性，使得 CTA 更加清楚地显示小血管。能谱 CT 对肺肿瘤与肺不张组织混合一起时可以区别，对于肿大的淋巴结是否存在转移也具有很大的参考价值，对心肌缺血也非常敏感，对肝脏结节的鉴别诊断、对胰腺结节的发现、对脂肪肝的定量测定都是非常有意义的。这些都是密度分辨率提高的结果。在密度分辨率不断提高的同时，夹层探测器的出现、分子靶向元素化合物的研制成功，可能使今后在碘基图像、水基图像的基础上，将能更进一步选择性地显示特殊金属物质的含量或分布图像，诸如钙、磷、碳等重要人体元素如果也可以实现人体组织密度分布定量化显示，就可以用 CT 显示人体组织代谢的情况。假如进一步发展，一些特殊分子具备特异抗体结合位点并带有特殊金属原子，而采用能谱 CT 去特异地显示这些化合物中的特殊金属原子，那么 CT 就将走在分子影像学的前列，以图像清晰、显示特异而进入更高水平的诊断技术时代。

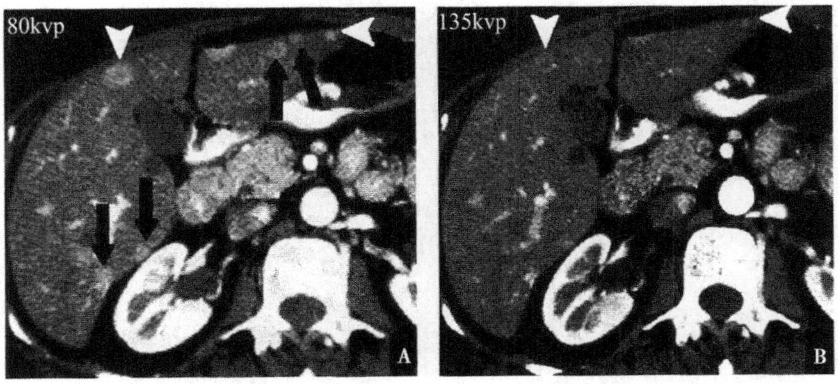

图 1-7 肝脏 CT 扫描

采用不同能量扫描肝脏后，发现低能量条件下虽然图像噪声较高，但是可以发现更多的结节

任何一种技术，都是在实际临床应用中不断被发现缺点并逐步改进的。任何技术的发展，都要以满足临床诊疗过程中的需求为目的。CT 技术曾经因为 MRI 的问世和快速发展让人觉得可能会日落西山，

但是最近几年 CT 的大踏步发展，临床应用范围不断扩大。相信随着 X 线管探测器技术的进步，X 线剂量问题也将会彻底解决。低剂量技术的推广，加上时间分辨率、空间分辨率、密度分辨的提高，将使 CT 在安全、低剂量的条件下实现在更加清晰的图像上更加快速地显示疾病，使疾病更加早期、更加明确地得到诊断。CT 本身也在这样的高水平显示的层面上对临床更多的疾病发挥诊断和评价作用。设备供应商如果踏准这样的发展步伐，必将在激烈的市场竞争中站到胜利的奖台上，赢得医疗界乃至全民的赞赏。

第二章

呼吸系统疾病的CT诊断

第一节　肺肿瘤

一、肺癌

肺癌是我国最常见的恶性肿瘤之一，其CT诊断占有十分重要的地位。

由于CT图像密度分辨率高，影像无重叠，能检出微小早期病变，能发现纵隔肿大的淋巴结，确定肿瘤侵犯胸膜的范围，确定肿瘤与周围大血管关系等诸多优点，现已愈来愈广泛地用于肺癌的诊断。随着CT技术的不断开发，扫描设备的不断改进以及在肺癌CT诊断方面经验的不断积累，CT在肺癌的诊断上将发挥更重要的作用，它在肺癌的早期诊断、病期的确定，临床治疗效果的观察方面具有重要价值。

（一）病理

组织学分类：可分为五种类型：①鳞癌；②未分化癌：又可分为大细胞癌与小细胞癌；③腺癌；④细支气管肺泡癌；⑤还有以上这几种类型的混合－混合型：如腺鳞癌。

鳞癌：在支气管肺癌中发生率最高，鳞癌较多发生于大支气管，常环绕支气管壁生长，使支气管腔狭窄，亦可向腔内凸出呈息肉样，其空洞发生率较其他类型高。鳞癌生长较慢，病程较长，发生转移较晚。鳞癌的发展趋向于直接侵犯邻近结构。

未分化癌：未分化癌的发生率仅次于鳞癌约占40%，发病年龄较小，其生长速度快，恶性程度高，早期就有淋巴或血行转移。未分化癌大多向管壁外迅速生长，在肺门区形成肿块，较少形成空洞。

腺癌：腺癌发生率仅次于鳞癌和未分化癌，约占10%左右，腺癌较多发生于周围支气管，亦能形成空洞，但较鳞癌少见，腺癌较易早期就有血行转移，淋巴转移也较早，较易侵犯胸膜，出现胸膜转移。

细支气管肺泡癌：它起源于终末细支气管和肺泡上皮，其发生率占2%～5%，分为孤立型，弥漫型与混合型，细支气管肺泡癌生长速度差异很大，有的发展非常迅速，有的病例发展非常缓慢，甚至可多年保持静止。

根据肺癌的发生部位可分为中央型、周围型和弥漫型。根据肿瘤形态可分为六个亚型，即中央管内型，中央管壁型，中央管外型，周围肿块型，肺炎型及弥漫型。

中央管内型：中央管内型是指癌瘤在支气管腔内生长，呈息肉状或丘状附着于支气管壁上。肿瘤侵犯黏膜层或（与）黏膜下层，可引起支气管不同程度阻塞，产生肺不张，阻塞性肺炎，支气管扩张或肺气肿。

中央管壁型：中央管壁型是指肿瘤在支气管壁内浸润性生长，也可引起支气管腔的不同程度狭窄。

中央管外型：中央管外型是指肿瘤穿破支气管壁的外膜层并在肺内形成肿块。可产生轻度肺不张或阻塞性肺炎。

周围肿块型：周围肿块型表现为肺内肿块，其边缘呈分叶状或规整，瘤肺界面可有或无间质反应，也可有一薄层肺膨胀不全圈。肿块内可形成瘢痕或坏死，当肿瘤位于胸膜下或其附近时因肿瘤内瘢痕收缩，肿瘤表面胸膜可形成胸膜凹陷，肿瘤坏死经支气管排出后，可形成空洞。

周围肺炎型：肺癌可占据一个肺段大部，一个肺段或一个以上肺段，有时可累及一个肺叶。其病理所见与大叶性肺炎相似，肿瘤周边部与周围肺组织呈移形状态，无明显分界。此型多见于细支气管肺泡癌。

弥漫型：弥漫型肺癌发生于细支气管与肺泡上皮。病灶弥漫分布于两肺，呈小灶或多数粟粒样病灶，亦可两者同时存在，此型多见于细支气管肺泡癌。

（二）临床表现

肺癌在早期不产生任何症状，多数在查体时才发现病变。最常见的症状为咳嗽，多为刺激性呛咳，一般无痰，继发感染后可有脓痰，其次为血痰或咯血，为癌肿表面破溃出血所致，一般多是痰中带有血丝。

肺癌阻塞较大的支气管，可产生气急和胸闷，当支气管狭窄，远端分泌物滞留，发生继发性感染时可引起发热。

肿瘤侵犯胸膜或胸壁可引起胸痛，当胸膜转移时，如产生大量胸水，可出现胸闷，气急。

肺癌常转移至脑，其临床表现与原发脑肿瘤相似。纵隔内淋巴结转移，可侵犯膈神经，引起膈麻痹，侵犯喉返神经可引起声音嘶哑。上腔静脉侵犯阻塞后，静脉回流受阻，可引起脸部，颈部和上胸部的水肿和静脉怒张。尚可引起四肢长骨、脊柱、骨盆与肋骨转移，往往产生局部明显的疼痛及压痛。有的患者可引起内分泌症状。肺上沟癌侵犯胸壁，可产生病侧上肢疼痛，运动障碍和水肿。

（三）CT 表现

1. 中央型肺癌　CT 能显示支气管腔内肿块（图 2–1），支气管壁增厚（图 2–2），支气管腔狭窄与阻断（图 2–3、图 2–4、图 2–5），肺门区肿块等肺癌的直接征象，继发的阻塞性肺炎与不张（图 2–6），以及病灶附近或（和）肺门的淋巴结肿大等。CT 对于显示右上叶前段、后段、右中叶，左上肺主干与舌段支气管，以及两下肺背段病变较常规 X 线平片和断层为优，CT 可显示支气管腔内和沿管壁浸润的早期肺癌（图 2–7）。

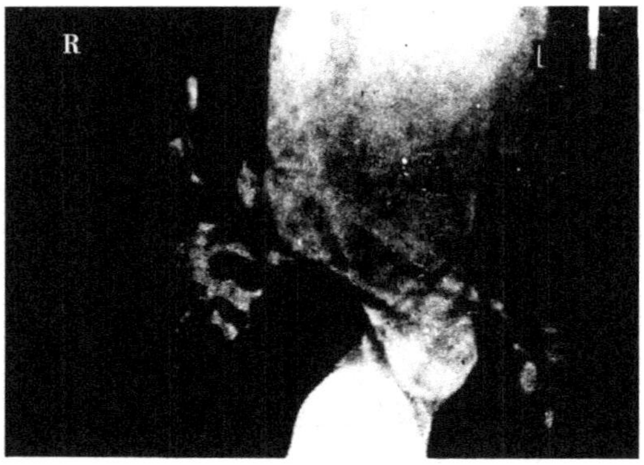

图 2–1　中央型肺癌（1）

右肺下叶背段支气管开口处有一小丘状软组织密度结节影，直径 7mm，向下支气管腔内突入，使之变窄。病理证实为下叶背段低分化鳞癌

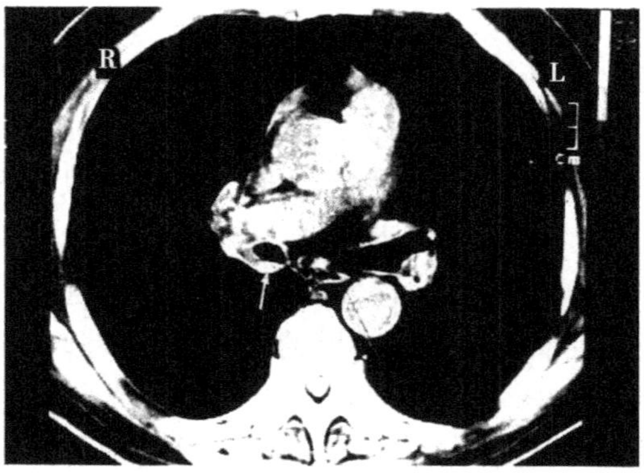

图 2–2　中央型肺癌（2）

右中间段支气管变窄，后壁增厚（↑），病理证实为鳞癌

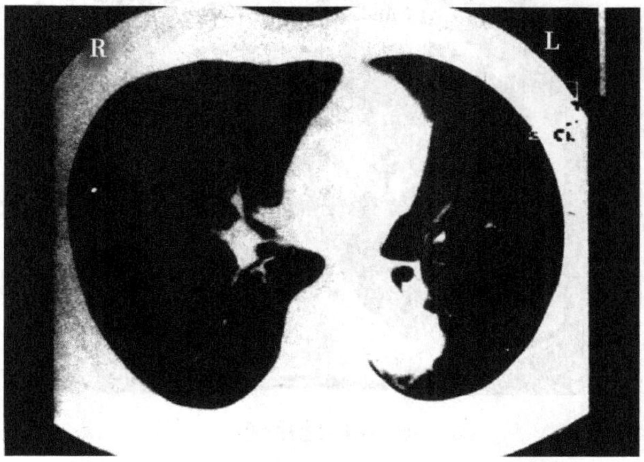

图 2-3 中央型肺癌（3）

左肺下叶背段支气管变窄，其远端有一类圆形肿块，病理证实为结节型黏液腺癌

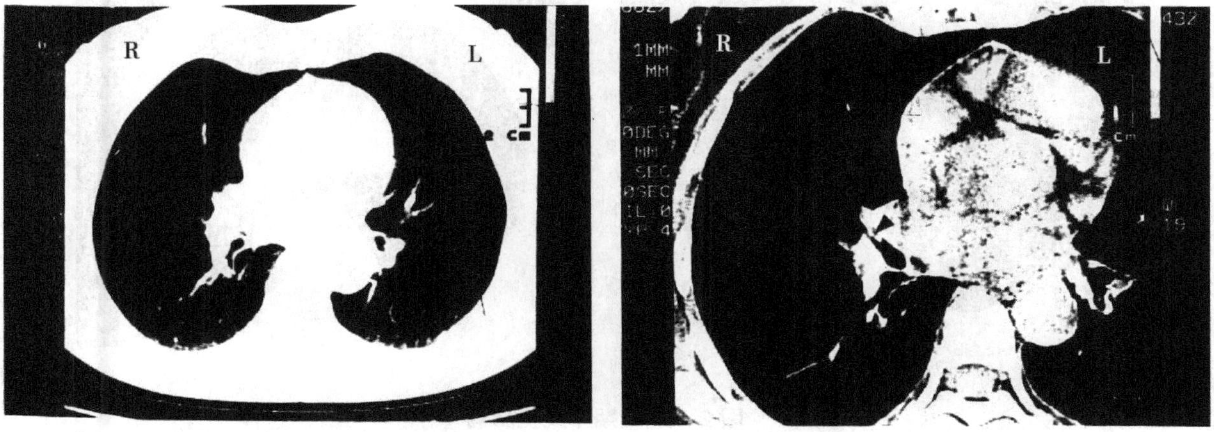

A B

图 2-4 中央型肺癌（4）

女，55 岁，痰中带血一个月，伴胸闷气短，痰中发现腺癌细胞。A. CT 平扫右中叶支气管层面，肺窗示右中叶支气管腔显示不清；B. 相应层面纵隔窗示右中叶支气管狭窄；手术病理证实为腺癌

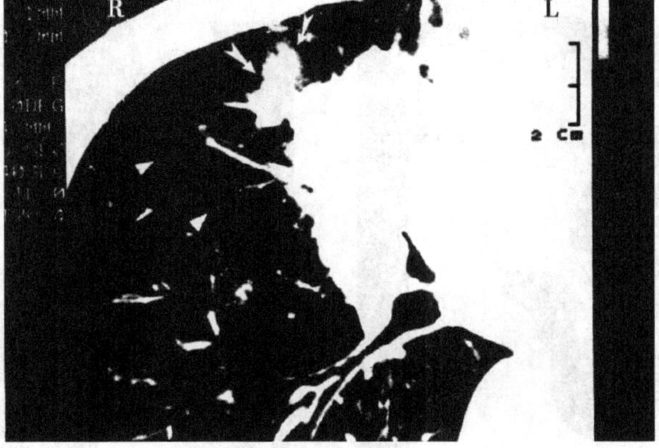

图 2-5 中央型肺癌（5）

右肺门区肿块，中叶支气管明显变窄并阻断，肿块远侧有模糊片影（↑），斜裂（△）向前移位，活检证实为鳞癌

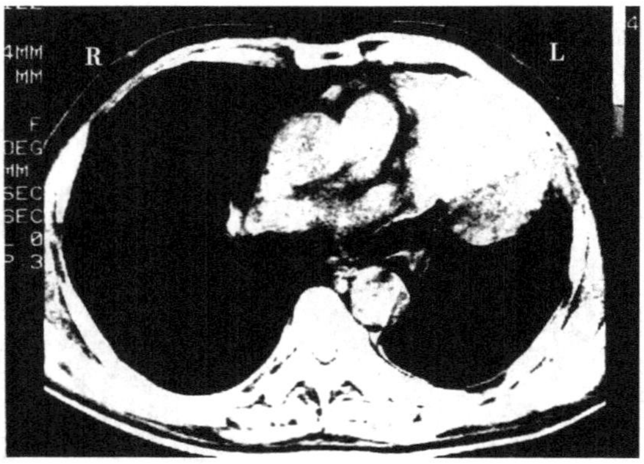

图 2-6　中央型肺癌（6）

左上叶支气管狭窄阻断，远侧有软组织密度肿块，纵隔旁有楔形实变影，纵隔向左侧移位，所见为肺癌（鳞癌）合并肺不张

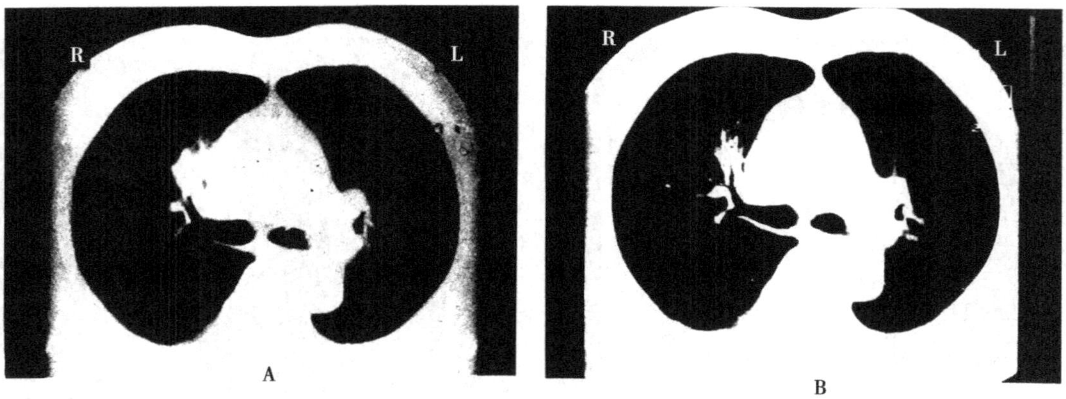

图 2-7　早期中央型肺癌

男，61 岁，患者因肺部感染住院。A. 示右上肺前段片状密度增高影；B. 经治疗后右上肺片影吸收，但示前段支气管狭窄，壁厚僵硬，普通 X 线检查阴性，手术病理证实为早期鳞癌

2. 周围型肺癌　周围型肺癌在 CT 上显示有一定特征，即使小于 2.0cm 的早期肺癌，也有明确的恶性 CT 征象。

（1）形态：多为圆形和类圆形的小结节（或肿块），但也有的可呈斑片状或星状（图 2-8、图 2-9）。

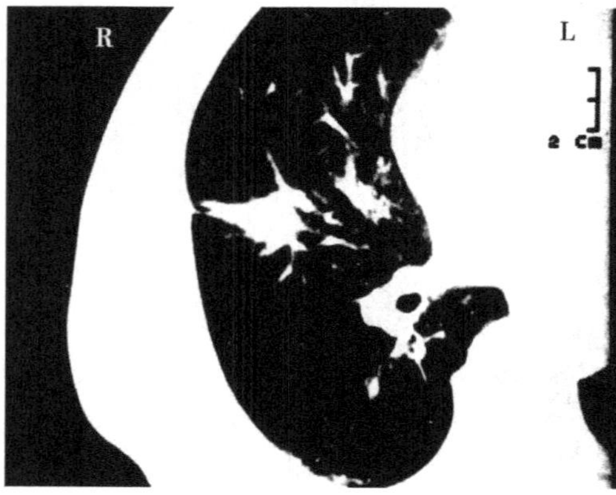

图 2-8　周围型肺癌（1）

右中叶外侧段病变，外形不规则，呈星状

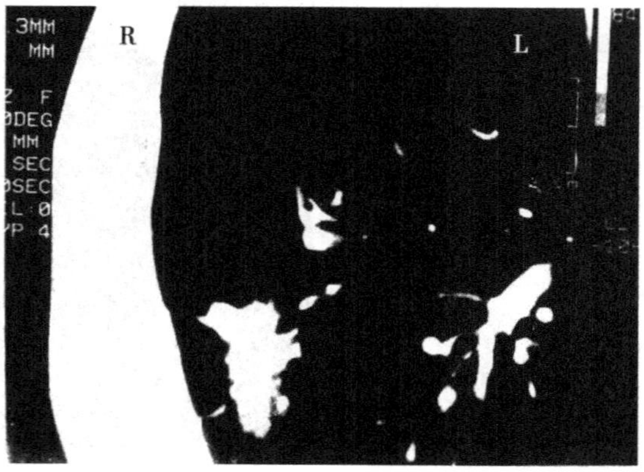

图 2-9　周围型肺癌（2）

右下肺外基底段斑片状密度增高影，边缘不规则，毛糙、密度不均匀，术前诊断为肺结核，病理证实为细支气管肺泡癌

（2）边缘：多不规则，有分叶切迹，多为深分叶（图2–10）。可见锯齿征，小棘状突起与细毛刺，肺癌的毛刺多细短，密集，大小较均匀，密度较高（图2–11、图2–12）。病理上为肿瘤的周围浸润及间质反应所致。

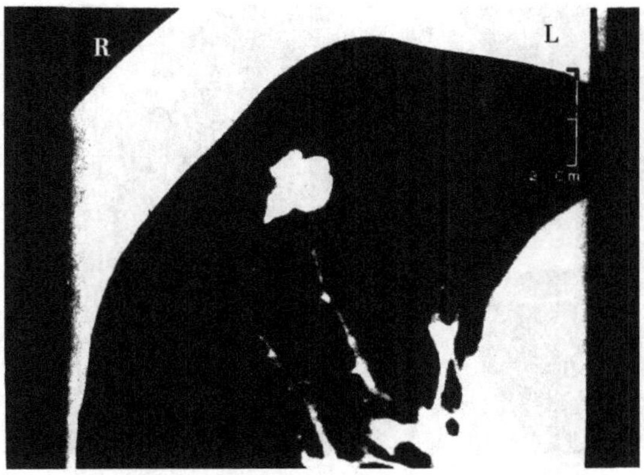

图2–10 周围型肺癌（3）

右肺中叶外侧段结节状密度增高影，大小为1.6cm×2.0cm，边缘不规则，有深分叶改变，病理证实为腺癌

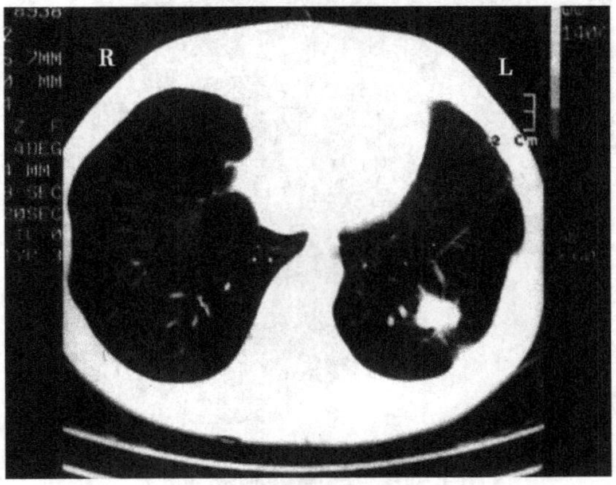

图2–11 周围型肺癌（4）

左下肺后基底段结节影，边缘有细短毛刺

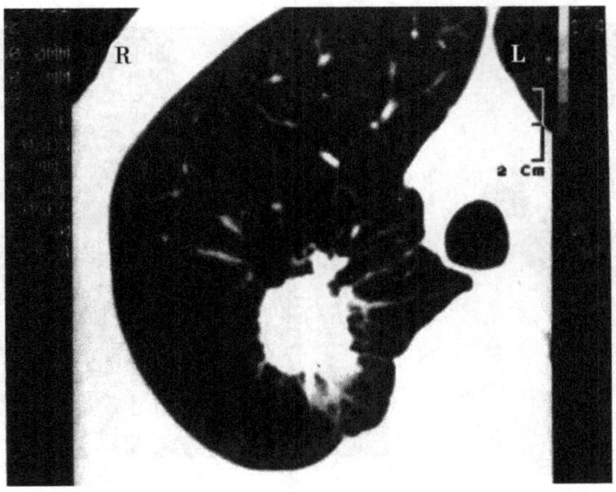

图2–12 周围型肺癌（5）

右上肺后段结节影，边缘呈锯齿状，病理为腺癌

（3）内部密度：大多数肿瘤密度较均匀，部分密度不均匀，可见空泡征，空气支气管征，（图2–13、图2–14），以及蜂窝状改变（图2–15），病理上为未被肿瘤侵犯的肺组织，小支气管或细支气管的断面，

以及乳头状突起之间的气腔。上述 CT 征象多见于细支气管肺泡癌与腺癌。钙化少见，可为单发，小点状，位于病变中央或偏心（图 2-16、图 2-17），其病理基础可以是肺癌组织坏死后的钙质沉着，亦可能是原来肺组织内的钙化病灶被包裹所致。病变的 CT 值对诊断帮助不大。

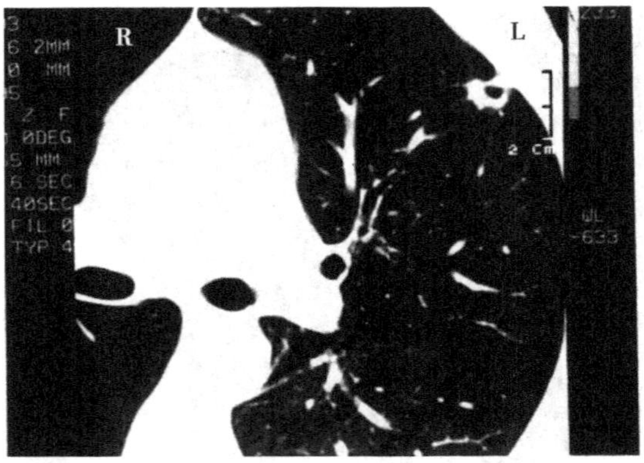

图 2-13　周围型肺癌（6）

左上肺前段胸膜下小结节影大小约 0.9cm × 1.0cm，内有小圆形空气密度影——空泡征；病理证实为细支气管肺泡癌

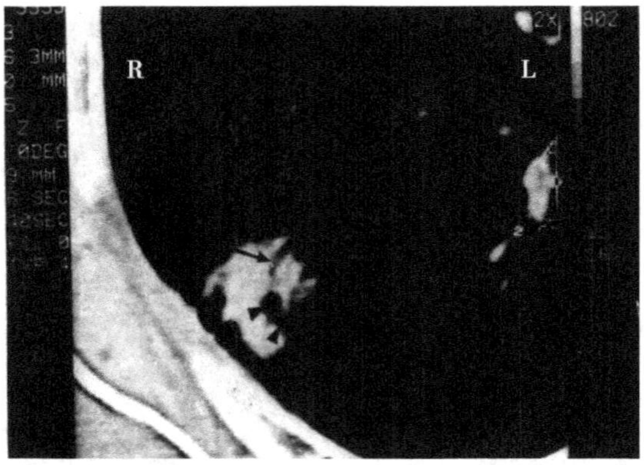

图 2-14　周围型肺癌（7）

右上肺后段斑片状影，可见细支气管充气征（↑）与空泡征（▲），病理证实为细支气管肺泡癌

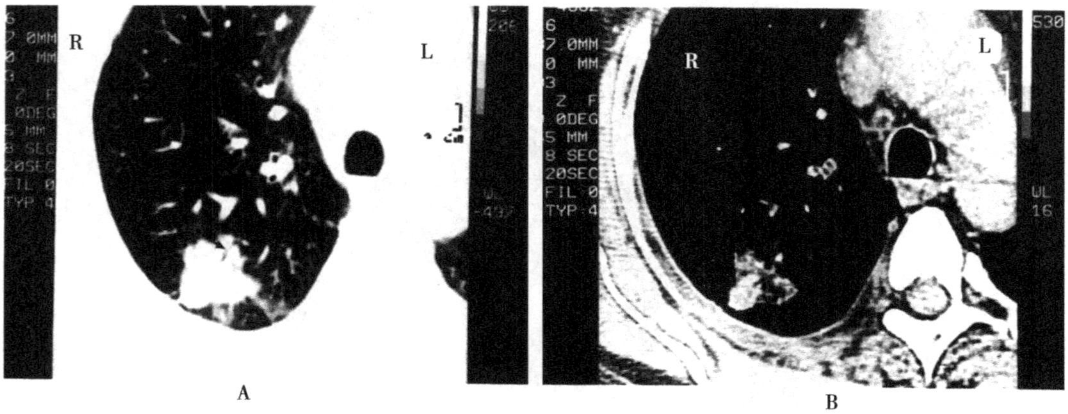

图 2-15　周围型肺癌（8）

右上肺后段斑片影，肺窗（A）显示细支气管充气征（↑），纵隔窗（B）显示病变内有多数直径约 1mm 之低密度（接近空气密度）影，呈蜂窝状，胸膜侧有一结节样软组织密度影

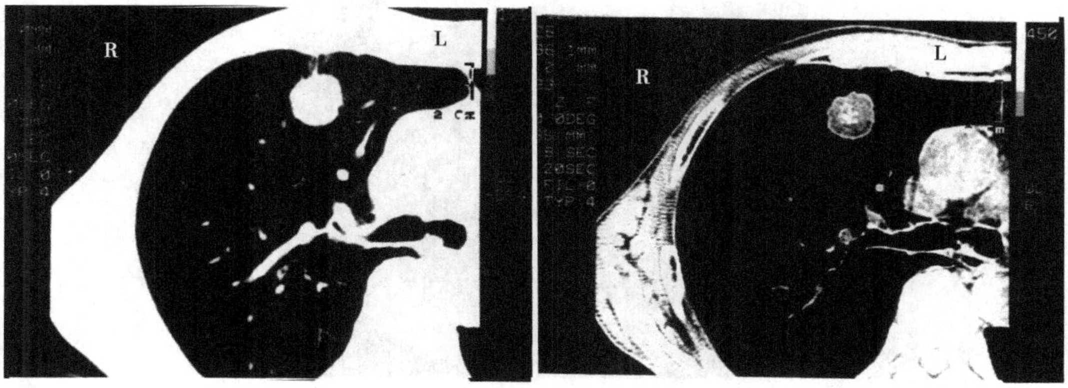

A　　B

图 2–16　周围型肺癌（9）

A．肺窗示右上叶前段结节影，直径约 2.2cm，略呈分叶，胸膜侧边缘不规则，呈锯齿状；B．纵隔窗示病变中央有数个小点状钙化密度影，病理证实为腺癌

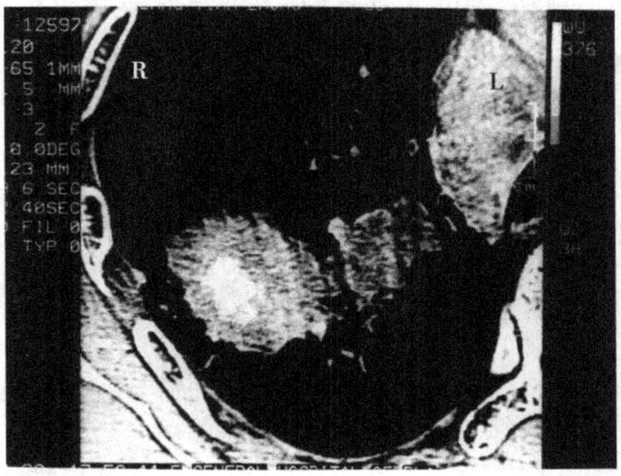

图 2–17　周围型肺癌（10）

右上肺后段肿块影，其外 1/3 有斑点状钙化。肺门淋巴结肿大

（4）血管支气管集束征：肿块周围常可见血管与小支气管向病变聚集（图 2–18），有文献报道 97 例直径 3cm 以下的肺癌，其中 68 例（70%）有此征象。

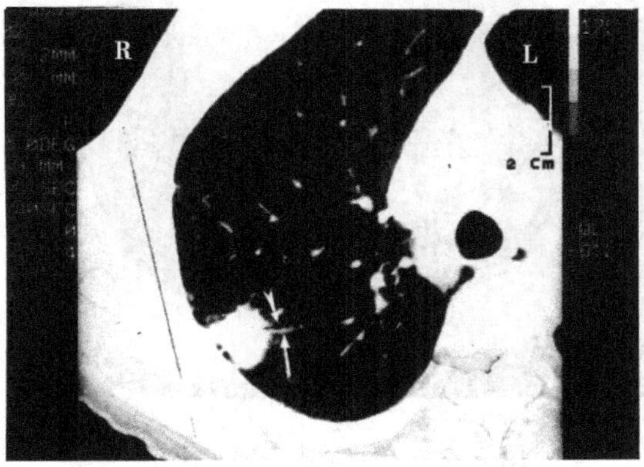

图 2–18　周围型肺癌（11）

左下肺背段结节样病变，可见与血管（↑）与细支气管（↑）相连接

（5）病变远侧（胸膜侧）模糊小片影或楔形致密影：此为小支气管与细支气管阻塞的表现（图 2–19）。

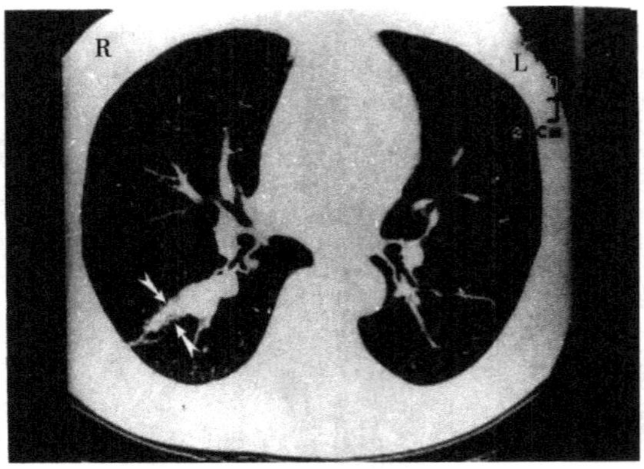

图 2-19　周围型肺癌（12）

右下叶背段支气管外侧支中断，其远侧有一分叶状肿块，略呈葫芦状，其胸膜侧有楔形密度增高影（↑）

（6）亚段以下支气管截断，变窄（图 2-20）。

（7）空洞：肺癌的空洞形态不规则，洞壁厚薄不均，可见壁结节（图 2-21）；多见于鳞癌，其次为腺癌。

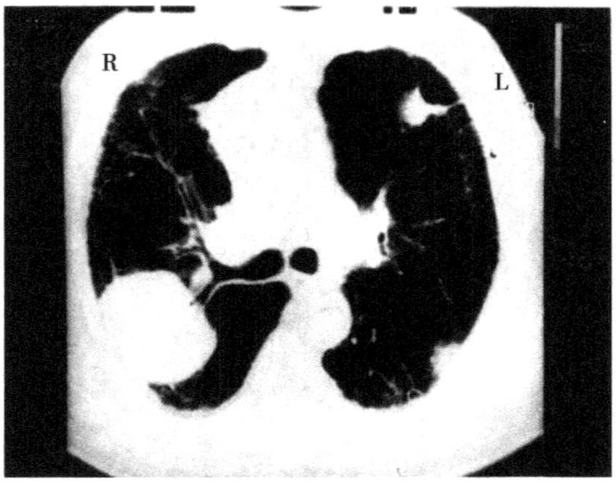

图 2-20　周围型肺癌（13）

右上叶后段支气管分出亚段支气管处中断（↑），其远侧可见分叶状肿块

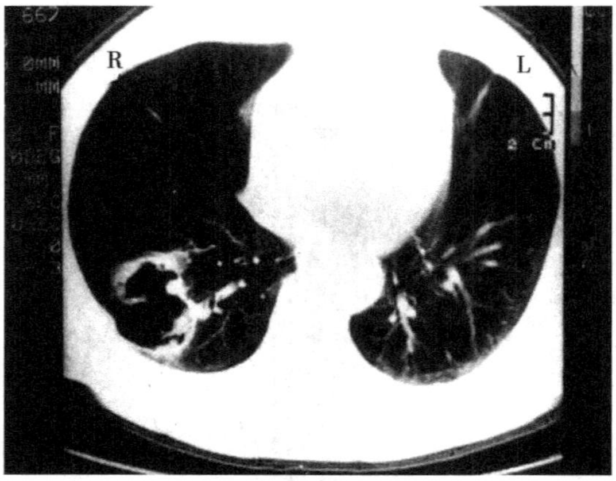

图 2-21　周围型肺癌（14）

右下肺背段空洞性病变，其壁厚薄不均，内缘有壁结节。病理证实为腺癌

（8）胸膜凹陷征：因肿瘤内瘢痕形成，易牵扯脏层胸膜形成胸膜凹陷征，肺癌胸膜改变较局限（图 2-22）。

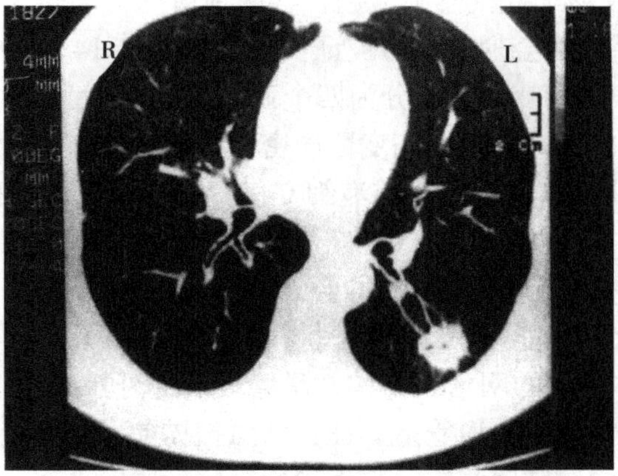

图 2-22 周围型肺癌（15）

示胸膜凹陷征，空泡征，并见病变与血管连接，病理证实为鳞癌

上述周围型肺癌的征象于病变早期即显示十分清楚，明确。对于某一患者来说不一定具备所有这些征象，可能只出现 2 ~ 3 个征象。

周围型肺癌中需特别提出的是孤立型细支气管肺泡癌，在常规 X 线上常被误诊为结核或炎症或因病变较小而漏诊。而 CT 表现有一定特征，如能对它的 CT 表现有一定认识，一般能做出正确诊断。根据某院经手术病理证实的 38 例细支气管肺泡癌的 CT 诊断分析，细支气管肺泡癌除有一般肺癌 CT 征象外，尚有以下几个特点：①病变位于肺野外周胸膜下（图 2-23）。②形态不规则成星状或斑片状。③多数（约 76%）病变有空泡征或 / 和空气支气管征（图 2-24）。④胸膜凹陷征发生率高。

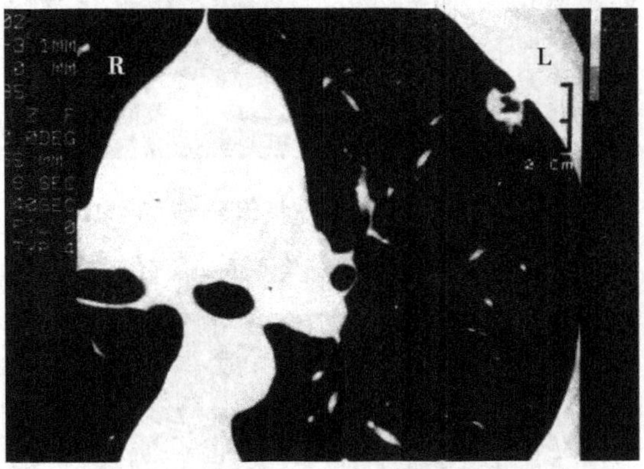

图 2-23 孤立型细支气管肺泡癌（早期）（1）

左上肺前段胸膜下小结节，边缘有锯齿状改变，可见小泡征，并有胸膜凹陷改变

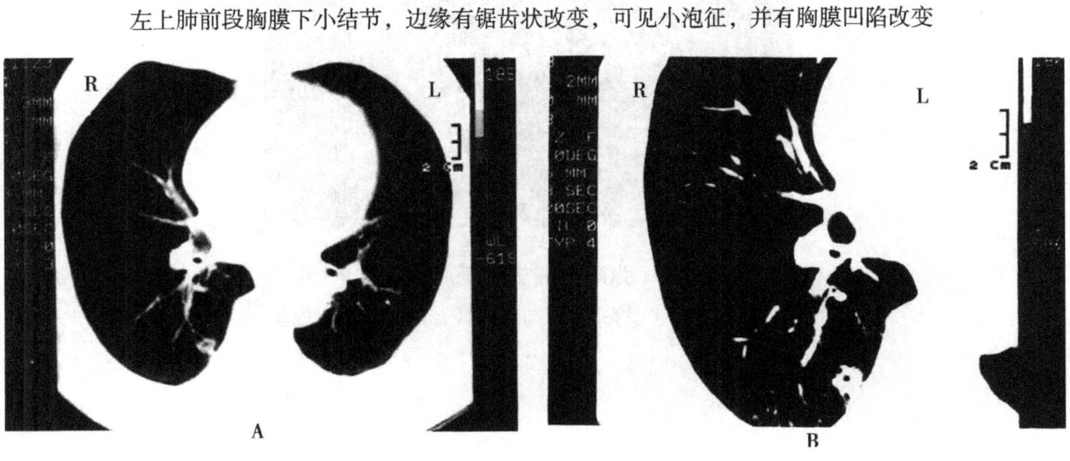

图 2-24 孤立型细支气管肺泡癌（早期）（2）

A. 层厚 9mm，常规 CT 扫描；B. 薄层（3mm 层厚）CT 扫描

3. 弥漫型肺癌　见于弥漫型细支气管肺泡癌，有两种情况：①病变累及一个肺段或整个肺叶。②病变广泛分布于两肺。因其手术机会少，不易被证实。有人总结 14 例经手术或 / 和病理证实的弥漫型细支气管肺泡癌的 CT 表现。根据病变形态可分为四个亚型：①蜂房型；②实变型；③多灶型；④混合型。可归纳为 5 个有特征性的征象：①蜂房征：病变区内密度不均，呈蜂房状气腔，大小不一，为圆形及多边形（图 2–25），其病理基础是癌细胞沿着肺泡细支气管壁生长，但不破坏其基本结构，而使其不规则增厚，故肺泡腔不同程度存在；此征与支气管充气征同时存在，有定性意义。②支气管充气征：与一般急性炎性病变不同，其特点是：管壁不规则，凹凸不平；普遍性狭窄；支气管呈僵硬，扭曲；主要是较大的支气管，较小的支气管多不能显示，呈枯树枝状（图 2–26）；可与炎症性病变相鉴别。③磨玻璃征：受累肺组织呈近似水样密度的网格状结构，呈磨玻璃样外观（图 2–27），其病理基础是受累增厚的肺泡内充满粘蛋白或其他渗液。④血管造影征：增强扫描前可见病变以肺叶，肺段分布，呈楔形的实变，病变尖端指向肺门；外围与胸膜相连；密度均匀一致，边缘平直，亦可稍外凸或内凸，无支气管充气征（图 2–28）；增强后可见均匀一致的低密度区内树枝状血管增强影。⑤两肺弥漫分布的斑片状与结节状影（图 2–29）。

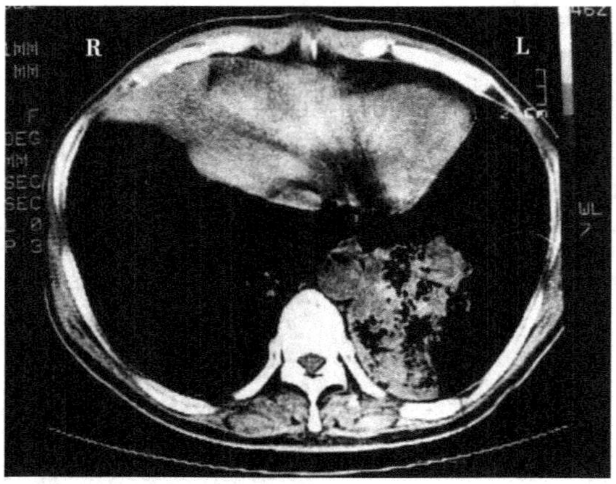

图 2–25　弥漫型细支气管肺泡癌（1）

左下肺病变内显示蜂窝征

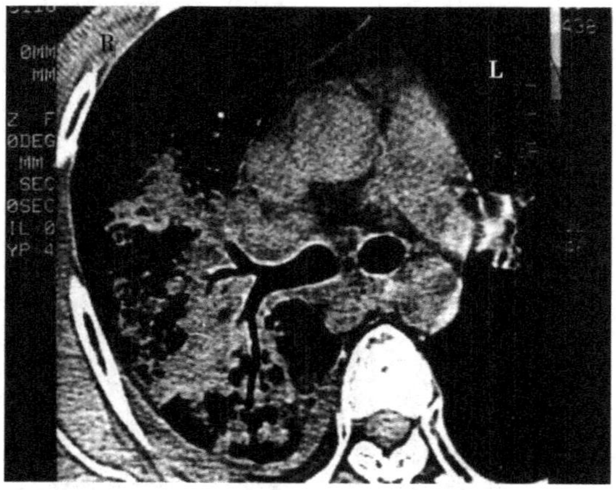

图 2–26　弥漫型细支气管肺泡癌（2）

病变内显示支气管充气征与蜂窝征，前者呈枯树枝状

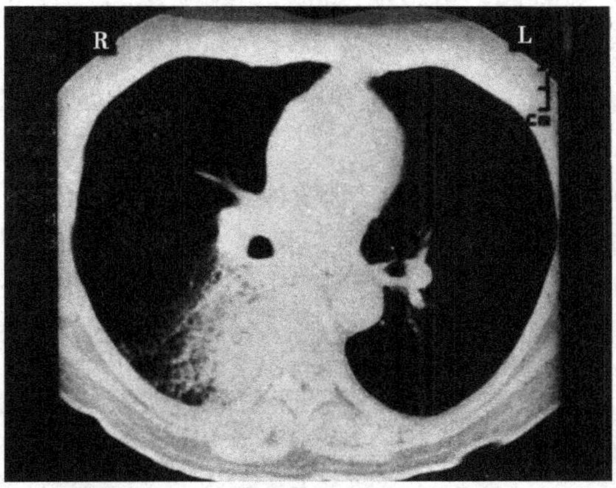

图 2-27 弥漫型细支气管肺泡癌（3）

右下肺病变呈磨玻璃样外观

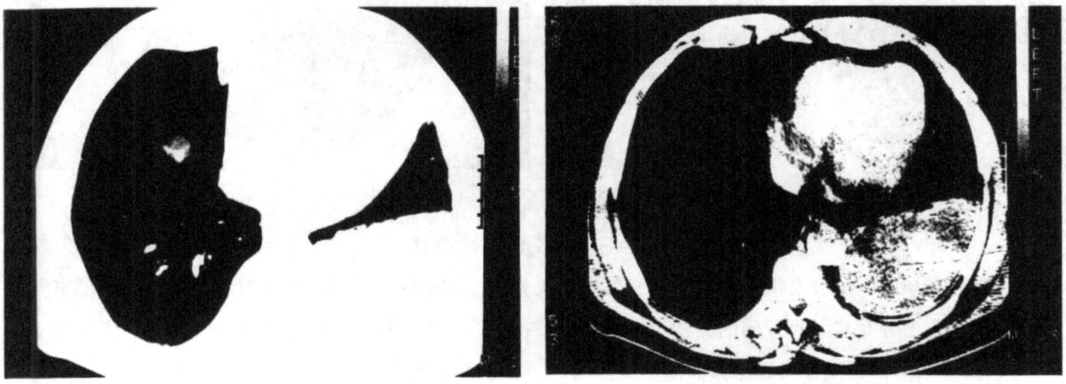

A　　　　B

图 2-28 弥漫型细支气管肺泡癌（4）

A．肺窗；B．纵隔窗，示左下叶实变，呈软组织密度，前缘稍外凸，病变内未见支气管充气征

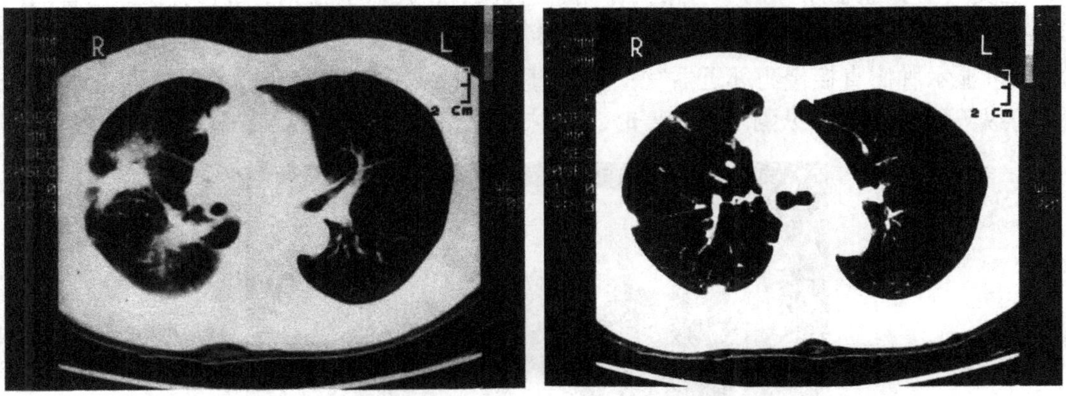

A　　　　B

图 2-29 弥漫型细支气管肺泡癌（5）

A．经过左上叶支气管层面示右肺野内多发斑片状影，形态不规则，有胸膜凹陷改变；B．经过气管隆突层面，于胸膜下与纵隔旁多个结节状影，手术病理证实为细支气管肺泡癌

4．多发性原发性支气管肺癌（简称多原发性肺癌）　是指肺内发生两个或两个以上的原发性肺癌。肺内同时发生的肿瘤，称同时性；切除原发性肺癌后，出现第二个原发性肺癌，称异时性。其发生率，国外文献报道多在1% ~ 5%，自1980年以来，国内文献报道在0.5% ~ 1.6%，较国外报道明显偏低。

多原发性肺癌的诊断标准：异时性：组织学不同；组织学相同，但间隔2年以上；需原位癌；第二个癌在不同肺叶；并且二者共同的淋巴引流部位无癌；诊断时无肺外转移。同时性：肿瘤大体检查不同并分开；组织学不同；组织学相同，但在不同段、叶或肺，并属原位癌或二者共同的淋巴引流部分无癌，诊断时无肺外转移。

CT检查时，对于两肺同时出现孤立性块影或肺内同时存在孤立性病变与支气管的狭窄阻塞，或首次原发癌切除后两年以后，肺内又出现任何肿瘤；应考虑第二个原发癌的可能性。多原发性肺癌的CT表现；大多呈孤立的结节状或块状软组织影，可有分叶和毛刺，支气管狭窄或阻塞性肺炎与肺不张等（图2–30），而转移癌常呈多发的球形病变，边缘较光整，多无分叶和毛刺或肺不张征象。

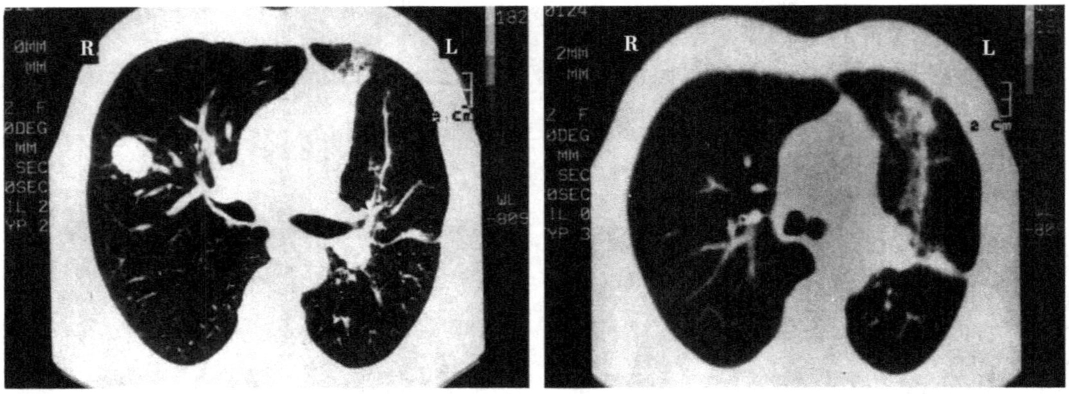

A　　　　B

图2–30　多原发性肺癌

A. 右上肺前段有一直径2.0cm之结节影，外后缘欠光整，有小棘状改变；左上叶舌段支气管示变窄壁增厚；B. 左上肺有自纵隔旁向侧胸壁走行之楔形致密影，其前方肺野（前段）有斑片状影，尖后段支气管断面未显示；病理证实右上肺前段病变为鳞癌，左上肺支气管开口部狭窄，为未分化癌

5. 肺癌的临床分期与CT的作用　对肺癌进行分期的目的在于提供一个判定肺癌病变发展程度的统一衡量标准，从而有助于估计预后，制定治疗方案和评价疗效，目前通常所采用的是经1986年修改的TNM分类和分期（表2–1、表2–2）。T表示肿瘤的大小与范围；N是区域性淋巴结受累，M为胸外远处转移。CT在支气管肺癌临床分期中有很大作用，它是TNM放射学分类的最佳方法，与普通X线比较，在肺癌分类上CT有以下优点：

（1）CT可显示肿瘤直接侵犯邻近器官：肿瘤直接侵入纵隔的CT表现为纵隔脂肪间隙消失（图2–31），肿瘤与纵隔结构相连。纵隔广泛受侵时，CT扫描分不清纵隔内解剖结构。

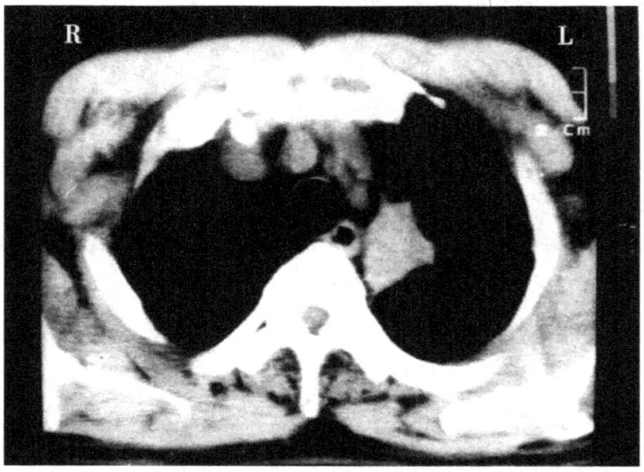

图2–31　肺癌侵犯纵隔（1）

左上肺尖后段有一不规则肿块影，密度均匀，病变侵犯纵隔内脂肪，其下邻近层面可见与主动脉弓顶后部紧贴

CT 可清楚显示肿瘤侵犯血管的范围与程度，对术前判断能否切除很有帮助。当肿瘤与主动脉接触，但两者间有脂肪线相隔时，一般能切除（图 2–32）；当肿瘤与主动脉或肺动脉粘连时，CT 表现为肿瘤与大血管界线消失，文献报告肿瘤包绕主动脉，上腔静脉在周径 1/2 以上时一般均不易切除。

邻近肿块处的心包增厚，粘连或心包积液表明肿瘤直接侵犯心包或心包转移。

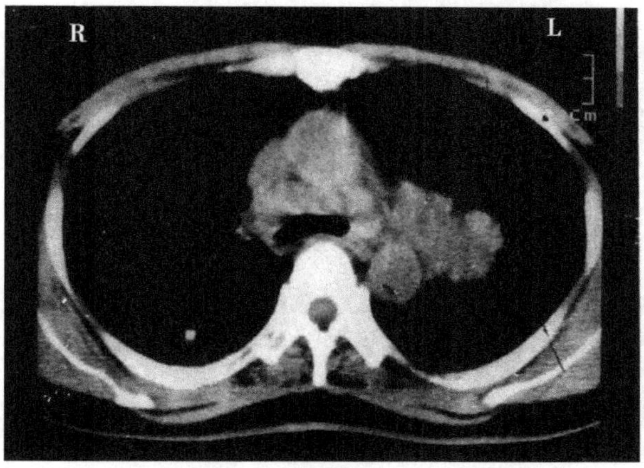

图 2–32 肺癌侵犯纵隔（2）

左肺门有一不规则肿块影与降主动脉紧贴，但两者间有线状脂肪密度影相隔，气管隆 突前方有数个结节状软组织密度影，气管隆突前缘受压变平。手术病理证实为右上肺鳞癌，纵隔淋巴结转移，肿块与降主动脉无粘连

表 2–1 肺癌的 TNM 分类

（T）	原发肿瘤
T_0	无原发肿瘤征象
T_0	癌细胞阳性，而影像学和纤维支气管镜均未发现肿瘤
T_{is}	原位癌
T_1	肿瘤最大直径 < 3.0cm，被正常肺组织或脏层胸膜包围，未累及胸叶支气管近端
T_2	肿瘤最大直径 > 3.0cm，或肿瘤与大小无关，而侵及脏层胸膜，或伴有肺叶不张或阻塞性肺炎，肿瘤的近端扩展必须局限于叶支气管内或至少在隆突以远 2.0cm 外
T_3	不管肿瘤大小，直接侵犯胸壁，横膈，纵隔胸膜或心包；或肿瘤侵犯主支气管，距器官隆突 < 2.0cm（除表浅性病变除外）
T_4	不管肿瘤大小，侵及大血管，气管或隆突部，食管、心脏或脊柱，或有恶性胸腔积液
（N）	所属淋巴结
N_0	无区域性淋巴结肿大
N_1	支气管周围或同侧肺门淋巴结浸润
N_2	同纵隔淋巴结或隆突下淋巴结浸润
N_3	对侧纵隔或锁骨上淋巴结浸润
（M）	远处转移
M_0	无远处转移
M_1	远处转移

表 2-2 肺癌的 TNM 分期

隐性癌	$T_XN_0M_0$
原位癌	$T_{is}N_0M_0$
Ⅰ期：$T_{1,2}$，N_0，M_0	
Ⅱ期：$T_{1,2}$，N_1，M_0	
Ⅲ a 期	（预后差，胸内播散，技术上可切除）
	T_3，$N_{0,1}$，M_0
	$T_{1,3}$，N_2，M_0
Ⅲ b 期	（预后差，不可切除）
	$T_{1,3}$，N_3，M_0
	T_4，$N_{0,2}$，M_0
Ⅳ期：（胸外扩散）	
任何 T，任何 N，M_1	

（2）CT 能显示纵隔淋巴结肿大：有无淋巴结转移是肺癌临床分期中很重要的因素。即使肿瘤很小，如有淋巴结转移，就要归到Ⅱ期或Ⅲ期；有无肺门或纵隔淋巴结转移是比原发肺肿瘤大小更重要的观察肺癌远期预后的指标。一般以直径大于 10 ~ 15mm 作为淋巴结转移的标准，CT 发现淋巴结增大的敏感性较高，达 70% 以上，但特异性较低，定性差、病因学诊断仍需组织学检查。CT 检查可指明肿大淋巴结的部位，以帮助选择最合适的组织学检查方法。如经颈或经支气管镜纵隔活检，胸骨旁纵隔探查术等。

原发性肺癌有一定的引流扩散途径，右肺癌一开始就有转移到同侧肺门淋巴结的趋向（10R）（图 2-33），然后转移到右气管旁淋巴结（2R，4R）（图 2-34），很少转移到对侧淋巴结（约 3%），但左侧肺癌在同侧淋巴结转移后常播散到对侧淋巴结。左上肺癌通常一开始转移到主肺动脉窗淋巴结，左上叶和左下叶的肺癌首先播散到左气管支气管区域（10L）淋巴结。右肺中叶和两下肺癌常在早期播散到隆突下淋巴结（图 2-35）。下叶病变也可扩展到食管旁，肺韧带和膈上淋巴结，熟悉这种引流途径有助于对纵隔、肺门淋巴结的性质做出评价；如右肺癌的患者很少可能只有主肺动脉窗淋巴结转移，此区域的孤立淋巴结肿大很可能系其他原因如结核性肉芽肿所致。

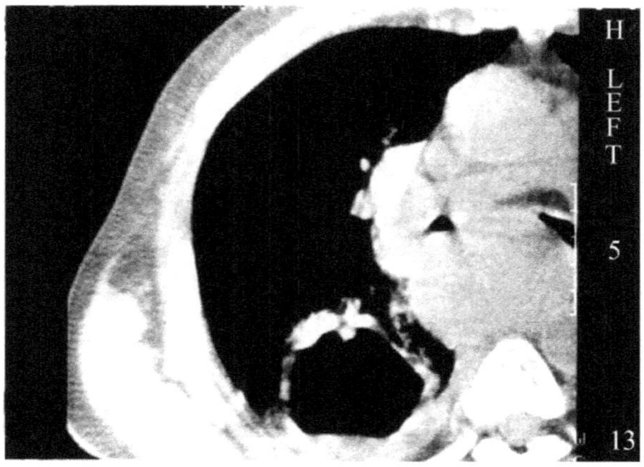

图 2-33 右下肺癌，肺门与隆突下淋巴结转移

右下肺巨大空洞性病变，壁厚薄不均，有一小液面，右肺门增大，可见结节影，隆突下有巨块状软组织密度影

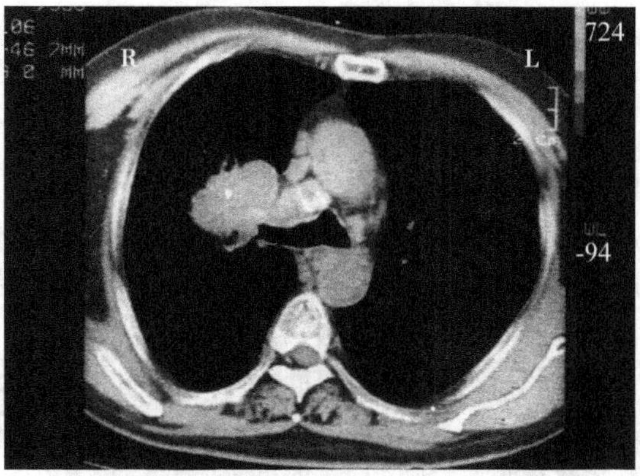

图 2-34 右肺癌右肺门与气管旁淋巴结转移

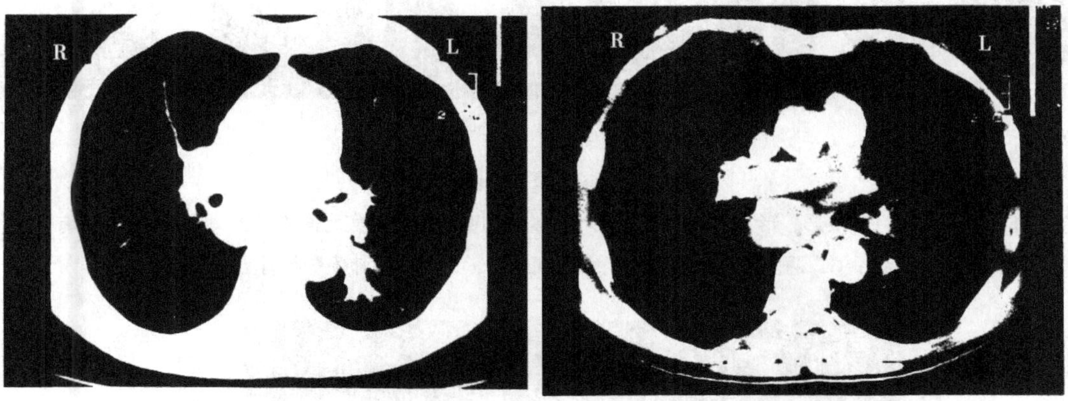

A B

图 2-35 左下肺癌隆突下淋巴结转移

A. 肺实质像；B. 软组织像，左下叶背段结节状病变约 1.5cm × 2cm 大小，左肺门增大，并不规则，隆突下有 4cm × 3cm 大小软组织密度肿块。病理证实为左下肺癌，左肺门及隆突下淋巴结转移

（3）CT 对肺癌侵犯胸膜的诊断价值：周围型肺癌直接侵犯胸膜及胸膜转移均可引起胸膜病变，CT 上表现为肿瘤附近局限性胸膜增厚，胸膜肿块及胸腔积液等胸膜转移征象（图 2-36），肿块附近胸膜增厚为肿瘤直接浸润。

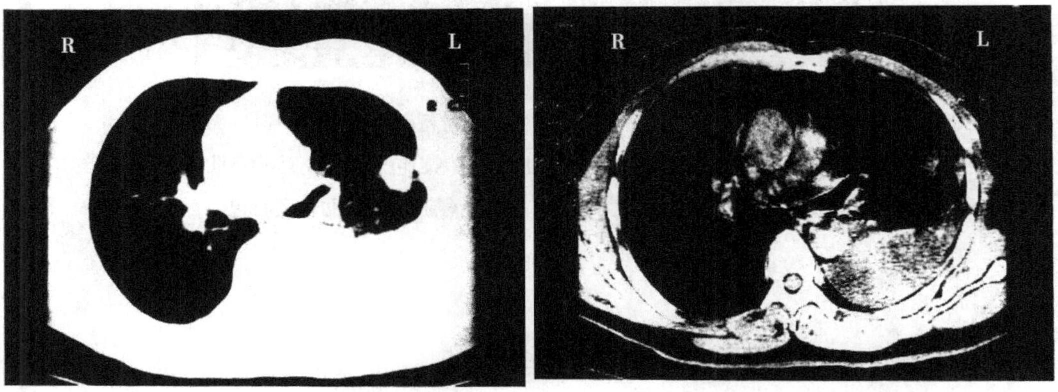

A B

图 2-36 左上肺癌侵犯胸膜

A. 肺窗像；B. 纵隔窗像

左上肺外带胸膜下有一结节状病变，其外侧胸膜增厚并有凹陷，胸腔中等量积液，病理证实为肺泡癌胸膜转移

（4）可以确定远处脏器转移：肺癌容易转移到肾上腺、脑、肝等远处脏器（图 2-37），尸检资料提示肺癌有 35% ~ 38% 转移到肾上腺，以双侧转移多见。脑转移可以发生在原发肺癌之前。对于上述器官的 CT 扫描，对肺癌临床分期与确定能否手术很有必要。有些医院主张将肺癌患者的 CT 扫描范围扩大包括上腹部与肾上腺区。

此外，CT 还可显示肿瘤直接侵犯胸壁软组织与附近骨结构以及骨转移的征象。肺癌可直接侵犯或转移至胸骨，胸椎，肋骨，引起骨质破坏与软组织肿块（图 2-38、图 2-39），CT 上骨质破坏表现为形状不规则、边缘不整齐之低密度，少数病灶可为成骨性转移，CT 显示为受累的骨密度增高（图 2-40）。

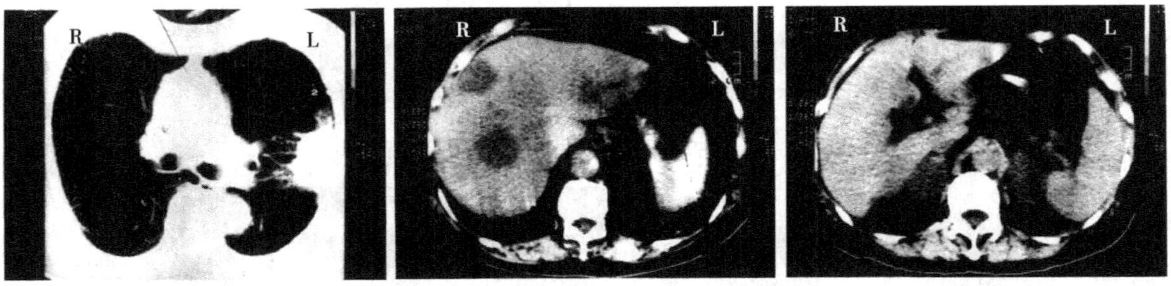

A　　B　　C

图 2-37　肺癌肾上腺转移

A. 左上肺中野外带有一肿块影，形态不规则略呈分叶，紧贴胸壁，病理证实为鳞癌；B. 肝左、右叶内有多个大小不等圆形低密度影；C. 两侧肾上腺区有软组织密度肿块影，所见为肺癌肝与肾上腺转移

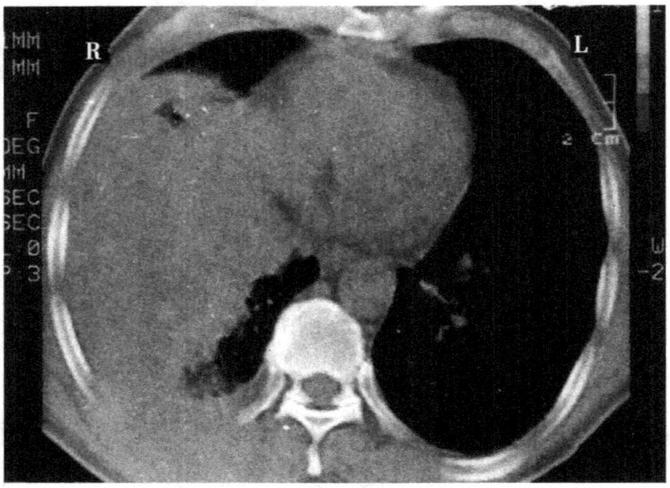

图 2-38　肺癌侵犯肋骨与心包

右下肺巨大软组织密度肿块影与心影相连，右侧心包影消失。后胸壁肋骨破坏消失并有胸壁软组织肿块影，为肺癌（鳞癌）侵犯胸壁、肋骨及心包

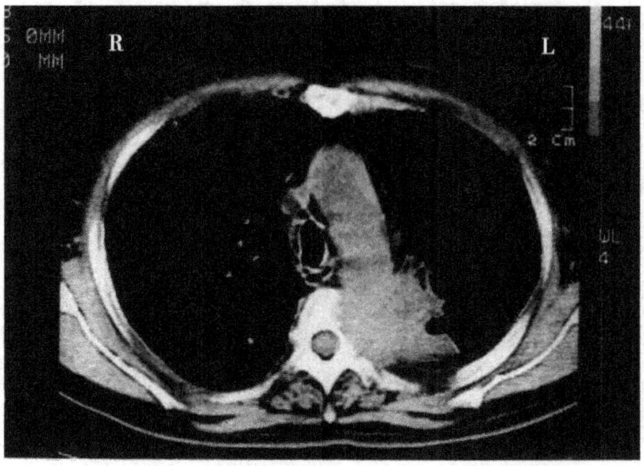

图 2-39　肺癌直接侵犯椎体

左上肺尖后段椎旁不规则软组织密度肿块影，靠近胸椎椎体左缘骨质受侵蚀破坏

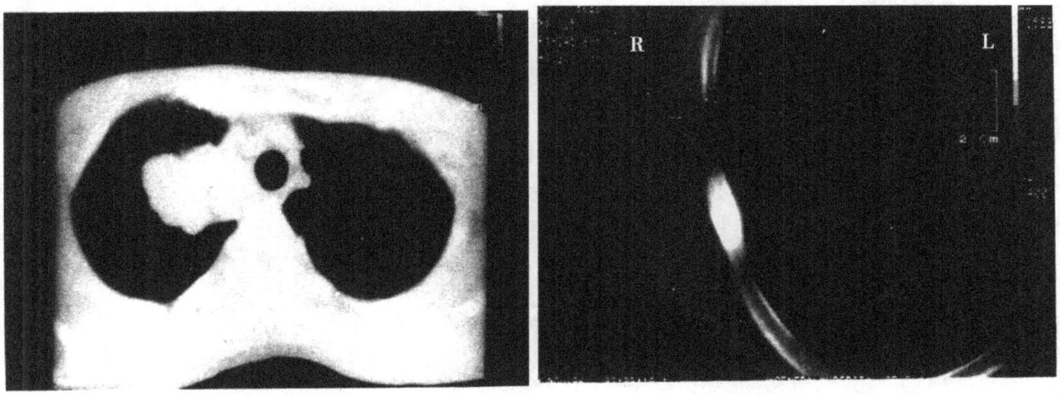

A　　　　　　　　　　　　　　　　B

图 2-40　肺癌肋骨转移

A. 右上肺纵隔旁分叶状肿块与纵隔内气管旁圆形肿块影融合；B. 右第 6 肋外缘中后部骨质密度增高，骨皮质与骨松质境界不清。其外侧胸壁软组织梭形肿块，病理证实为右上肺鳞癌肋骨转移

（四）鉴别诊断

1. 中央型肺癌　中央型肺癌有典型的 CT 表现，一般诊断不难，但有时它所引起的支气管阻塞性改变与支气管内膜结核所引起的表现在鉴别上存在一定困难。支气管内膜结核可引起肺叶不张，甚至一侧全肺不张，在 CT 上支气管腔显示逐渐变窄而呈闭塞，但不形成息肉样或杯口样肿块影；支气管内膜结核在狭窄的支气管周围很少形成明显的肿块影，通常没有明显的肺门或纵隔淋巴结肿大；如有淋巴结肿大一般较小，位于气管旁，通常可见钙化，在肺内常可见支气管播散病灶可做参考，支气管内膜结核多见于青年人。

中央型肺癌尚需与引起肺门肿块的其他疾病相鉴别。这些疾病包括转移性肿瘤、淋巴瘤、淋巴结结核、结节病以及化脓性炎症等，其中除淋巴结核外，肺门淋巴结肿大，大多见两侧，支气管腔无狭窄，无腔内肿块，有时有压迫移位，但内壁光滑，肿大淋巴结位于支气管壁外。

2. 周围型肺癌　肺内孤立型球形病变的病因很多，以肺癌与结核球多见，其他还有转移瘤、良性肿瘤，球形肺炎，支气管囊肿等，应注意鉴别。

（1）结核球：边缘多光滑，多无分叶毛刺，病灶内可见微细钙化，呈弥漫或均匀一致性分布，CT 值多高于 160Hu，可有边缘性空洞呈裂隙状或新月形；结核周围大多有卫星病灶，局限性胸膜增厚多见。

（2）转移瘤：转移瘤有各种形态，一般病灶多发，大小不同，形态相似，由于转移瘤来自于肺毛细血管后静脉，因而病变与支气管无关系。

（3）良性肿瘤：病变密度均匀，边缘光滑，分叶切迹不明显，多无细短毛刺与锯齿征以及胸膜皱缩，无空泡征与支气管充气征。错构瘤内可见钙化，其CT值可高于160Hu，也可见脂肪组织，CT值在0 ~ 50Hu以下。

（4）支气管囊肿：含液支气管囊肿发生在肺内可呈孤立肿块性阴影；CT表现为边缘光滑清楚的肿块，密度均匀，CT值在0 ~ 20Hu，但当囊肿内蛋白成分丰富时，可达30Hu以上，增强扫描，无增强改变。

（5）球形肺炎：多呈圆形或类圆形，边缘欠清楚，病变为炎性且密度均匀，多无钙化，有时周围可见细长毛刺，周围胸膜反应较显著，抗感染治疗短期复查逐渐缩小。

（6）肺动静脉瘘或动静脉畸形：CT上为软组织密度肿块，呈圆形或椭圆形，可略有分叶状，边缘清晰，病灶和肺门之间有粗大血管影相连，增强动态扫描呈血管增强，有助于与非血管性疾病鉴别。

二、腺瘤

支气管腺瘤发生于支气管黏膜腺体上皮细胞，以女性患者较多见。

（一）病理

支气管腺瘤可分为两种类型，类癌型和唾液腺型，以前者多见，占85% ~ 95%。唾液腺瘤又可分圆柱瘤（腺样囊性癌）、黏液表皮样腺瘤和多形性腺瘤（混合瘤），约3/4的支气管腺瘤发生于大支气管为中央型，支气管镜检查可以看到肿瘤。中央型腺瘤常向支气管腔内生长呈息肉样，引起支气管腔的狭窄，阻塞，产生阻塞性肺炎，肺不张，支气管扩张等继发改变。

类癌型腺瘤是低度恶性的肿瘤，常常有局部侵犯，可累及支气管壁并向外生长，形成肺门肿块，可转移到局部淋巴结并可有远处转移。

（二）临床表现

中央型腺瘤可引起支气管腔的阻塞，产生阻塞性肺炎，肺不张，引起发热，咳嗽，咳痰和咯血。类癌型腺瘤偶可产生类癌综合征，出现面部潮红、发热、恶心、呕吐、腹泻、低血压，支气管哮鸣、呼吸困难以及心前区有收缩期杂音等。

（三）CT表现

中央型支气管腺瘤表现为支气管腔内息肉样肿瘤（图2–41），支气管腔阻塞中断，断端常呈杯口状。其远侧可有阻塞性炎症或肺不张表现。反复感染发作可导致支气管扩张或肺脓肿。当肿瘤侵犯支气管壁并向壁外发展形成肺门肿块以及转移到肺门淋巴结时与支气管肺癌难以鉴别。周围型支气管腺瘤CT表现为肺野内球形病变，通常轮廓清楚，整齐而光滑，密度均匀，不形成空洞，可有钙化，但很少见。CT表现接近于良性肿瘤（图2–42）。但有些腺瘤可有分叶征象，并可伴有细小毛刺影，使其与肺癌甚为相似（图2–43）。

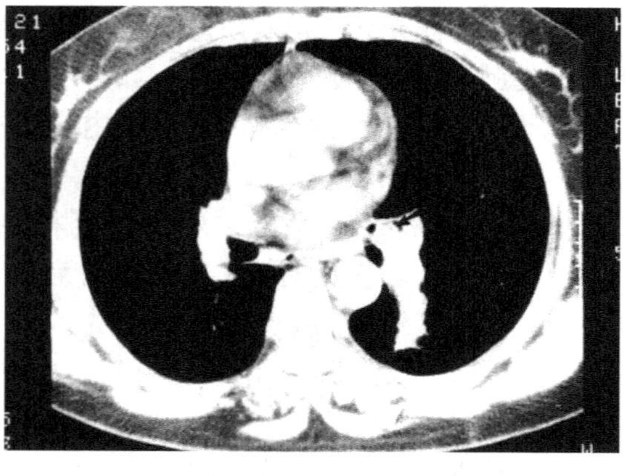

图2–41　中央型支气管腺瘤

左下叶背段支气管开口处有一息肉样肿瘤（↑）向下叶支气管腔内突出，背段支气管阻塞致肺段性不张与炎症

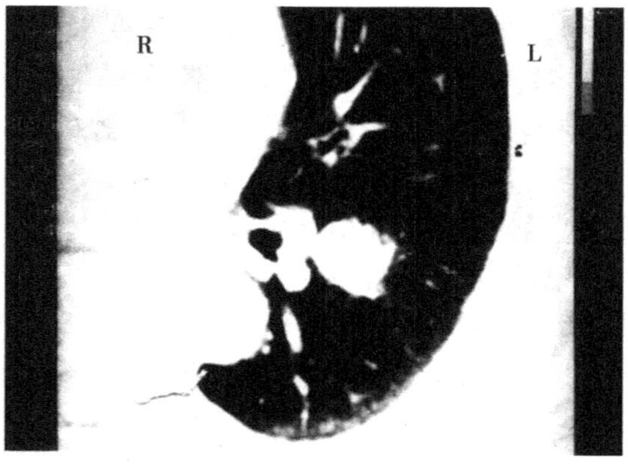

图2–42　类癌（1）

左下肺有一类圆形病变，直径约2cm，轮廓清楚，密度均匀，边缘欠光整稍有分叶

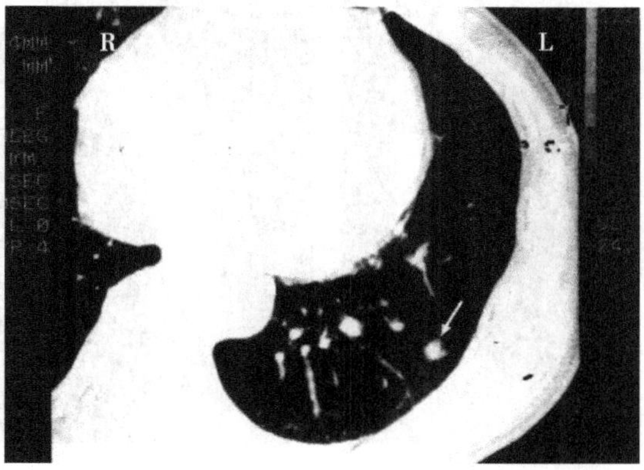

图 2–43 类癌（2）

左下肺外基底段小结节影（↑），直径约 0.7cm，轮廓清楚，外缘有分叶，手术病理证实为类癌

三、肺部其他肿瘤与肿瘤样病变

（一）肺部原发性良性肿瘤

肺部原发性肿瘤比较少见，肿瘤类型很多，包括平滑肌瘤、纤维瘤、脂肪瘤、血管瘤、神经源性肿瘤、软骨瘤等，错构瘤虽属发育方面的因素引起，但性质近似良性肿瘤，故归本节叙述。这些肿瘤多数无任何症状，于胸部 X 线检查时才被发现。有些周围型肿瘤可有痰中带血。发生于大支气管者可以引起支气管腔的阻塞，产生阻塞性肺炎和肺不张的症状。

CT 表现：大多数没有特征性的 CT 征象，不同类型的肿瘤 CT 表现相似，很难加以区别，发生于周围肺组织的肿瘤，通常表现为肺内球形肿块，边缘清楚，整齐而光滑，形态多为圆形或椭圆形（图 2–44），可以有分叶，但多为浅分叶，多数密度均匀，但不少良性肿瘤可有钙化，错构瘤与软骨瘤的钙化更为多见（图 2–45）。钙化通常为斑点状或结节状，可自少量至大量（图 2–44）。错构瘤钙化可表现为爆米花样。脂肪瘤呈脂肪密度。含有脂肪组织的肿瘤密度部分下降，少数错构瘤有此征象（图 2–46），其 CT 值常在 –50Hu 以下。空洞在良性肿瘤极少见，病变周围无卫星灶。良性肿瘤生长缓慢，无肺门及纵隔淋巴结肿大。

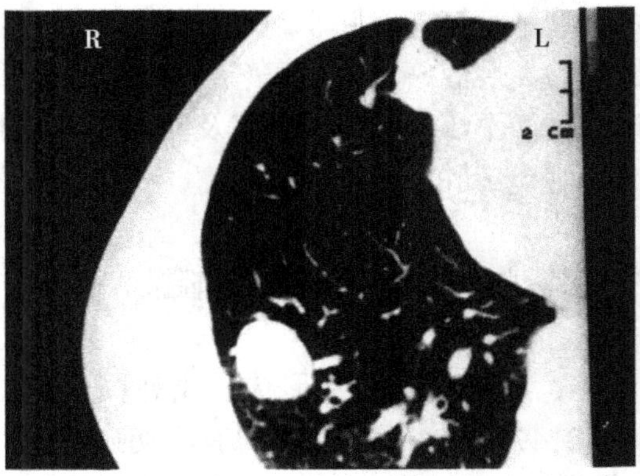

A

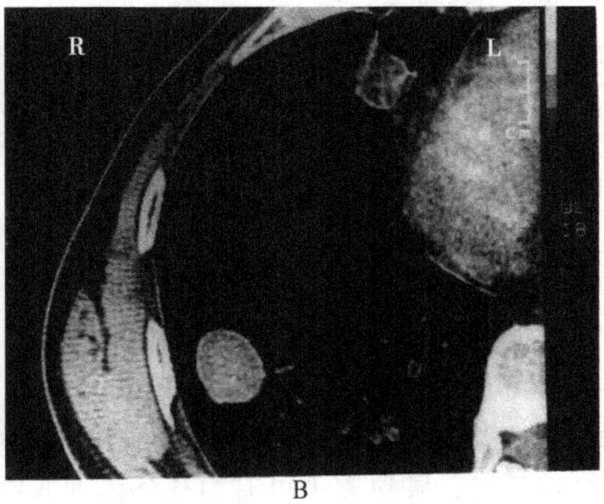

B

图 2–44 右下肺错构瘤

A. 肺窗：右下肺前外基底段交界处有一类圆形病变，直径约 2.5cm，边缘光整；B. 纵隔窗：病变后部有两小钙化点

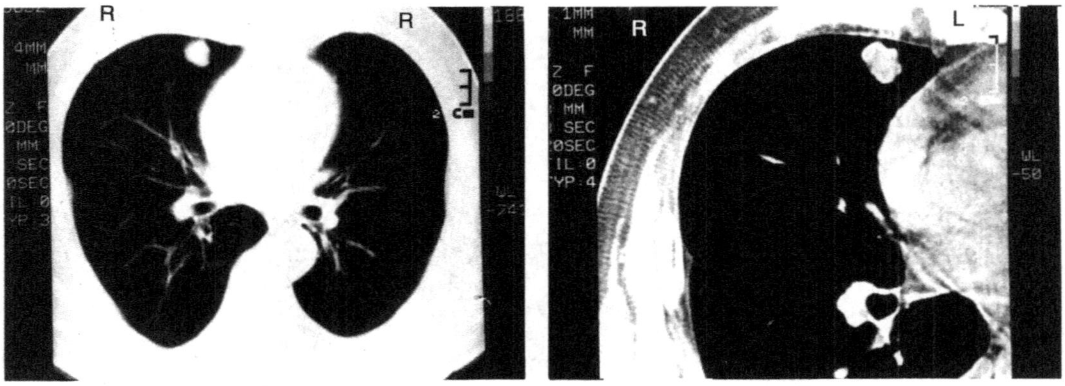

A　　B

图 2–45　右肺中叶错构瘤

A. 肺窗；B. 纵隔窗：右肺中叶内侧段胸膜下结节影，轮廓清楚，边缘光滑，密度均匀，其内前缘有浅分叶，术前诊断为肺癌

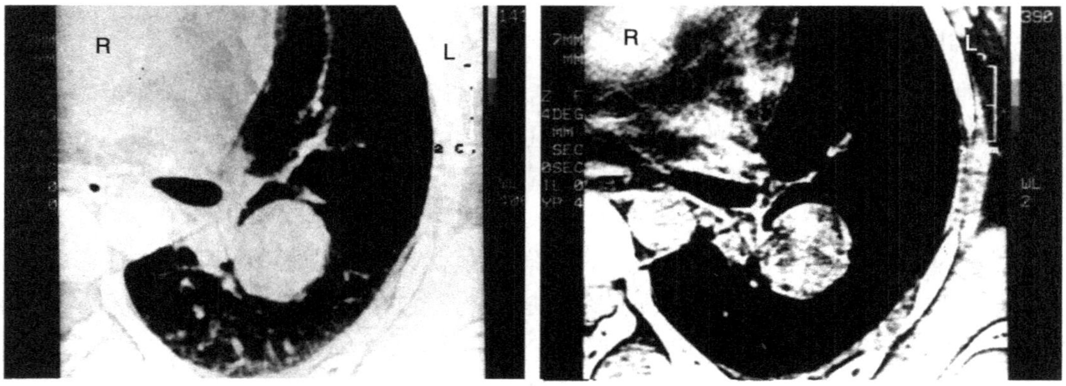

图 2–46　左下肺错构瘤

女，29 岁。A. 肺窗像；B. 纵隔窗像：左下肺背段球形病变，轮廓清楚，边缘光滑无分叶，密度较低，CT 值– 90Hu

（二）肺炎性假瘤

肺炎性假瘤是非特异性炎症细胞集聚，导致的肺内肿瘤样病变，但并非是真正的肿瘤，也不是另一些特异性炎症所引起的肿瘤样病变，例如结核球，因此称为炎性假瘤。其发病率约为肺内良性球形病变的第二位。女性中较多见，发病大多为中年人。其病理分型尚不统一，根据细胞及间质成分之不同，可有多种名称，如纤维组织细胞瘤，黄色瘤样肉芽肿，浆细胞肉芽肿，纤维性黄色瘤，硬化性血管瘤等。肺炎性假瘤可有包膜或无包膜。

患者大多有急性或慢性的肺部感染病史，约 1/3 的患者无临床症状，或症状甚轻微。多数仅有胸疼、胸闷、干咳；少数患者痰中带血丝，一般无发烧。

CT 表现：病灶多近肺边缘部，与胸膜紧贴或有粘连，呈圆形或卵圆形结节或肿块；直径自小于 1cm 至 10cm 以下，多为 2 ~ 4cm；边缘清楚，锐利（图 2–47）。多无分叶，偶有小切迹，亦可呈不规则形，边缘较毛糙，肿块周围可有粗长条索血管纹理或棘状突起（图 2–48）。密度多数均匀，但个别病例可有钙化或发生空洞。较大的病灶可有空气支气管征。纵隔内多无淋巴结肿大，这一点有利良性病变的诊断。总之，本病在 CT 上具有良性病变的征象，但缺乏特征性表现。

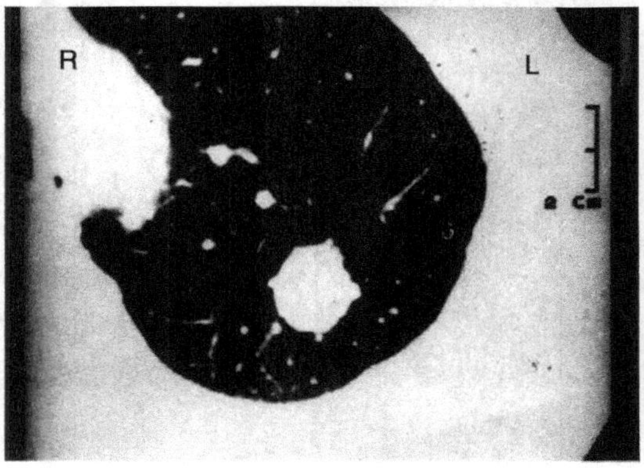

A

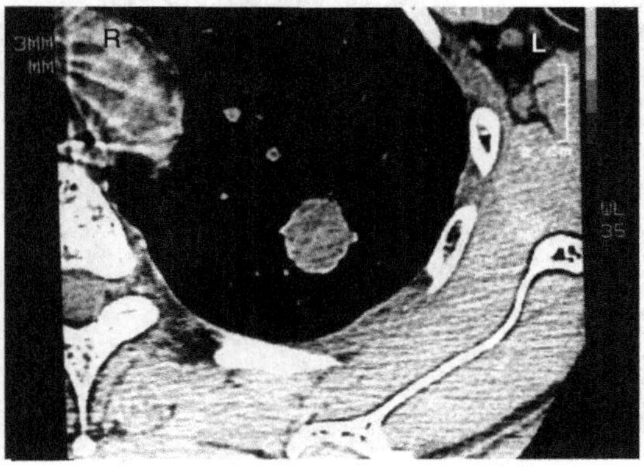

B

图 2–47 左上肺炎性假瘤（1）

A. 肺窗；B. 纵隔窗：男，57 岁。左上肺尖后段球形病变，轮廓清楚边缘锐利有浅分叶，密度均匀，手术病理证实为炎性假瘤

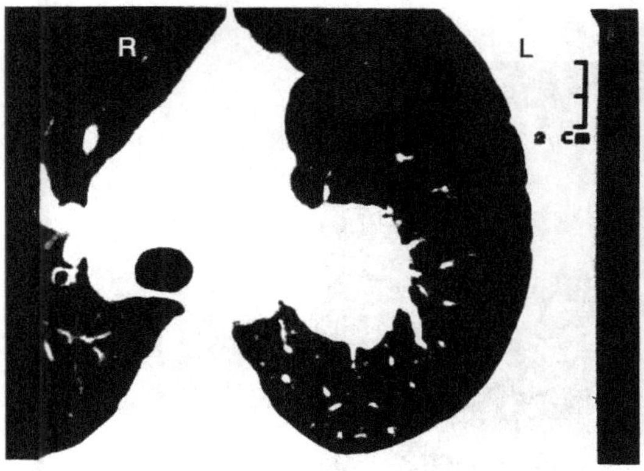

A

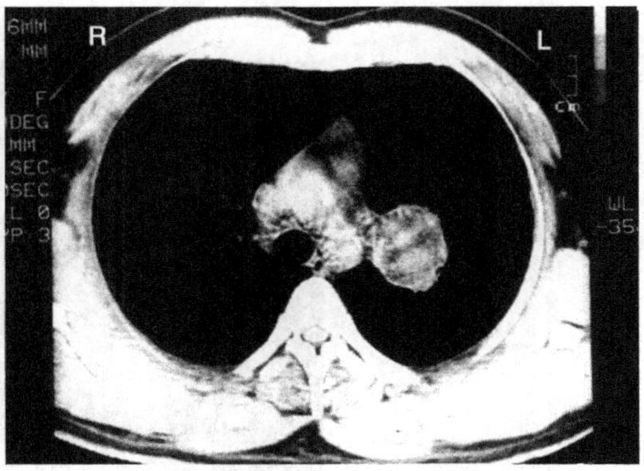

B

图 2–48 左上肺炎性假瘤（2）

A. 肺窗；B. 纵隔窗：男，25 岁，左上肺尖后段有一类圆形软组织密度肿块，约 4cm × 4.5cm 大小，轮廓清楚，密度均匀，边缘欠光滑，有较粗大血管纹理

四、肺转移瘤

CT 扫描能发现绝大多数直径在 2 ～ 3mm 以上的小结节，肺内结节只要大于相应部位的肺血管在 CT 上就能发现；30% 的恶性肿瘤有肺部转移病变，而其中约有半数仅局限于肺部，胸部 X 线检查是转移瘤的重要的检查手段，但其检出率远不如 CT，在常规 X 线平片上，许多直径 0.5 ～ 1.0cm 的结节不易发现，尤其是胸膜下，肺尖，膈肋角的病变。

肺部转移瘤可分为血行转移与淋巴路转移两种，可有以下几种表现：

1. 两肺单发或多发结节或球形病灶　单个的肺内转移病变通常轮廓较清楚，比较光滑，但可有分叶征象（图 2–49），此与原发周围型肺癌鉴别较困难；一般说后者多有小棘状突起或锯齿征及细短毛刺。两肺多发结节病灶多分布在两肺中下部，边缘较清楚，呈软组织密度，病灶大小不一致，形态相似（图 2–50、图 2–51、图 2–52）。

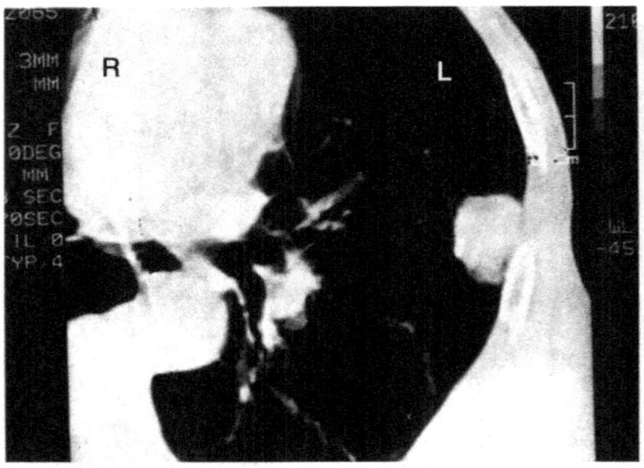

图 2-49　左上肺孤立性转移瘤

左上肺舌下段胸膜下类圆形结节，稍有浅分叶，边缘光滑，密度较均匀，手术病理证实为肾移行细胞癌肺转移

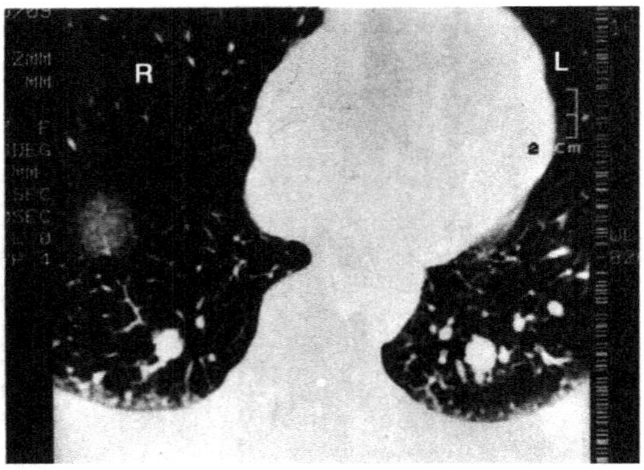

图 2-50　膀胱癌多发肺转移

男，67 岁；膀胱癌术后 7 年。两下肺后基底段各有一小结节病变，直径分别为 1.0 与 1.2cm，轮廓清楚，有浅分叶，经手术病理证实为膀胱癌肺转移

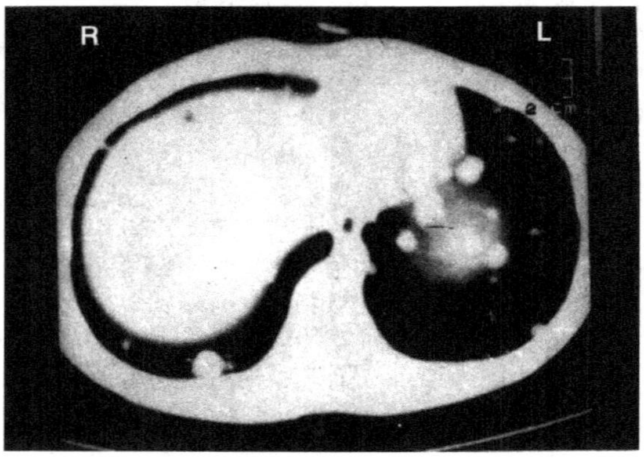

图 2-51　肝癌肺转移

两下肺多发性大小不等之结节状密度增高影，轮廓清楚，边缘光滑，直径在 0.3 ~ 1.8cm

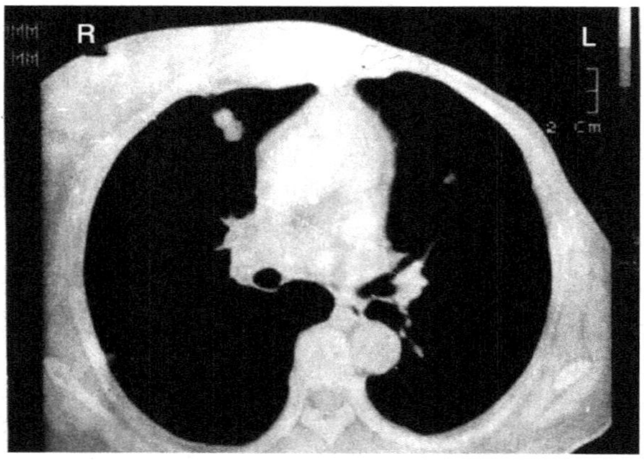

图 2-52　乳腺癌肺转移

左侧乳腺癌手术后 2 年，肺内与胸膜下多个大小不等的结节影，胸膜下结节影直径仅为 3mm

2. 两肺弥漫性粟粒样病变　直径为 2 ~ 4mm 的小结节，通常轮廓比较清楚，密度比较均匀。CT 能显示直径为 2mm 的胸膜下结节（图 2-51），其分布一般以中下肺野为多（图 2-52）。较多见于血供

丰富的原发肿瘤，如肾癌，甲状腺癌和绒毛膜上皮癌等恶性肿瘤（图2–53）。

3. 癌性淋巴管炎表现　淋巴性转移CT表现为支气管血管束结节状增厚，小叶间隔与叶间裂增厚；多角形线影及弥漫网状阴影（图2–54）。其病理基础是由于支气管血管周围的淋巴管，小叶间隔淋巴管，胸膜下淋巴管以及肺周围引向肺门周围的淋巴管内有癌结节沉积，继发淋巴管阻塞性水肿并扩张，导致间质性肺水肿及间质性肺纤维化所致。

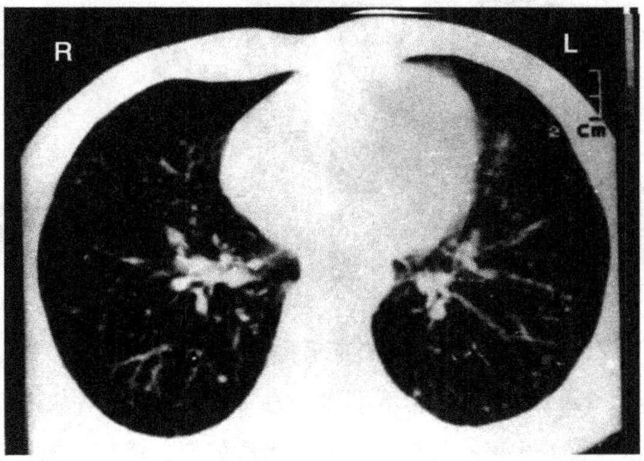

图2–53　甲状腺癌肺转移

男，20岁；右颈部肿物一年，活检为甲状腺癌；CT示两肺野弥漫分布大小不等的粟粒状小结节影，以中下肺野为著，结节影密度较高，边缘清楚

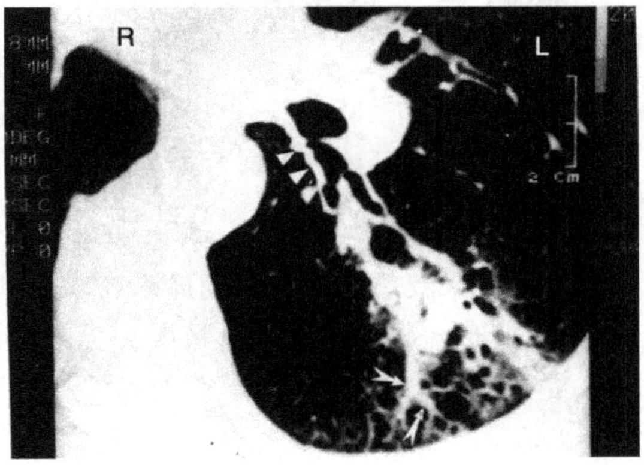

图2–54　肺癌癌性淋巴管炎

左下肺背段空洞型腺癌，其周围主要是病变胸膜侧血管束呈结节状增厚（↑），气管壁增厚（△△），肺纹理呈网格状改变

淋巴转移呈多灶性，常侵犯一个肺叶或肺段，支气管束不规则增厚，可呈串珠状或结节状阴影。小叶中心结构的增厚可造成次肺小叶中心的蜘蛛样改变，靠近横膈处可获得小叶之横切面，呈现1 ~ 2cm直径的增厚的多角形结构，此外可见胸膜增厚及胸腔积液。

肿瘤的淋巴管播散最多见于乳腺癌，胃癌，前列腺癌，胰腺癌和未知原发部位的腺癌，高分辨CT诊断淋巴管转移的准确性较高，可免去肺活检。

4. 单发或多发空洞　肺转移瘤可呈单发或多发空洞影，一般转移瘤引起的单发空洞壁厚度不均，但有的较均匀，可误认为化脓性炎症和结核（图2–55）。

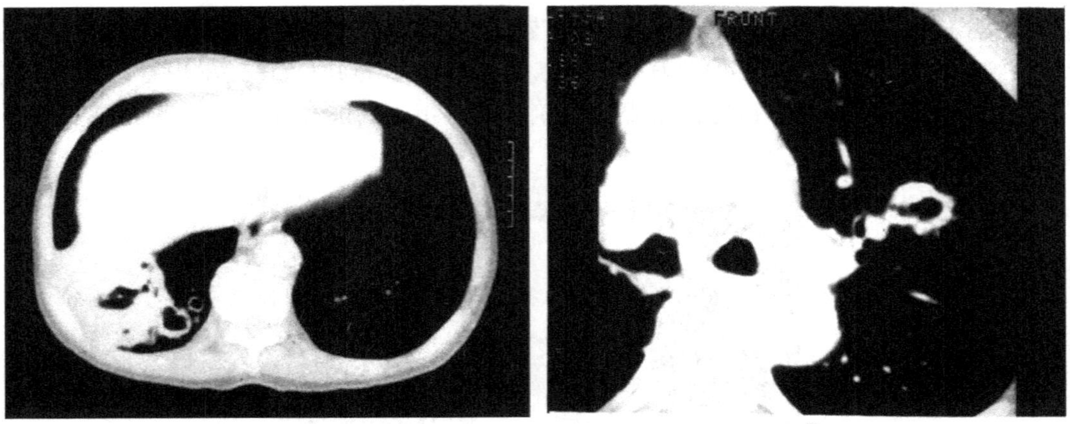

A　　　　B

图 2–55　肺转移瘤呈多发空洞

A. 右下肺有一肿块，直径约 6.0cm，其密度不均，为周围型肺癌，肿块之内侧可见两个直径分别为 1.0 与 2.0cm 之小空洞，前者壁薄，厚度均匀，后者壁较厚，厚度不均；B. 同一病例气管隆突下层面示左肺门外方有一空洞性病变壁厚且厚度不均

第二节　肺部感染性疾病

一、肺炎

大多数肺炎诊断不困难，一般根据胸片表现结合临床，可以做出正确诊断。有时肺炎的 X 线表现比较特殊，临床症状不典型，抗生素治疗效果较差，为了鉴别诊断要求做胸部 CT 检查。经验证明，胸部 CT 扫描对于肺炎病灶的形态、边缘、分布、病灶内支气管情况，纵隔肺门淋巴结及胸膜病变的观察，是对普通 X 线检查的重要补充。

（一）病理

肺部炎症可主要发生在肺实质或肺间质，也可肺实质和间质性炎症同时存在。细菌、病毒、支原体、卡氏囊虫、放射线照射及过敏，均可引起肺炎。其中以细菌性肺炎及病毒性肺炎较常见。尤其是细菌性肺炎。肺炎时，肺实质与肺间质的主要病理变化为渗出，炎性细胞浸润，增生及变质。急性炎症以渗出及炎性细胞浸润为主要病理变化，慢性炎症以增殖及炎性细胞浸润为主要病理变化。在病理大体标本上可表现为结节实变，不规则实变区，肺段及肺实变。

（二）临床表现

肺炎的主要症状是发热、咳嗽、咯血及胸痛，急性肺炎以发热为主要症状，而慢性肺炎则以咳嗽，咯痰及咯血为主要症状。急性肺炎多起病较急，但有的起病亦不明显。慢性肺炎无明确急性肺炎阶段，此时根据临床和 X 线诊断比较困难，常需与其他疾病鉴别。急性细菌性肺炎时的白细胞常增加，而其他性质肺炎及慢性肺炎白细胞总数及分类改变不明显。

（三）CT 表现

CT 检查可准确反映肺部炎变大体形态和分布。肺炎的主要 CT 表现如下：

1. 肺段或肺叶实变　病变为均匀一致的密度增高，以肺叶或肺段分布，密度均匀，体积略小，常可见典型的空气支气管造影的表现，肺段与肺叶支气管多不狭窄阻塞，肺门与纵隔多无肿大淋巴结（图 2–56、图 2–57）。

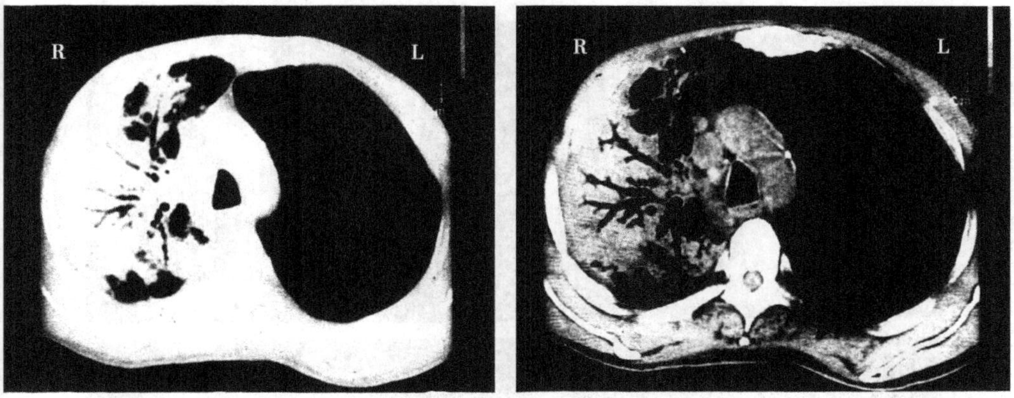

图 2–56 右上肺大叶性肺炎

A. 肺实质像；B. 纵隔窗像示右上肺实变，体积稍缩小，可见空气支气管造影征，支气管镜检查为炎症

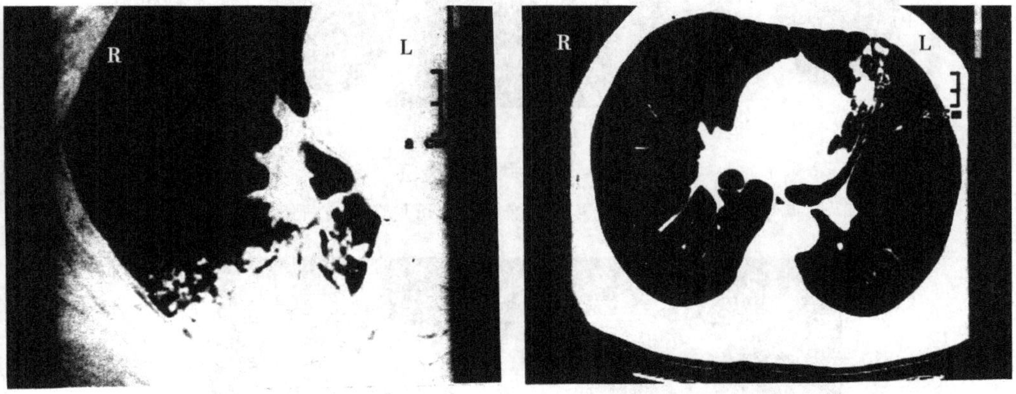

图 2–57 肺段性炎症

A. 右下肺背段大片实变，密度不均，边缘模糊，可见空气支气管造影。后胸壁胸膜肥厚较明显；B. 另一患者左上肺前段斑片状影，支气管通畅

2. 两肺多发片状密度增高影 病灶形态不规则，多呈楔形或梯形，边缘多不规则且模糊，病变沿支气管走行分布，多位于两中、下肺野内、中区（图 2–58）。病变区可见含气支气管影像。

3. 结节与肿块 病变呈球形，即所谓球形肺炎，病变边缘比较规则；或呈波浪状，也可有毛刺，有时边缘较模糊，常可见粗大纹理或参差不全的毛刺样结构（图 2–59、图 2–60），密度多均匀，CT 值稍低于软组织密度；有的病变之边缘部密度稍低于中央部；有时可见空洞，病灶在胸膜下时常有局限性胸膜增厚及粘连带，其胸膜反应程度较周围型肺癌明显。

球形肺炎酷似肿瘤，易被误诊肺癌而手术，应注意两者之鉴别，前者一般有感染历史，血常规增高，病变边缘较模糊，邻近胸膜反应较广泛；无空泡征与细支气管充气征。其周围可有粗大血管纹理，但走行较自然，追随观察，短期内就有吸收改变。

4. 两肺多发结节状密度增高影 此种表现少见，病灶大小多不足 1cm，边缘较清楚，但不锐利，病灶密度均匀，多分布在中下肺野，其 CT 表现颇似肺转移瘤，两者鉴别较困难。

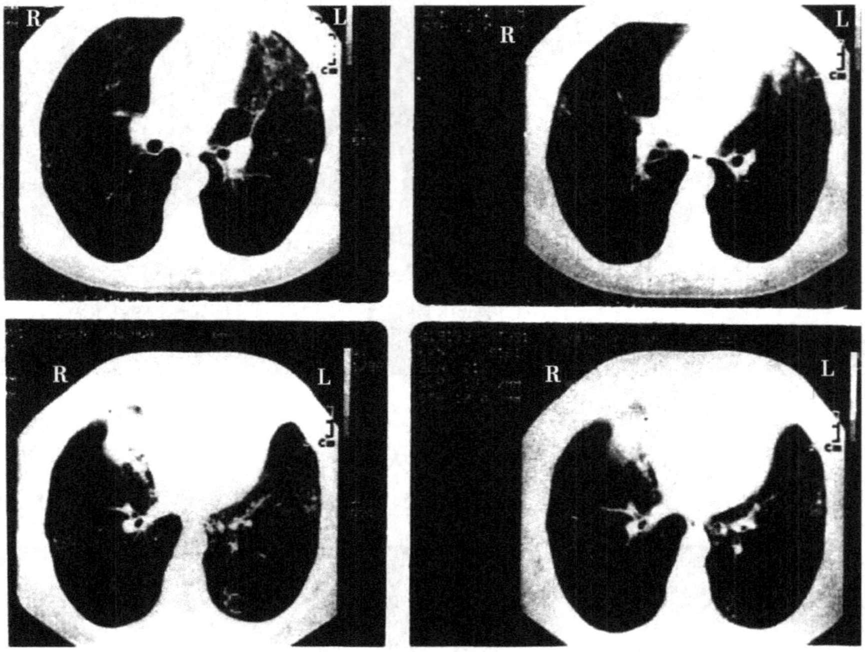

图 2-58　两下肺炎症

两下肺片状密度增高影，边缘模糊，可见含气支气管影像

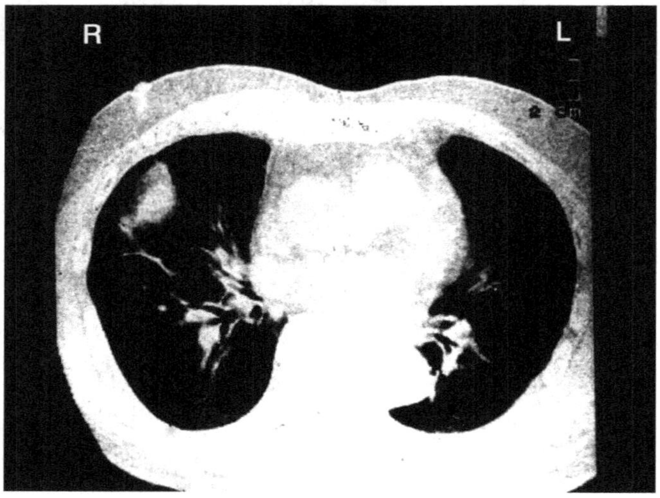

图 2-59　球形肺炎（1）

男，86 岁，有感冒发热史，胸片发现有肺中野球形病灶。CT 示右肺中叶外侧段类圆形密度增高影，轮廓清楚，其外 1/3 带密度较淡，病变周围血管纹理增多，增粗。10 个月后，CT 扫描示病变已吸收

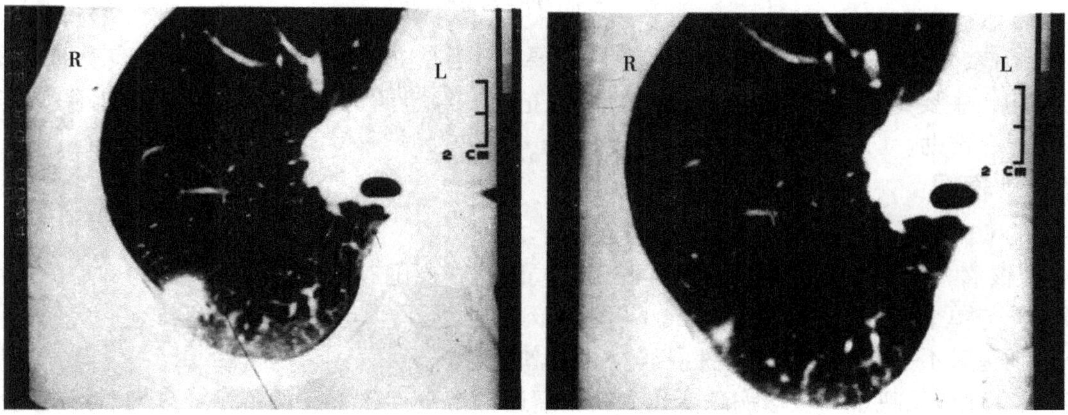

A　　　　B

图 2-60　球形肺炎（2）

女，50 岁。一月前有感冒发热史，白细胞增高。A. 示右上肺背段球形病变，直径约 1.5cm 轮廓尚清楚，边缘欠光整，有小毛刺，斜裂胸膜反应较明显；B. 抗感染一月后 CT 复查示病灶已基本吸收

一、肺脓肿

肺脓肿是一种伴有肺组织坏死的炎性病灶，由化脓性细菌性感染所引起，X 线上常呈圆形肿块，其周围有压缩和机化的肺组织所包绕，其中心常有气液面，此表明已与气道相通。肺脓肿常合并胸膜粘连，脓胸或脓气胸，肺脓肿的诊断一般不困难，有时需与肺癌、结核及包裹性脓胸鉴别。

CT 表现：在 CT 上，肺脓肿呈厚壁圆形空洞者居多，也可呈长圆形，有的厚壁空洞，内外缘均不规则，有时可显示残留的带状肺组织横过脓腔，常可见支气管与脓腔相通。在主脓腔周围常有多发小脓腔。如脓肿靠近胸壁，则可显示广泛的胸膜改变，可有明显的胸膜肥厚或少量的胸腔积液（积脓）（图 2-61）。有时肺脓肿可破入胸腔引起脓胸。

肺脓肿常需与包裹性脓胸相鉴别。脓胸的脓腔 CT 表现一般比较规则，没有周围的小脓腔，脓腔内壁较规整，不呈波浪状，脓腔壁一般较窄，宽度较均匀一致，变换体位扫描脓胸的外形可有改变。

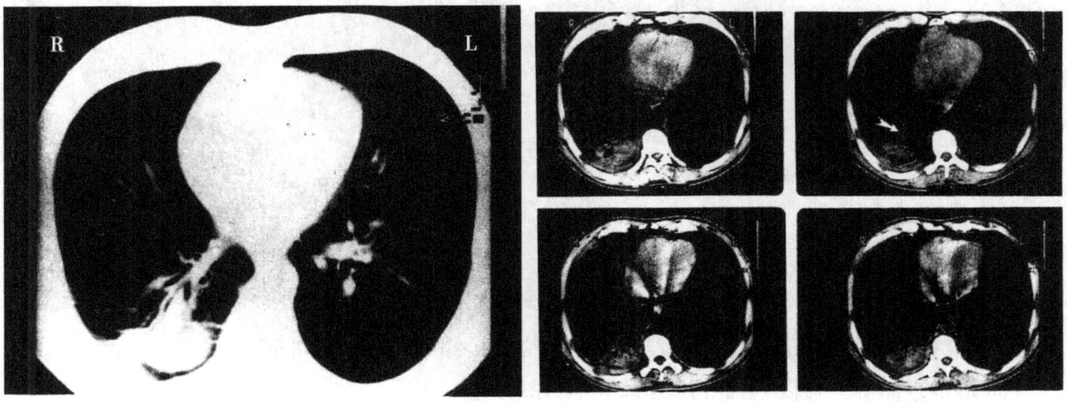

A　　　　B

图 2-61　右下肺脓肿

A. 肺窗像；B. 纵隔窗像：右下肺后外基底段大片密度增高影，内有不规则密度减低区，内缘较模糊，右下叶后基底段支气管（↑）伸入片影内。后胸壁胸膜有显著增厚伴少量胸腔积液

三、肺结核

对于肺结核，普通X线检查一般能满足诊断需要，但当在中、老年遇到一些X线表现不典型病例时，诊断颇为困难，主要是与原发支气管肺癌鉴别常无把握。经验证明有针对性地应用CT检查对于肺结核的鉴别诊断很有帮助。

（一）CT表现

肺结核的CT表现多种多样，可归纳为以下几个方面：

1. 肺结核瘤　病理上结核瘤为干酪样肺炎的局限化，周围有纤维组织包绕成为球形，或由多个小病灶的融合，与单个病灶的逐渐增大而成（后者称肉芽肿型），境界清楚者为纤维包膜完整，而境界不清楚者，纤维包膜不完整，周围有炎性浸润及纤维增殖组织。

CT表现客观地反映了结核瘤病理变化。结核瘤通常为直径≥2cm的单发或多发球形高密度影，多呈圆形，类圆形，亦有呈轻度分叶状者，边缘多清楚规整（图2-62），少数模糊，密度多不均匀，多数可见钙化（图2-63）。有空洞者亦不少见，空洞为边缘性呈裂隙状或新月状（图2-64）。结核瘤周围，一般在外侧缘可见毛刺状或胸膜粘连带，大多数病例可见卫星灶，有的病例可见引流支气管。

2. 结节性阴影　为直径0.5 ~ 2.0cm圆形，类圆形高密度阴影，可单发或多发（图2-65）可有钙化，小空洞或小空泡状低密度，贴近胸膜者可见胸膜肥厚粘连带。

3. 肺段或肺叶阴影　在CT上可表现为肺段或肺叶的实变区，体积缩小，密度多不均匀，可见支气管充气像（图2-66），少数可见空洞，病理上，这些病变为干酪样或（和）渗出性病变，或干酪增殖样病变。

4. 斑点状与斑片状影　与普通X线一样，多为散在分布的斑点状与斑片状软组织密度影，边缘模糊，密度不均，病灶内可见钙化与小空洞，亦可见小支气管充气像（图2-67）。

有的病灶由多个小结节，直径2 ~ 5mm，堆集在一起成小片状（图2-68），这些小结节为腺泡结节样病灶，在病理上，上述阴影为干酪增殖性结核。

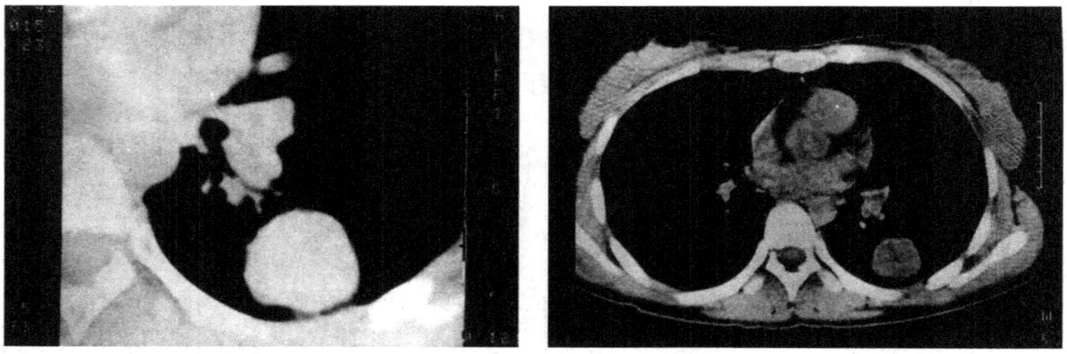

A　　B

图2-62　左下肺结核瘤

A. 肺实质像；B. 纵隔像：后下肺背段有一直径约3cm类圆形肿块，轮廓清楚，边缘光滑无明显分叶，密度均匀，未见钙化。左肺门影增大示淋巴结肿大

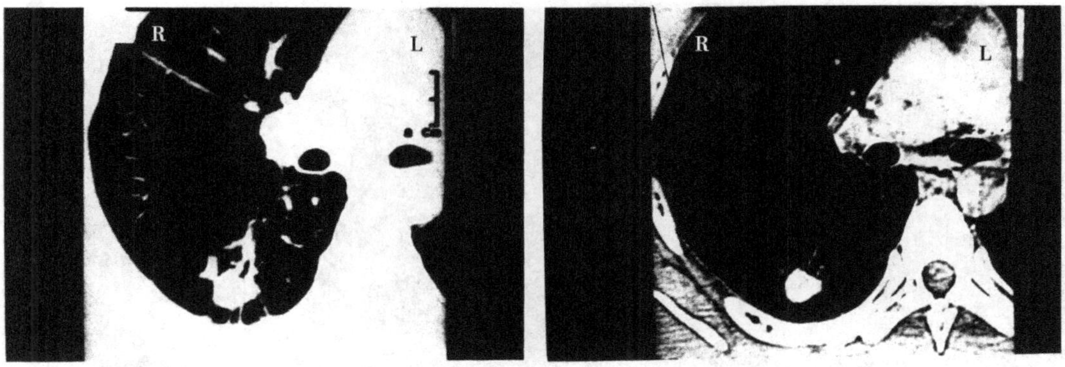

A　　B

图 2-63　左下肺结核瘤钙化

A. 肺实质像，右下肺背段类圆形病变，直径约 2cm，胸膜侧有粘连束带，周围有斑点状影；B. 纵隔像，病变大部分钙化

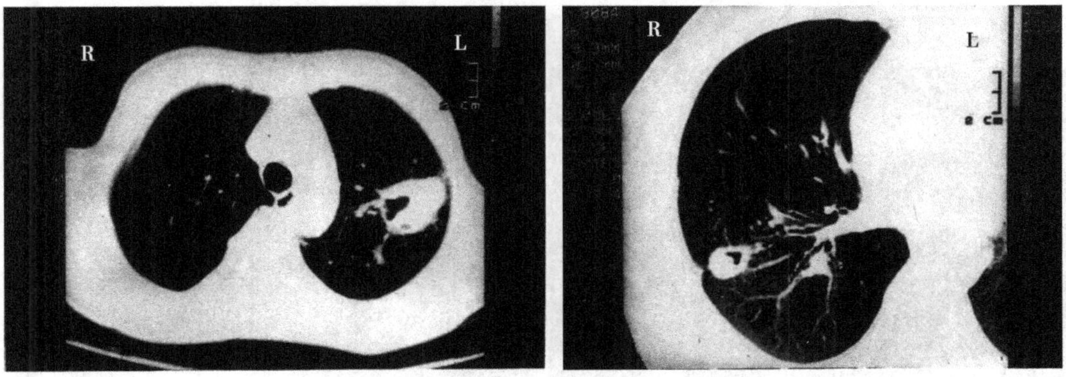

A　　B

图 2-64　结核瘤合并空洞

A. 男，65 岁，左上肺类圆形病变，约 4cm × 3cm 大小，内侧可见新月状低密度影。病变周围有多数小斑点状影；B. 另一病例，右下肺外基底段类圆形病变，其内侧可见边缘性空洞呈新月状，周围有斑点状卫星灶

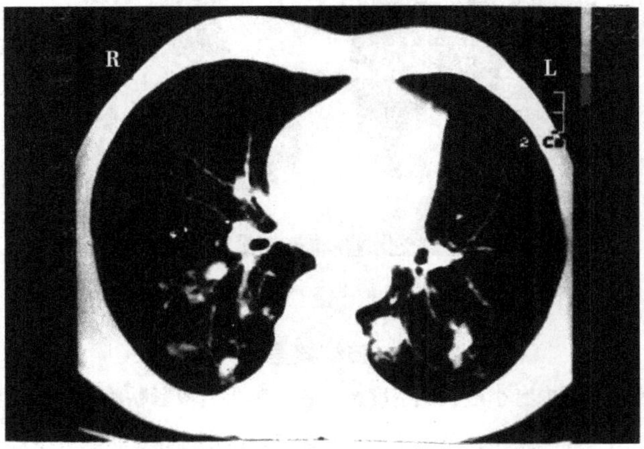

图 2-65　两肺结节性阴影

两下肺多个直径 0.5 ~ 1.3cm 结节状影，轮廓清楚

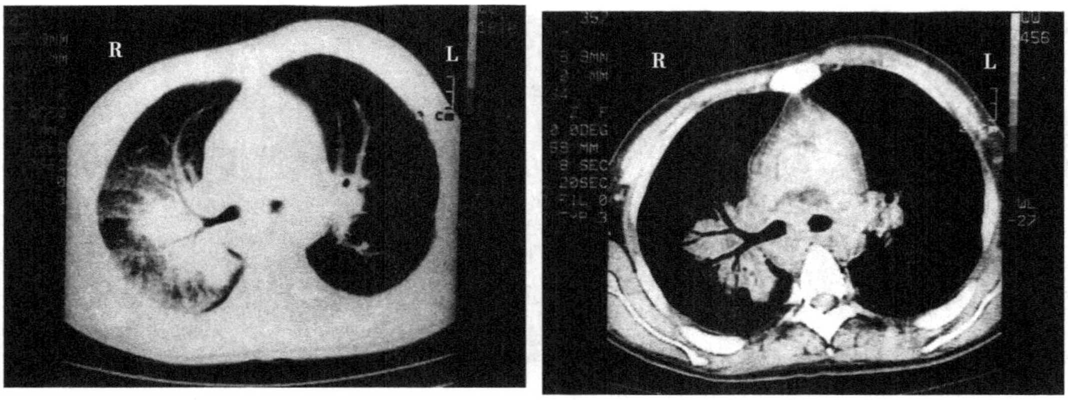

A　　B

图 2-66　肺结核呈肺叶实变

确诊为慢性粒细胞性白血病两年，现乏力，低热。A. 肺窗像；B. 纵隔窗像：CT 示右上肺大片实变，边缘模糊，可见空气支气管造影征。右侧胸廓稍缩小，支气管黏膜活检为结核

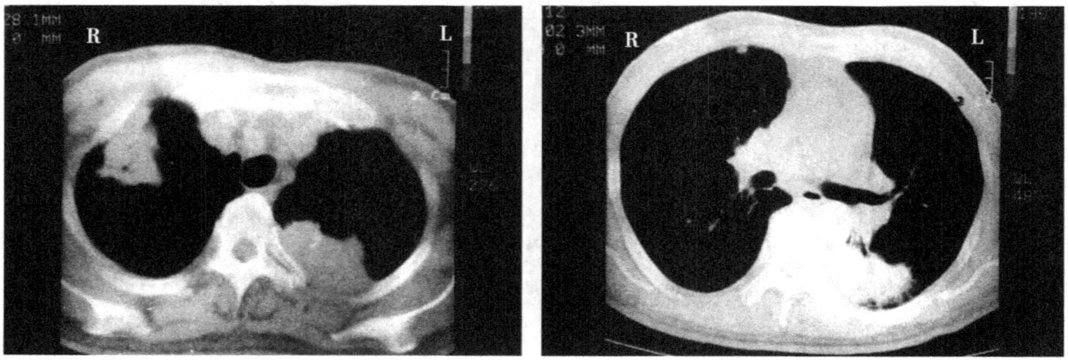

A　　B

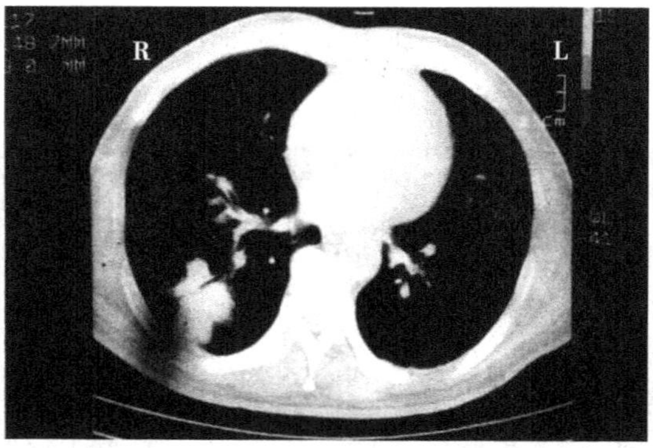

C

图 2-67　肺结核呈斑片状影

A. 右上肺尖段斑片状影，内有小泡状低密度影，左上肺尖后段紧贴后胸壁片状密度增高阴影，内可见两个小钙化点；B. 同一患者，左下肺背段斑片状密度增高影，边缘较模糊，右上肺前段，胸膜下有小斑点影；C. 与 A 同一患者，右下肺后基底段斑片状影，可见支气管充气像

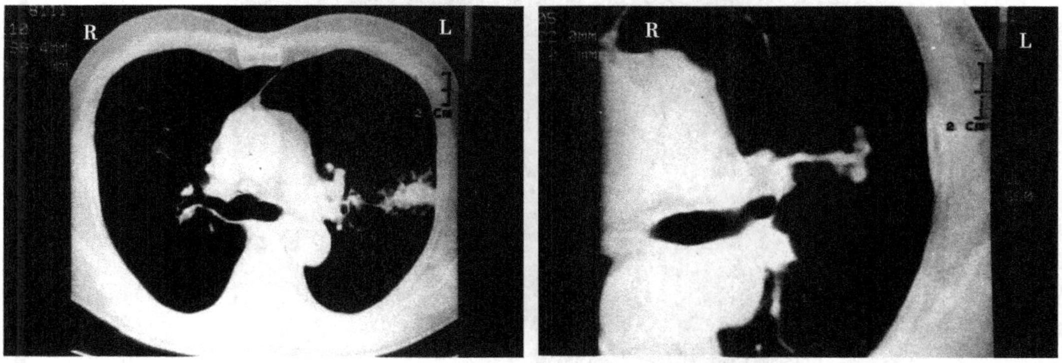

A　　　　B

图 2–68　肺结核

男，67 岁；A. 左肺上叶尖后段见一斑片状影，略呈楔形底向外侧；该阴影内有多个斑点状影，直径 2 ~ 3mm；B. A 下方 1cm 层面，肺门外方可见 4 个直径 3 ~ 5mm 之小结节堆集成小片，为腺泡结节性病变。手术证实为干酪增殖性结核

5. 空洞性阴影　多为薄壁空洞，呈中心透亮的环形阴影（图 2–69），慢性纤维空洞性结核，其壁较薄，内壁光滑，周围可见扩张的支气管与纤维化改变。

6. 粟粒性阴影　急性粟粒性肺结核，阴影直径在 5mm 以下，密度均匀，边界欠清晰，与支气管走行无关，与血管纹理走行一致。亚急慢性粟粒结核者，病变边缘多较清晰，病变大小不很均匀（图 2–70）。

7. 纤维条索影　病变为纤维条索状致密影，边界清晰，它与正常肺纹理不同，没有从内到外的由粗变细及逐渐分支的树枝样分布，而是粗细均匀，僵直，并与正常肺纹理的行走方向不一致。病变可局限于一个肺段或肺叶或位于一侧肺；肺体积缩小，纵隔向患侧移位。

8. 肺门纵隔淋巴结肿大和钙化　大于 2cm 以上淋巴结增强扫描常显示为周边环形增强，增强厚度一般不规则，其病理基础与淋巴结中央为干酪样坏死，周围为肉芽组织（图 2–71）。较小淋巴结可均匀增强，淋巴结钙化可为圆形，类圆形，簇状及不规则斑点状。

9. 胸膜病变　急性期可见游离胸腔积液，慢性期见局限性或广泛性胸膜肥厚，局限性包裹性积液，胸膜结核瘤及胸膜钙化。

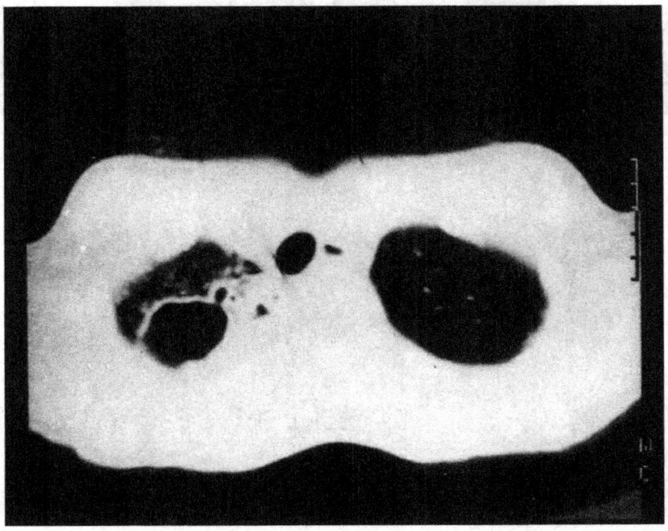

图 2–69　肺结核薄壁空洞

右上肺尖后段浸润性肺结核，薄壁空洞

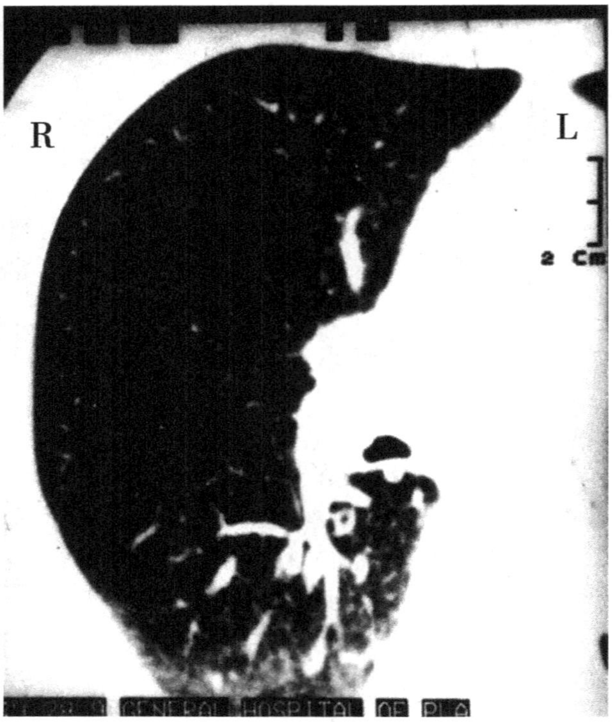

图 2–70　粟粒性肺结核

右肺弥漫分布粟粒样阴影，边缘欠清晰

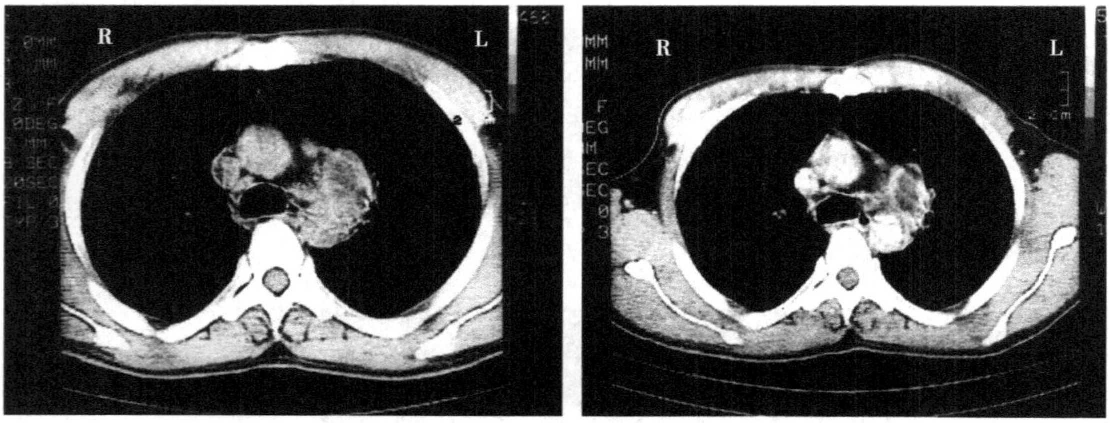

A　　　　B

图 2–71　肺门淋巴结核

A. 平扫，左肺门有一肿块影，轮廓欠清晰，其密度不均；B. 增强扫描，上述肿块呈周边环形增强，中央为低密度，无强化，肿块轮廓较增强前清楚，手术病理证实为淋巴结核，中心为干酪样物，周围高密度为肉芽肿

（二）诊断与鉴别诊断

根据上述 CT 表现结合临床与 X 线所见一般能做出正确诊断；但在实际 T 作中，与肺癌、结节病及淋巴瘤等的鉴别有时困难，应注意鉴别。

1. 周围型肺癌　原发性肺癌的肿块形态不规则，边缘不整，有分叶且较深，边缘多有锯齿状或小棘状突起，或细短毛刺，常有支气管充气征与空泡征，钙化少见，常伴有胸膜皱缩征。两肺结核结节或结核瘤形态较规则，边缘多光整，病灶内有边缘性空洞或小圆形液化坏死所致的低密度，常有钙化，周围多有卫星灶。

2. 肺门与纵隔淋巴结核需与肺癌肺门纵隔淋巴结转移以及结节病相鉴别　结核性淋巴结肿大于增强后扫描呈现边缘性增强，中心相对低密度是特征性所见，且好发于右气管旁（2R、4R），气管与支气管区（IOR）和隆突下区对鉴别也有帮助；恶性肿瘤转移性淋巴多数＞2cm，增强扫描多呈均匀一致性增强，其转移部位与原发肿瘤的淋巴引流一致。恶性淋巴瘤的淋巴结增大常常多组淋巴结受累，可位于血管前间隙，多有融合趋向，包绕与侵犯血管，致血管壁境界不清，结节病的淋巴结肿大，多为两侧肺门淋巴结呈对称性，土豆块样；多无钙化。

3. 胸腔积液　CT发现胸膜实性结节或肿块时，有助于肿瘤诊断，仅表现为胸腔积液时不能鉴别结核或转移瘤；包裹性积液以结核多见，但也可见于肺癌转移。

第三节　气管、支气管疾病

一、气管肿瘤

气管肿瘤较少见，绝大多数发生于成人，良性肿瘤以软骨瘤、乳头状瘤、纤维瘤、血管瘤和颗粒细胞母细胞瘤较常见，鳞状细胞乳头状瘤呈无蒂或乳头状结节性肿块局限于气管黏膜。气管恶性肿瘤少见，约占恶性肿瘤的0.1%。在成人，气管恶性肿瘤多于良性肿瘤，鳞状上皮癌来自于气管鳞状上皮最多见，其次为囊腺样癌，来自于气管壁上黏液腺体。两者占气管恶性肿瘤的80% ~ 90%。

气管肿瘤最好发的部位是气管下1/3，鳞状细胞癌最多见于隆突上方3 ~ 4cm之远段气管，其次为上段气管。临床症状多为非特异性的，主要为呼吸时有哮鸣音，严重者可发生呼吸困难，并有咳嗽、咯血等；接近声门部肿瘤可引起声音嘶哑，远段气管肿瘤可突一侧支气管，引起气管阻塞；鳞状细胞癌和囊腺癌均可广泛转移至肺、肝和骨以及淋巴结。

CT表现：CT主要用于观察肿瘤侵犯气管的范围以及侵犯气管壁的深度。良性肿瘤境界清楚，呈带蒂或无蒂突向腔内，通常侵犯气管壁不深，钙化常见于软骨瘤和错构瘤恶性肿瘤显示气管壁受肿瘤浸润增厚（图2–72），或气管壁上软组织密度肿块，气管之侧后壁为最常见部位，多数不带蒂，偏心生长，有时呈乳头状突向气管腔内，使气管腔呈不对称狭窄（图2–73A）。30% ~ 40%的恶性肿瘤直接向纵隔内扩展并侵犯纵隔结构。气管癌容易转移至纵隔内淋巴结（图2–73、图2–74）。

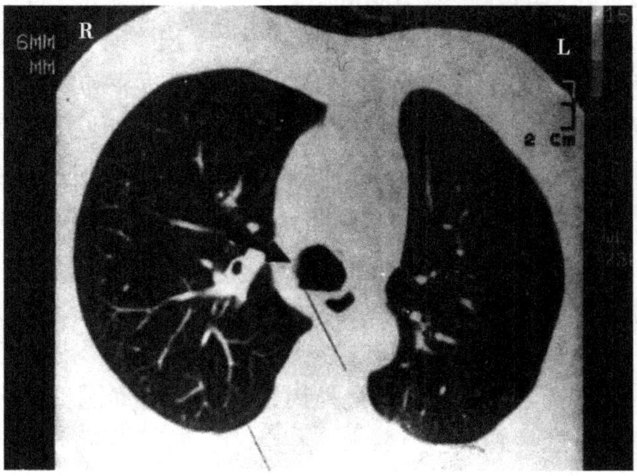

图2–72　气管肿瘤（1）

气管下段近隆突部右侧壁局限性稍隆起（↑），内表面欠光整，（气管镜）病理证实为气管鳞癌

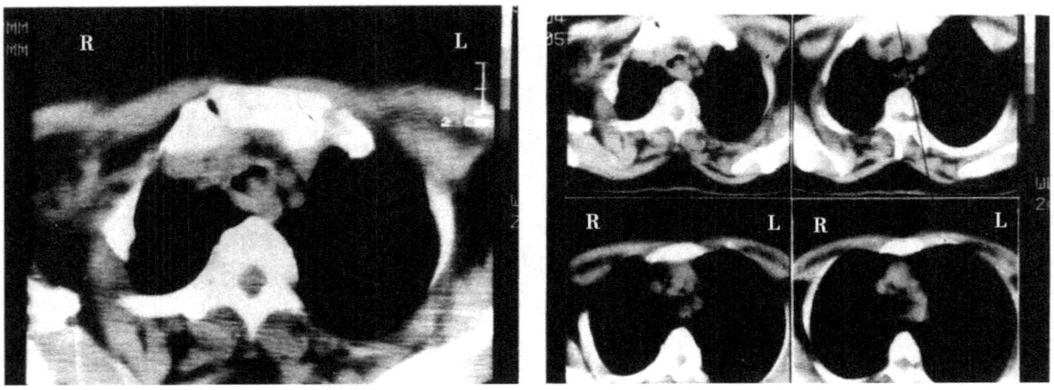

A　　　　B

图 2-73　气管肿瘤（2）

A．胸骨切迹层面；B．自 A 向下相邻的 4 个层面：示气管胸骨切迹平面向下，气管左后壁局限性增厚并有一乳头样肿物向腔内突出，使其变形，变窄。病变长度约 4cm。于气管前与无名动脉、右头臂静脉之间有一软组织密度结节影。所见为气管癌并有纵隔淋巴结（4R）转移

CT 用以确定气管恶性肿瘤外科手术切除之可能性；有两个决定因素，一是气管上下侵犯的长度；二是气管侵犯的范围，在这两方面 CT 均优于普通 X 线。

二、先天性支气管囊肿（肺囊肿）

支气管囊肿是一种先天性疾病，与呼吸系统的发育障碍有关，发病多在青年或幼年期。部分发生于肺野，部分发生于纵隔；前者又称为肺囊肿。

（一）病理

支气管囊肿的形成与肺芽发育障碍有关。从胚胎第 6 周起，两侧肺芽开始分叶，右侧三叶，左侧二叶，形成肺叶的始基，支气管在肺内一再分支，形成支气管树，其末端膨大则形成肺泡。

支气管的发育是从索状组织演变成中空的管状组织，如由于胚胎发育的停滞，不能使索状结构成为贯通的管状结构，远端支气管腔内的分泌物不能排出，可积聚膨胀，形成囊肿。

囊肿的壁一般菲薄，内层为上皮层，有纤毛上皮或柱状上皮，有支气管壁内容，如平滑肌、软骨、黏液腺和弹力纤维组织，壁内无尘埃沉积，易与后天性囊肿区别。囊肿可单发或多发，可为单房或多房，含液囊肿中的液体可为澄清液或血液或凝固的血块，若囊和支气管相通可成为含气囊肿或液气囊肿。

临床表现：大部分患者无症状，胸部 X 线检查时偶尔发现。如囊肿甚大可压迫邻近组织或纵隔产生呼吸困难和紫绀等，少数患者有咯血，如继发感染则有发热、咳嗽、胸痛等。

（二）CT 表现

1. 孤立性囊肿　多见于下叶。含液囊肿表现为圆形或椭圆形水样密度影，密度均匀，边缘光滑锐利，CT 值一般在 0 ~ 20Hu，可高达 30Hu 以上（图 2-74），静脉注入造影剂后无强化。囊肿有时可呈分叶，因含黏液其 CT 值较高呈软组织密度，如位于肺野外周，可误诊为周围型肺癌（图 2-75）。如囊肿和支气管相通，有空气进入，则成含气囊肿或液气囊肿。

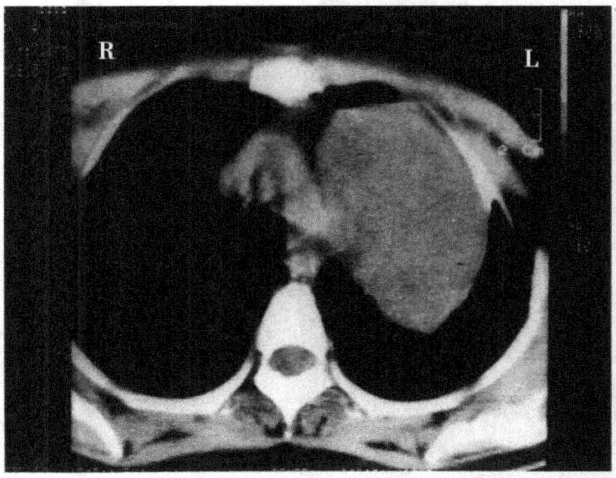

A

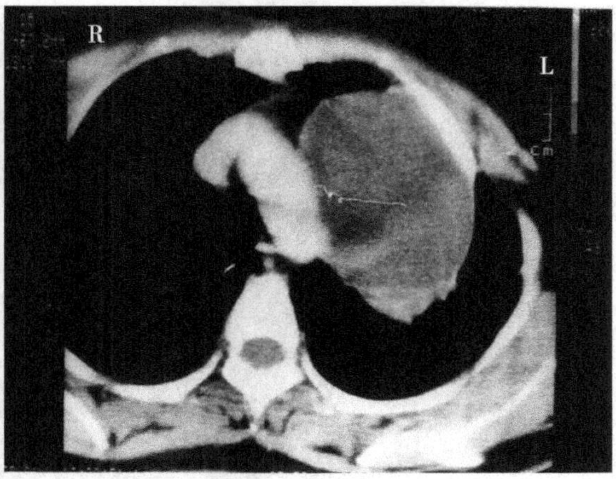

B

图 2-74 左上肺囊肿

女，30 岁，左上肺野内 6cm × 8cm 类圆形囊性肿物，边缘光滑锐利，密度均匀。肿物与纵隔紧贴，纵隔内血管有受压移位改变，增强扫描，囊壁略有增强，囊内容无强化

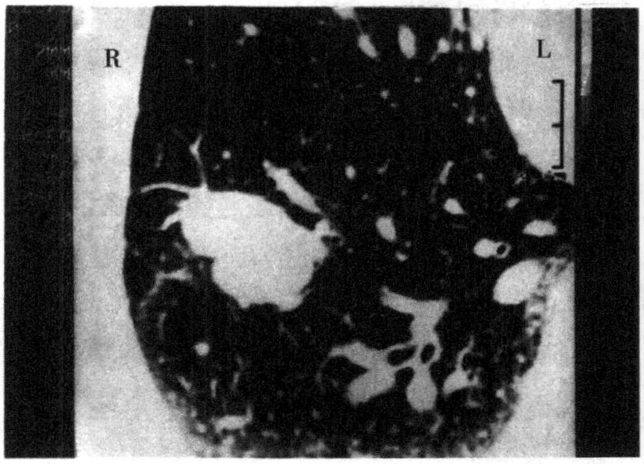

A

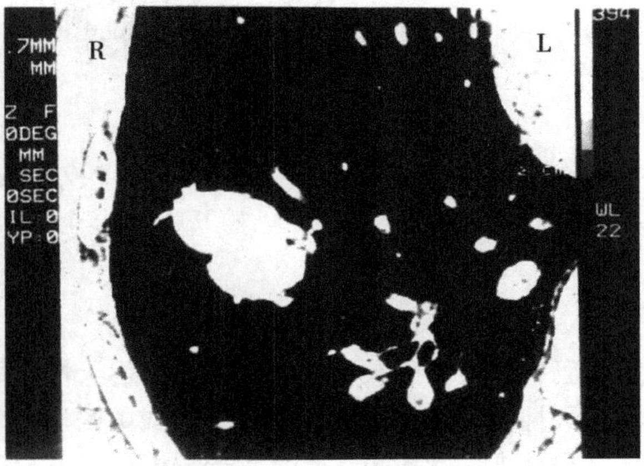

B

图 2-75 右下肺细支气管囊肿

A. 肺实质像，右下肺前基底段近胸膜处有一分叶状肿块，约 2.5cm × 3.6cm 大小，轮廓清楚，边缘光滑；B. 肺纵隔窗像，显示病变密度均匀，测 CT 值为 34Hu，术前诊为周围性肺癌，手术病理证实为细支气管囊肿

2. 多发性囊肿　根据发育障碍的产生情况，多发性肺囊肿一般为气囊肿，在一侧或两侧肺野内呈弥漫性多数薄壁环形透亮影，有些含有小的液平面。气囊影大小不等，边缘锐利（图 2-76），若囊肿并发感染则在其周围出现浸润性炎症影，囊壁增厚。

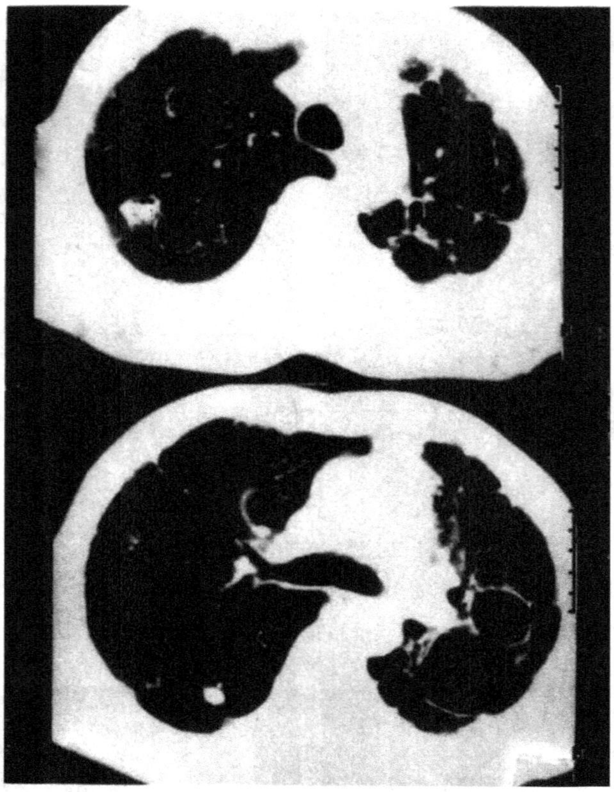

图 2-76　多发性肺囊肿

两肺野有多个薄壁含气囊腔，境界清晰

三、支气管扩张

支气管扩张可为先天性或后天性，以后天性多见，先天性支气管扩张为支气管壁先天发育缺陷薄弱所致。后天性支气管扩张因支气管感染或肺内病变牵拉引起，如肺结核，慢性肺炎及间质性纤维化，晚期可伴有局部支气管扩张，支气管近端梗阻，引起远端支气管扩张。

支气管扩张可分为四型：①柱状扩张；②囊状扩张；③混合型；④尚有一种少见类型为限局性梭形扩张。柱状扩张为支气管腔呈柱状或杵状不均等扩张，或远端稍大，病变部位主要在亚肺段及其分支，病变程度严重者可累及肺段支气管；囊状扩张为病变支气管远端膨大呈囊状，病变多时呈葡萄串或蜂窝状，病变多侵犯 5 ~ 6 级以下小支气管；混合型为柱形扩张与囊状扩张同时存在，病变往往比较广泛明显。

CT 扫描可采用 4 ~ 5mm 中厚度自肺尖扫至肺底，也可采用薄层 1.5 ~ 2.0mm 层厚，高分辨 CT 扫描，间隔 8 ~ 10mm，自肺尖扫至肺底。

CT 表现：CT 能提示有无支气管扩张及支气管扩张的类型、程度与范围。

囊状支气管扩张特征性 CT 表现为厚壁的囊腔聚集成堆或簇状或成串排列，合并感染时可见液面或因渗出物充满囊腔成多个圆形或类圆形之致密影（图 2-77）。这一型支气管扩张应与肺大泡与泡性肺气肿相鉴别，肺大泡与小泡其壁薄，位于肺野外围，不与肺动脉伴随。

柱状支气管腔扩张：CT 表现为较伴行肺动脉管径明显增加，管壁增厚（图 2-78），以高分辨 CT 显示佳，当扩张支气管内充满积液时可呈柱状或结节状高密度影。

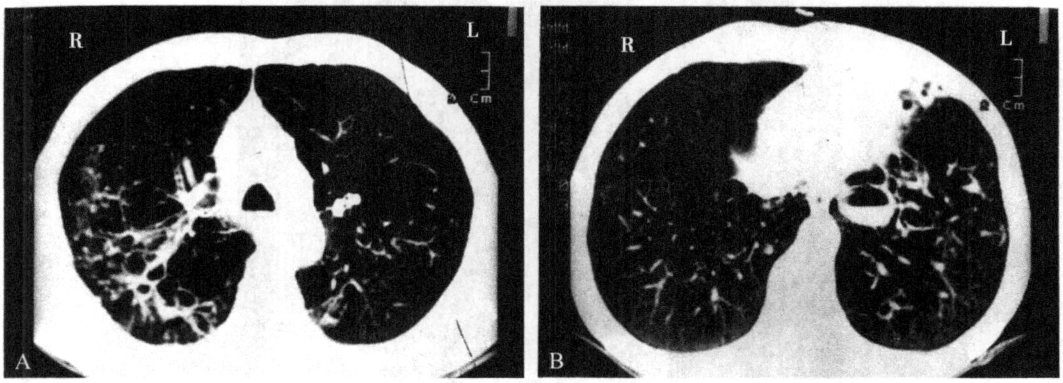

图 2-77 囊状支气管扩张

A. 右上肺后段，前段，左上肺尖后段支气管扩张；B. 左下肺心缘旁囊状支气管扩张，一囊内有气液面为合并感染

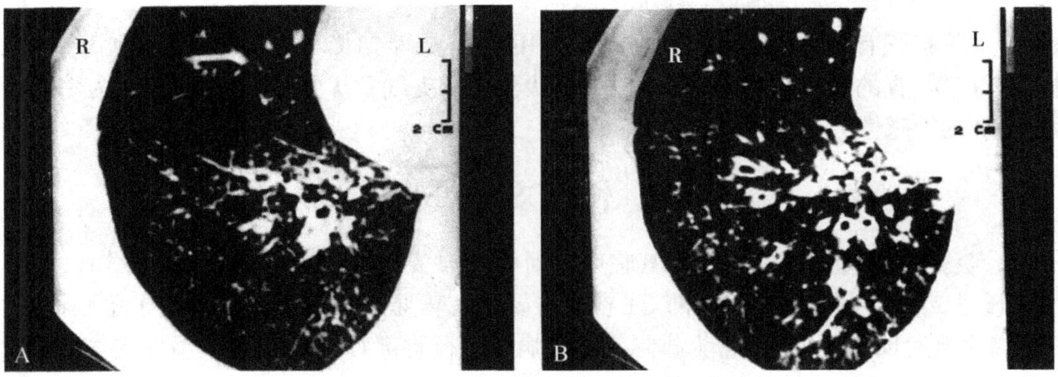

图 2-78 柱状支气管扩张

A. 右下肺诸基底段支气管管壁明显增厚，管腔较伴行的肺动脉断面明显增粗；B. 为 A 下方 9mm 层面，CT 表现与 A 相仿，支气管造影证实为柱状支气管扩张

混合型：兼有上述两型 CT 表现（图 2-79）。

局限性梭形扩张也称串珠状扩张（varicosis），这一型 CT 上发现较困难。

因肺内纤维化所引起的支气管扩张，病变局限于纤维化部位（图 2-80）。

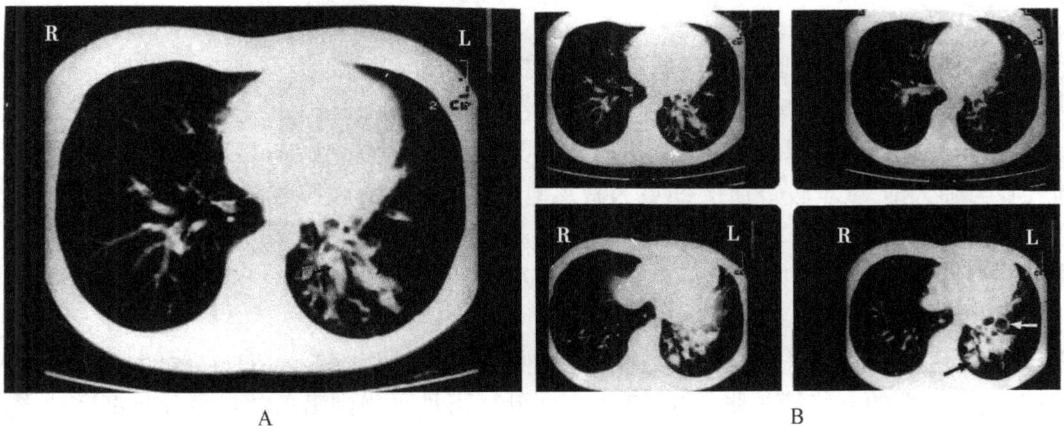

图 2-79 混合型支气管扩张并合并感染

A. 左下肺叶基底段支气管呈柱状扩张（↑）；B. 囊状扩张（白↑），部分小囊内有液体充盈（黑↑）少数可见液平面

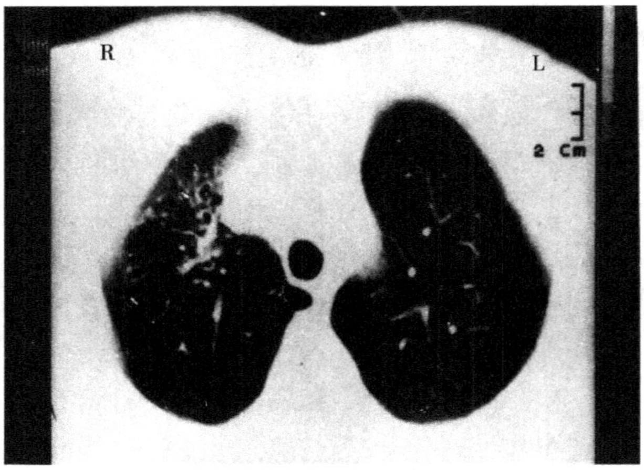

图 2-80　肺内纤维化引起的支气管扩张

右上肺尖段有数个小环状透亮影，壁较厚，周围有条索状影，右侧胸腔轻度塌陷。所见为肺结核引起的支气管扩张

CT 诊断支气管扩张有较高的准确性。文献报道用 5mm 层厚扫描与支气管造影做比较，对于各种型的支气管扩张，CT 检查的特异性为 100%，对于囊状与棱形支气管扩张，CT 的敏感性为 100%，对柱状支气管扩张，CT 的敏感性为 94%。

四、慢性支气管炎

慢性支气管炎是支气管的慢性炎症，其临床诊断标准与 X 线检查所见为大家所熟知，一般 CT 扫描很少单独用于慢性支气管炎的诊断，胸部 CT 检查主要是在普通 X 线检查基础上用于鉴别诊断。当临床症状不明确，胸片上发现网状纹理，常为排除其他疾病而进行胸部 CT 扫描。对于慢性支气管炎诊断明确，临床症状加重，胸部 X 线片不能除外肿瘤时也可做胸部 CT 扫描。

（一）病理

慢性支气管炎的病理变化是支气管黏膜充血、水肿、杯状细胞增生，黏液腺肥大，管腔内分泌物增加并有表皮细胞脱落，萎缩及鳞化。由于炎症的反复发作，支气管壁内结缔组织增生，并可见炎性细胞浸润，管壁内弹力纤维破坏，软骨变性萎缩，支撑力减弱，易于扩张或塌陷，慢性支气管向其周围蔓延可引起支气管周围炎，若炎症反复发作可引起支气管周围纤维化，慢性支气管可引起支气管扩张，肺间质性纤维化，肺炎及肺心病等并发症。

（二）CT 表现

慢性支气管炎的 CT 表现反映了它的病理变化，主要有以下几点：

1. 轨道征　慢性支气管炎时，由于支气管壁炎性增厚呈轨道征（图 2-81）；呈平行线状高密度影与支气管走行方向一致，此征以高分辨 CT 扫描显示更加清晰。

2. 肺气肿与肺大泡　CT 较普通 X 线更为敏感地显示小叶中心性肺气肿，全小叶肺气肿以及肺大泡等征象。

3. 弥漫性慢性炎症　肺野内可见多个斑点状与小斑片状密度增高影；多数代表小叶性肺炎或有部分不张。

4. 中叶慢性炎症　慢性支气管炎时并发中叶慢性炎症较常见，胸部 CT 扫描可发现胸片上不易显示的中叶慢性炎症与并发的支气管扩张，在 CT 上于中叶区可见不规则索条状与斑片状高密度影及比较厚的环形影。

5. 间质性纤维化改变　肺纹理增多紊乱，可呈网状，以肺野外周明显（图 2-82）。

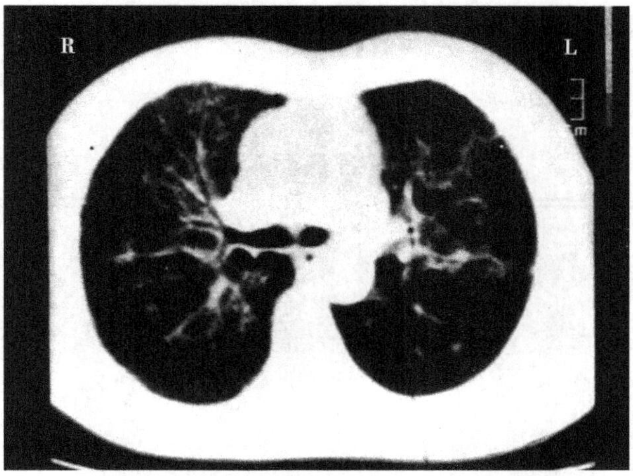

图 2-81　慢性支气管炎轨道征

两肺纹理紊乱，右上叶前段支气管及其分支与后段支气管壁均显示增厚

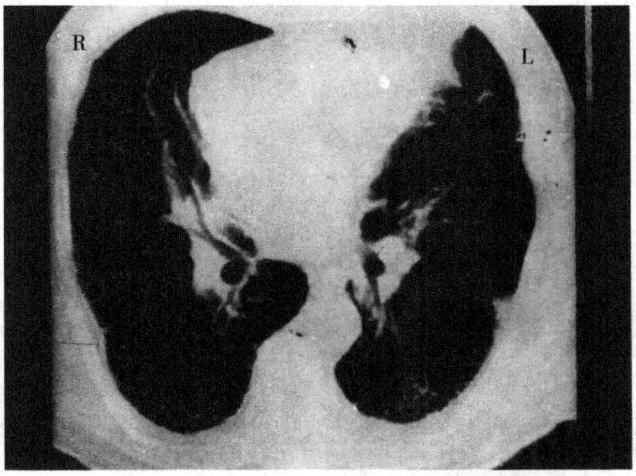

图 2-82　慢性支气管炎伴有轻度肺间质纤维化

两下肺纹理增多紊乱，于胸膜下可见网状与小蜂窝状结构

6. 肺动脉高压　CT 可准确测量肺动脉的直径，肺动脉高压时右肺动脉直径 > 15mm，肺中内带肺动脉增粗，周围肺动脉纤细，扭曲（图 2-83）。

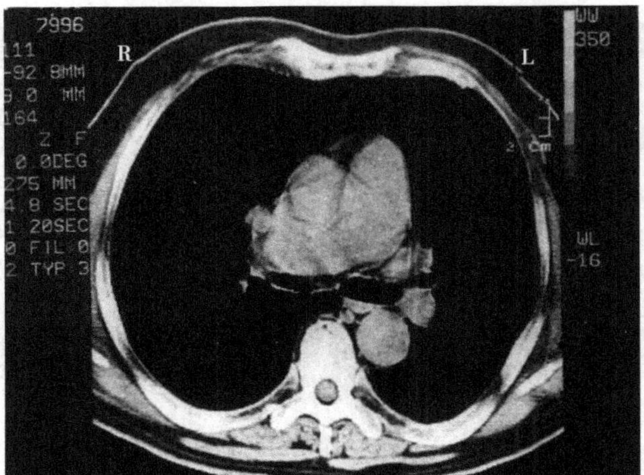

图 2-83　慢性支气管炎合并肺动脉高压

主肺动脉高度扩张，直径达 31mm，右肺动脉明显增粗，直径约 20mm

第三章 消化系统疾病的CT诊断

第一节　胃癌

胃癌（carcinoma of stomach）是最常见的恶性肿瘤之一，好发年龄在 40 ~ 60 岁，男性多于女性，好发于胃窦部小弯侧，是由胃黏膜上皮和腺上皮发生的恶性肿瘤。早期胃癌是指癌组织浸润仅限于黏膜及黏膜下层，未侵及肌层，不论有无淋巴结转移；中晚期胃癌（进展期胃癌）指癌组织浸润超过黏膜下层或浸润胃壁全层。

CT 表现：

1. 正常胃壁　厚度 < 5mm，注射对比剂后有明显强化，可表现为单层、部分两层或三层结构。

2. 蕈伞型　表现为突向腔内的分叶状或菜花状软组织肿块，表面不光整，常有溃疡形成（图 3–1A）。

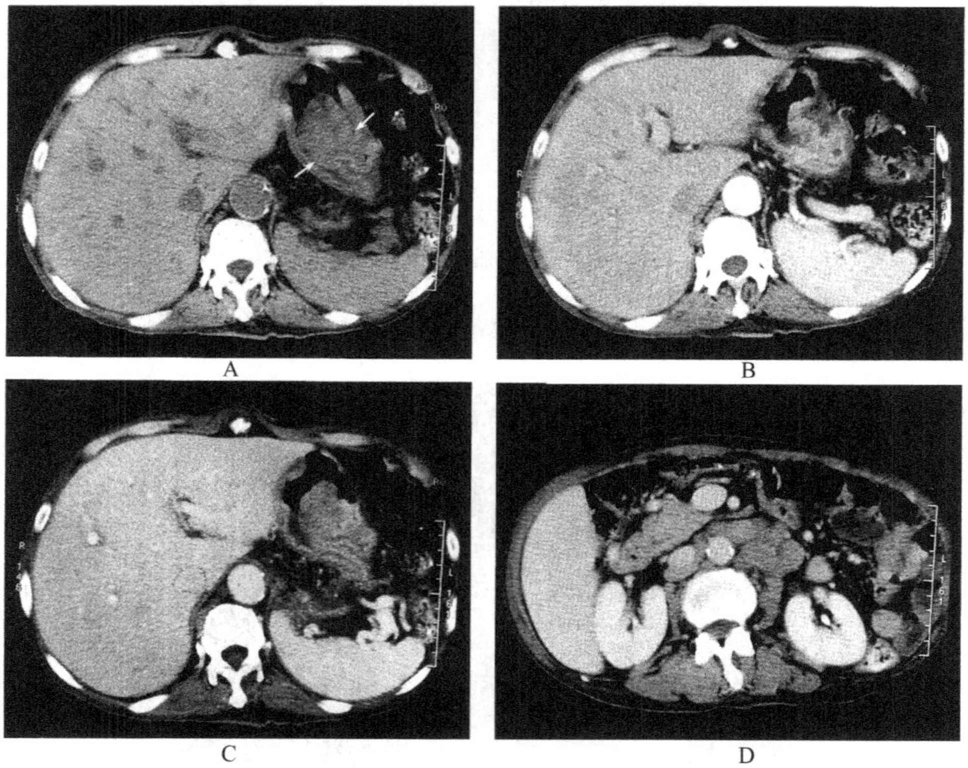

图 3–1　蕈伞型胃癌

A. CT 平扫见胃底有一隆起的腔内肿块，表面不光整，局部黏膜有中断破坏（↑）；B. C. 增强动脉期和门脉期见腔内肿块有强化；D. 后腹膜腹主动脉及下腔静脉旁见多个淋巴结肿大

3. 浸润型 表现为胃壁不规则增厚，增厚的胃壁内缘多凹凸不平，范围可以是局限或广泛的。胃周围脂肪线消失提示癌肿已突破胃壁。并对肝、腹膜后等部位转移很有帮助（图 3-2、图 3-3）。

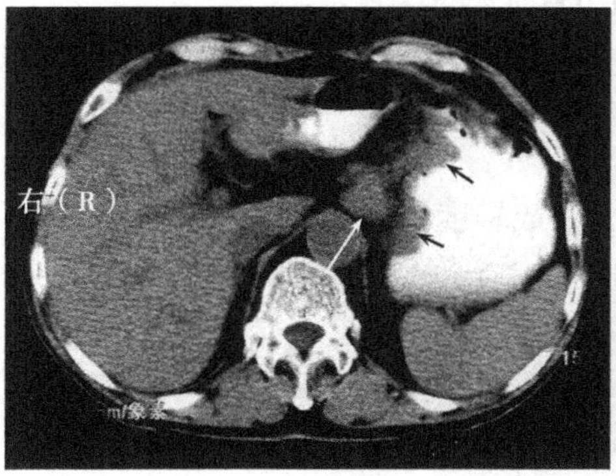

图 3-2 浸润型胃癌（1）

CT 平扫见小弯侧胃壁不规则增厚，内缘凹凸不平（↑），胃周淋巴结肿大（长↑）和肝内转移

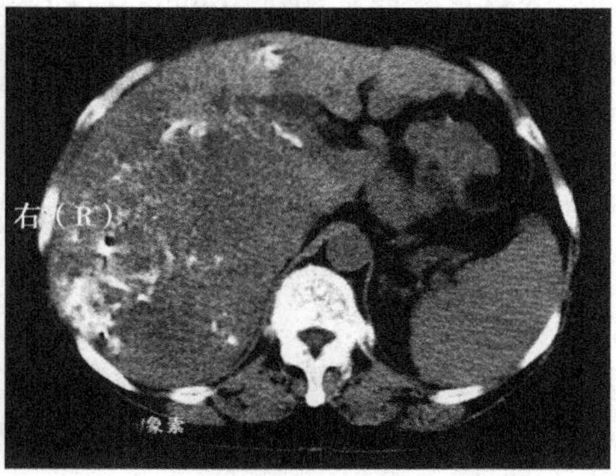

图 3-3 胃癌肝转移

胃内蕈伞状软组织肿块，肝脏多发转移灶，TACE 术后见碘油不规则积聚

4. 溃疡型 形成大而浅的腔内溃疡，边缘不规则，底部多不光整，其周边的胃壁增厚较明显，并向胃腔内突出。利用三维重组可很好地显示肿块中央的溃疡以及溃疡与环堤的关系。

5. 胃腔狭窄 表现为胃壁增厚的基础上的胃腔狭窄，胃壁僵直（图 3-4）。

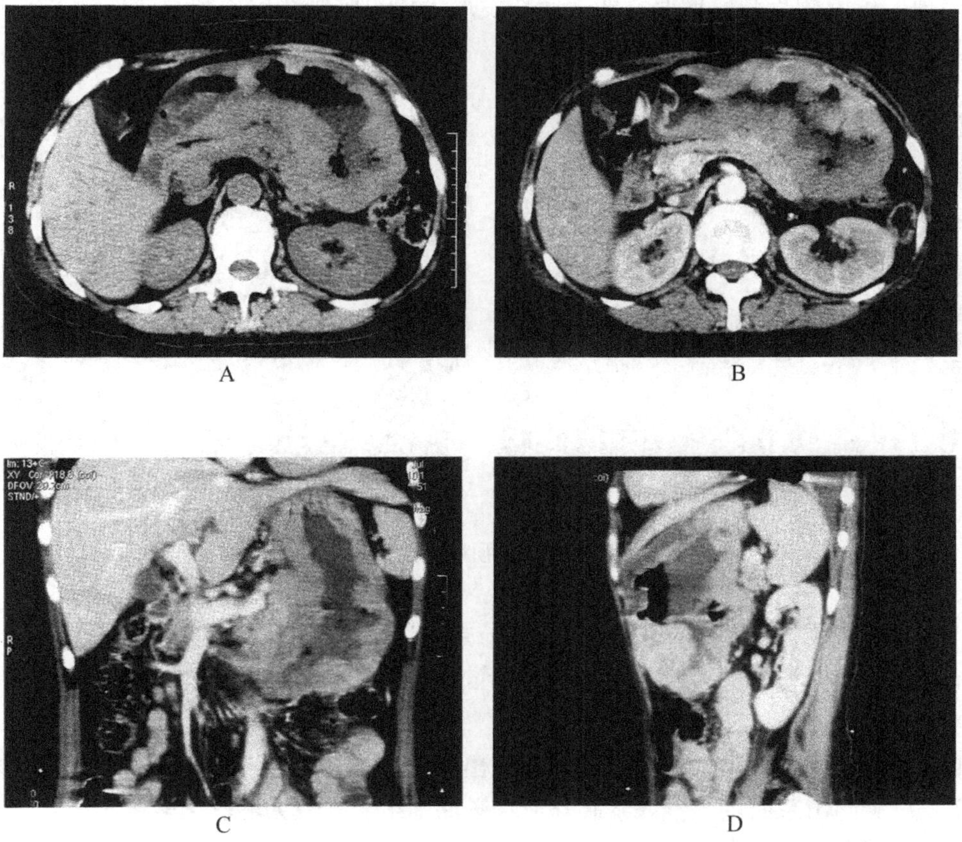

图 3-4 浸润型胃癌（2）

A. CT 平扫见胃壁弥漫性增厚、僵直，与胰腺间的脂肪间隙消失；B. 增强扫描弥漫增厚的胃壁有强化；C. D. 冠状面及矢状面 MIP 像示胃壁弥漫性增厚，胃腔变小，状如皮革

6. 增强扫描 增厚的胃壁或腔内肿块有不同程度的强化（图 3-1B、图 3-1C、图 3-4B）。

7. 胃癌 CT 可分为四期　如下所述。

（1）Ⅰ期：表现胃腔内肿块，无胃壁增厚，无邻近或远处转移。

（2）Ⅱ期：表现胃壁厚度超过 10mm，但癌未超出胃壁。

（3）Ⅲ期：表现胃壁增厚，并侵犯邻近器官，但无远处转移。

（4）Ⅳ期：有远处转移。

8. 鉴别诊断　如下所述。

（1）胃淋巴瘤：单发或多发结节或肿块，边缘光滑或轻度分叶，病变大，病变范围广泛可越过贲门或幽门侵犯食管下端或十二指肠，胃壁增厚明显常超过 10mm，但仍保持一定的扩张度和柔软性，胃与邻近的器官之间脂肪间隙存在，常伴有腹腔内淋巴结肿大。

（2）胃间质瘤：是发生于胃黏膜下的肿瘤，病变部位黏膜撑开展平，但无连续性中断，胃壁柔软，蠕动正常，肿瘤大多位于胃体呈外生型生长，腔内型少见，呈息肉状，黏膜表面可有溃疡，可见气体、液体或口服对比剂进入。

第二节　直肠癌

直肠癌（carcinoma of rectum）是乙状结肠直肠交界处至齿状线之间的癌，是消化道常见的恶性肿瘤，男性多见，好发年龄为 40 ～ 50 岁。

CT 表现：

1. 早期表现　仅一侧直肠壁增厚，随着病变发展可侵犯肠管全周，肿瘤向外周扩展形成肿块，侵犯直肠周围间隙（图 3-5）。

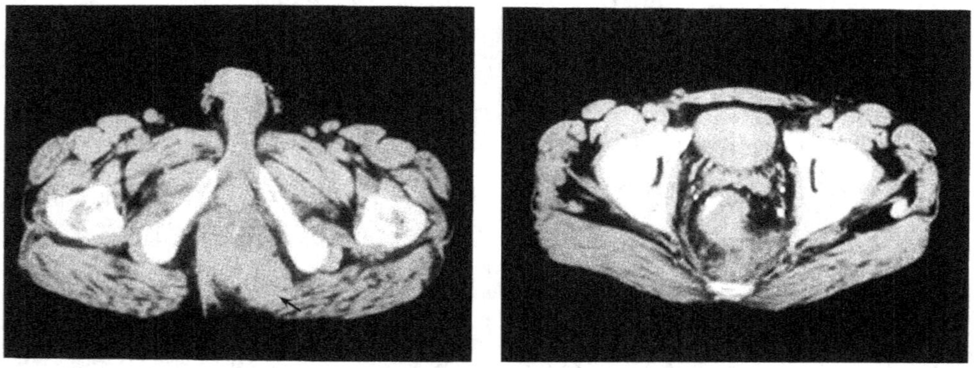

A　　　　B

图 3-5　直肠癌（B 期）

A. CT 平扫直肠壁增厚并向外周扩展形成肿块，侵犯直肠周围间隙，左侧坐骨肛门窝内见一圆形软组织影，侵犯左侧臀大肌（↑）；B. 增强扫描肿块未见明显强化

2. 直肠周围淋巴结肿大　表现为直肠周围脂肪间隙内出现直径 > 1cm 的结节状软组织影。

3. 直肠癌 Dukes 分期　如下所述。

（1）A 期：癌肿浸润深度限于直肠壁内，未超出浆肌层，且无淋巴结转移。

（2）B 期：癌肿超出浆肌层，侵入浆膜外或直肠周围组织，但无淋巴结转移。

（3）C 期：癌肿侵犯肠壁全层，伴有淋巴结转移。

（4）D 期：癌肿伴有远处器官转移，或因局部广泛浸润或淋巴结广泛转移。

第三节 阑尾炎

阑尾炎（appendicitis）是外科常见病，属于化脓性炎症，由于阑尾管腔阻塞导致细菌感染引起。根据病程常分为急性和慢性阑尾炎，急性阑尾炎在病理上分为单纯性阑尾炎、化脓性阑尾炎、坏疽性阑尾炎。慢性阑尾炎多为急性阑尾炎转变而来。

CT 表现：

1. 正常阑尾 多数位于盲肠末端的内后侧，CT 表现为细管状或环状结构，外径一般不超过 6mm。

2. 急性阑尾炎 阑尾壁呈环状、对称性增厚（图 3–6A），横径超过 6mm 以上，密度接近或略高于邻近的肌肉组织，增强时可有强化（图 3–6B），有时增厚的阑尾壁表现为同心圆状的高、低密度分层结构称“靶征”。

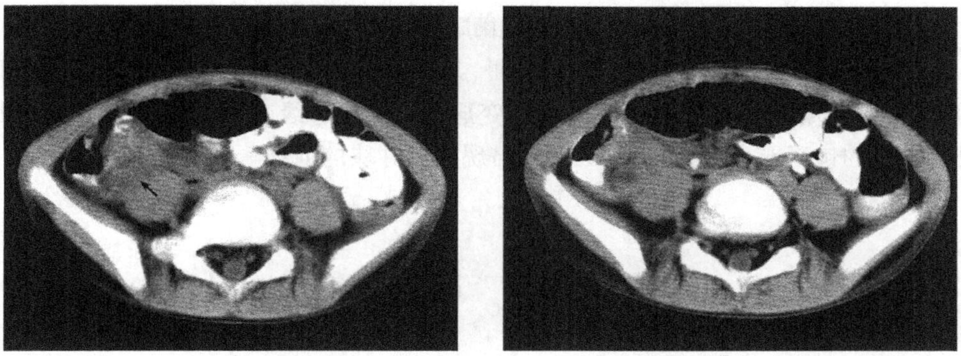

A B

图 3–6 急性化脓性阑尾炎伴阑尾周围炎

A. CT 平扫见阑尾壁增厚，边缘模糊，与右侧腰大肌之间的脂肪间隙消失（↑）；B. 增强扫描增厚的阑尾壁有强化，周围脂肪层内出现片絮状稍高密度影

3. 阑尾结石 阑尾腔内或在阑尾穿孔形成的脓肿和蜂窝织炎内有时见到单发或多发的阑尾结石，呈高密度圆形或椭圆形均质钙化（图 3–7）。

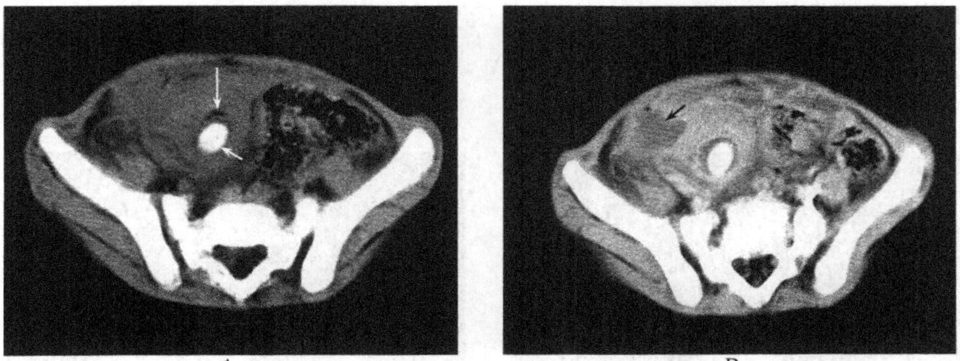

A B

图 3–7 急性化脓性阑尾炎伴阑尾结石

A. CT 平扫见右下腹部有一团块状密度增高影，其内可见圆形高密度阑尾结石（↑）和少量气体影（长↑）；B. 增强扫描炎性肿块明显强化，其内低密度坏死形成的脓肿未见强化（↑）

4. 阑尾周围炎症 ①阑尾周围结缔组织模糊，筋膜（如圆锥侧筋膜或肾后筋膜）水肿、增厚。②周围脂肪层内出现片絮状或条纹状稍高密度影。③盲肠末端肠壁水肿、增厚。④局部淋巴结肿大，表现为成簇的结节状影。⑤另一个常见的征象是阑尾急性炎症的蔓延造成盲肠与右侧腰大肌之间脂肪间隙模糊。

5. 盲肠末端的改变 在盲肠末端开口处出现漏斗状狭窄或在盲肠末端与阑尾之间出现条带状软组织密度影，这两种征象在盲肠充盈对比剂时显示较清楚。

6. 阑尾周围脓肿 一般呈团块状影，直径多为 3 ~ 10cm。中心为低密度液体，有时脓肿内可出现气液平面，脓肿外壁较厚且不均匀，内壁光整（图 3-8）。盆腔、肠曲间甚至膈下、肝脏内可出现脓肿。

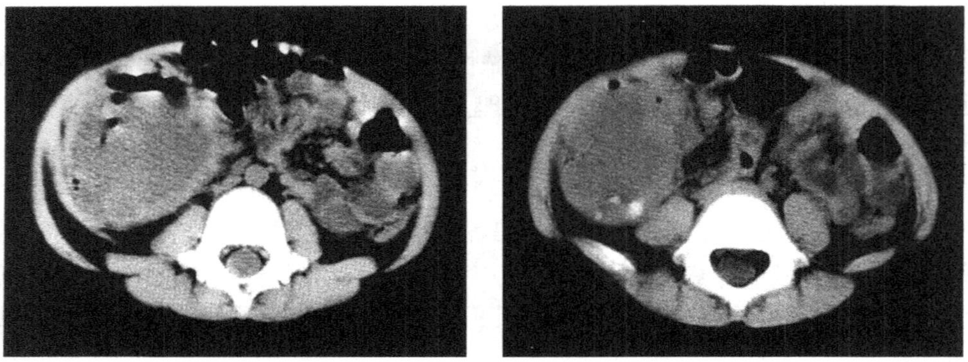

A　　　　　　　　　　　　　　　　B

图 3-8　急性化脓性阑尾炎伴阑尾周围脓肿

A. B. CT 平扫见右下腹部有一圆形厚壁阑尾脓肿，其内可见气体影和阑尾结石，并可见气 - 液平面

7. 慢性阑尾炎　除阑尾有不同程度的增粗、变形外，阑尾边缘毛糙，阑尾腔闭塞，多伴有钙化或阑尾粪石。由于腹膜的包裹或炎症机化，CT 上可出现类似肿块的征象。

第四节　肝硬化

肝硬化（cirrhosis of liver）是一种以肝组织弥漫性纤维化、假小叶和再生性结节（regenerative nodules，RN）形成为特征的慢性肝病。发病高峰年龄为 35 ~ 48 岁，男女之比为 3.6 ： 1 ~ 8 ： 1。本病病因有多种，主要为病毒性肝炎、酒精中毒和血吸虫病。临床上以肝功能损害和门脉高压为主要表现。晚期常有消化道出血、肝性脑病、继发感染和癌变等，是我国常见病死亡的主要原因之一。

一、肝脏体积和形态的改变

（1）肝脏体积通常缩小。

（2）肝脏各叶大小比例失调，常见肝右叶缩小，尾状叶和肝左叶外侧段增大（图 3-9、图 3-10），局部增生的肝组织突出于肝轮廓之外（图 3-11）。

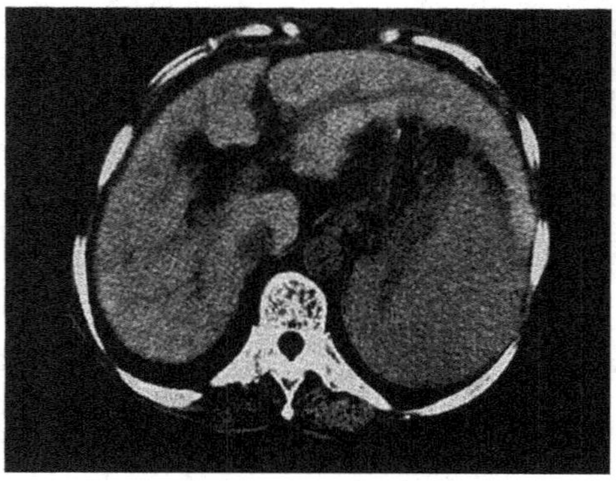

图 3-9　肝硬化（1）

CT 平扫见肝右叶缩小，左叶外侧段增大，肝门肝裂增宽，脾肿大似球状

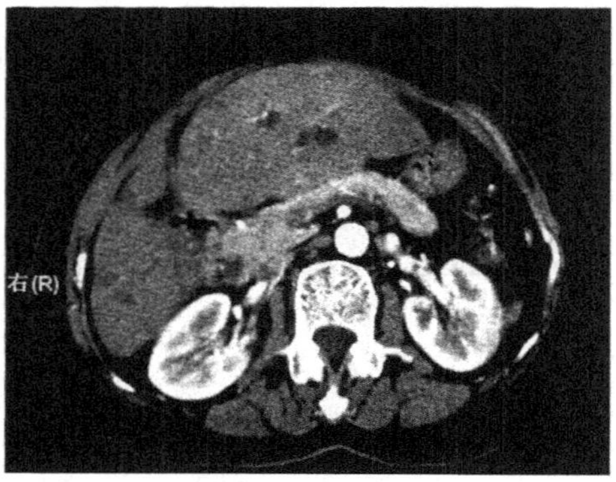

图 3-10　肝硬化（2）

增强扫描见肝脏右叶体积缩小，左叶肿大向下延伸达肾门以下

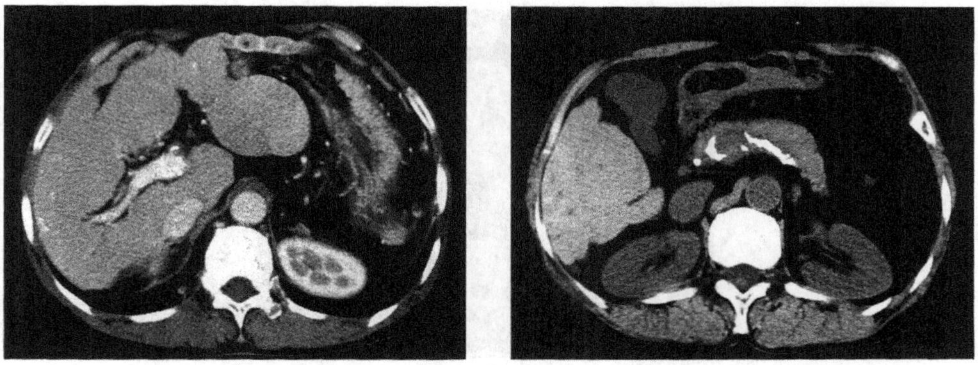

A　　　　　　　　　　　　B

图 3-11　血吸虫肝硬化

A. 增强扫描见肝左叶缩小，内有线条样钙化，左叶外侧段后缘肝小叶样增生，大部分突出于肝外，强化密度与肝脏同步；B. 胰腺层面见脾静脉和门静脉主干钙化，脾脏已经切除

（3）肝表面凹凸不平，外缘可呈波浪状或分叶状（图 3-12）。

（4）肝裂增宽，肝门扩大。

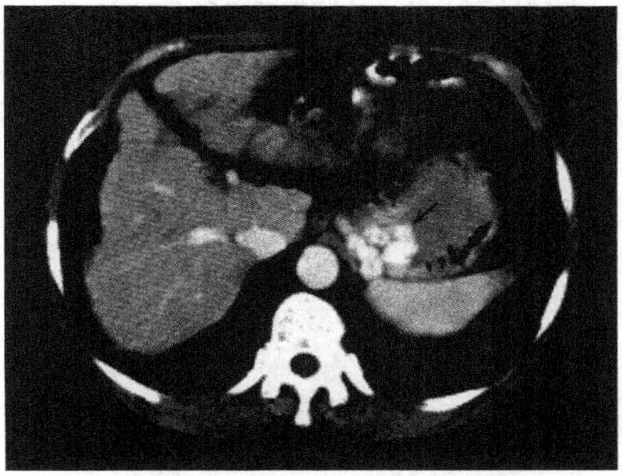

图 3-12　肝硬化伴门静脉高压

增强扫描见肝脏外缘呈波浪状，肝右叶缩小，肝裂增宽，胃底静脉曲张呈结节状强化（↑）

一、肝脏密度的改变

（1）早期肝硬化肝脏密度均匀，中晚期肝脏密度不均匀，为高低密度相间的稍高密度结节样增生和不同程度的低密度脂肪浸润改变（图 3-13A）。增强扫描时再生结节呈低密度或随时间推移呈等密度，后者更具有诊断意义（图 3-13B、图 3-13C）。

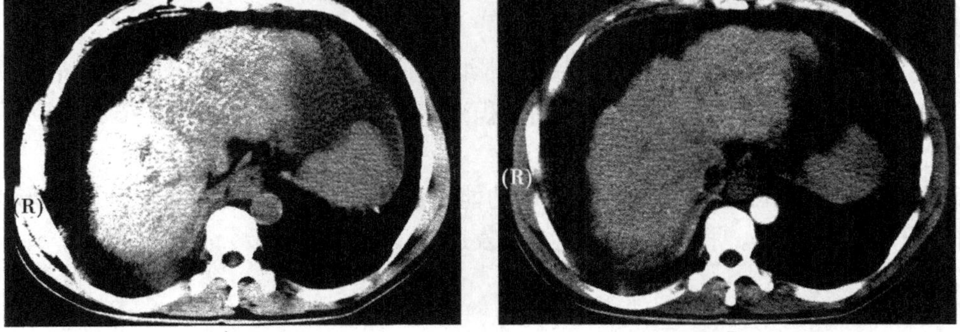

A　　　　　　　　　　　　B

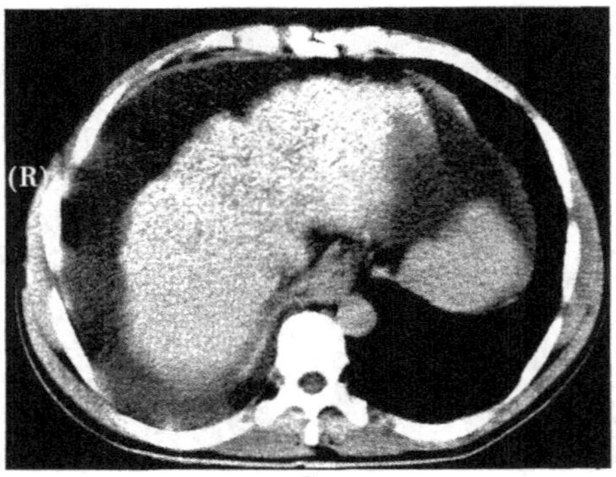

C

图 3-13 肝硬化伴脂肪浸润

A. CT 平扫见肝左叶肿大，肝实质内不均匀稍低密度区；B. C. 增强动脉期和门脉期肝脏强化，左叶为均匀强化，低密度略低于肝右叶，大量腹水

（2）血吸虫性肝硬化：96% 病例伴有肝内钙化，可呈线条状、蟹足状、地图状及包膜下钙化（图 3-14）。另可见门静脉系统与血管平行走向的线状或双轨状钙化。肝内汇管区低密度灶及中心血管影。

（3）胆源性肝硬化：可见胆管结石、肝内外胆管感染征象。

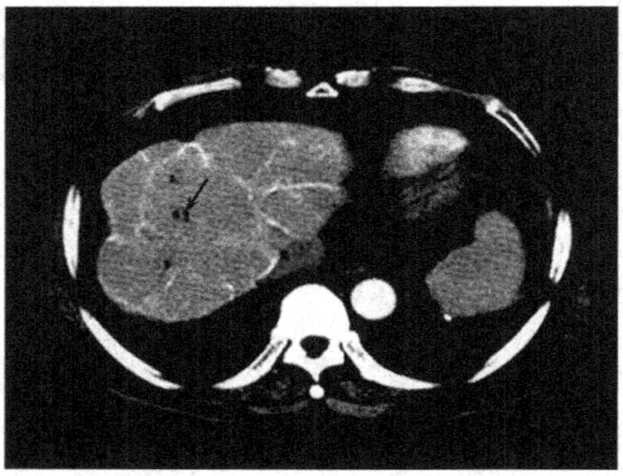

图 3-14 血吸虫性肝硬化

增强扫描见肝内及肝包膜下清晰线条状钙化，肝内汇管区小片低密度区（↑），肝脏外缘呈分叶状

三、继发改变

（1）门脉高压症：门脉主干扩张，直径 > 13mm，平均直径多在 18.3 ± 5.1mm。增强扫描在脾门、食管下端和胃底贲门区可见团块状、结节状曲张的强化静脉血管（图 3-15）。

（2）脾脏肿大：脾外缘超过 5 个肋单元，以一个肋骨横断面或一个肋间隙为 1 个肋单元，正常脾脏的外缘一般不超过 5 个肋单元。

（3）腹腔积液：CT 可明确显示。

（4）肝病性胆囊改变：多种肝脏实质性病变常继发胆囊改变（图 3-15B），CT 表现为胆囊壁水肿增厚 > 3mm，1/4 病例胆囊轮廓不清，胆囊床水肿，积液围绕在胆囊周围，增强扫描胆囊壁不同程度强化，以门静脉期强化明显。

（5）肝硬化的 CT 表现可以与临床症状和肝功能紊乱不一致，CT 表现肝脏大小、形态和密度接近正常并不能排除肝硬化的存在。肝炎后肝硬化常并发肝癌，增强扫描十分必要。

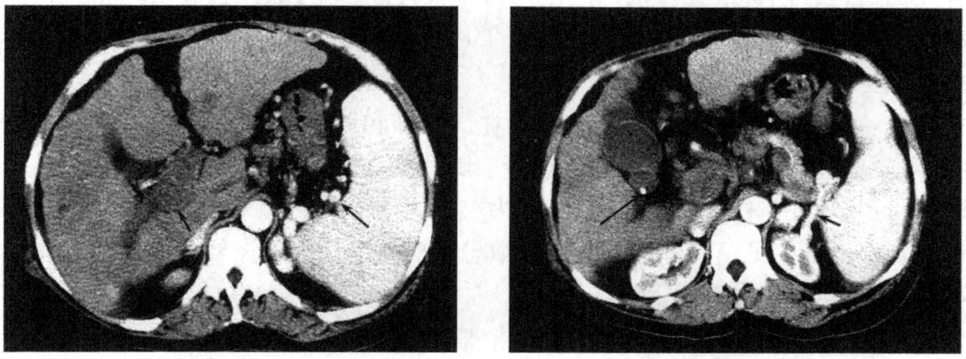

A　　　　　　　　　　B

图 3-15　肝硬化伴门静脉高压

A. 增强扫描见门静脉（↑）、脾静脉（长↑）及胃底静脉增粗、扭曲，门静脉内呈低密度充盈缺损，脾胃间隙和脾肾间隙内见多个增粗扭曲的血管影，脾脏肿大达 8 个肋单元；B. 脾肾静脉开放（↑），胆囊壁增厚，胆囊床积液呈典型慢性肝病性胆囊改变并发胆石症（长↑）

第五节　原发性肝细胞癌

一、概述

肝肿瘤以恶性多见，约占 90% 以上，其中肝细胞癌占原发性恶性肿瘤的 75% ~ 85%。原发性肝肿瘤可发生于肝细胞、胆管上皮细胞以及血管、其他间质、中胚层组织等。

原发性肝癌的细胞学类型有肝细胞癌、胆管细胞癌与混合型。近些年报道的纤维板层样肝细胞癌为肝细胞癌的一种特殊类型。

肝细胞癌的病因主要有两方面：①乙型肝炎病毒（HBV）：国内病例中，90% 以上感染过 HBV，即 HBsAg 阳性。②黄曲霉素（AFT）：长期低剂量或短期大剂量摄入可诱发。此外，与饮水污染、丙型肝炎、戊型肝炎、饮酒和吸烟等也有一定关系。

（一）肝细胞癌的分级

可分为 4 级：Ⅰ级高度分化；Ⅱ ~ Ⅲ级中度分化；Ⅳ级为低度分化。中度分化最多，其 AFP 多为阳性，而高度与低度分化者 AFP 阴性者为多。

（二）大体病理

肝细胞癌（HCC）的大体病理分型较为繁杂。

（1）Eggel 于 1901 年提出的经典分类曾被广泛应用至今。此分类将 HCC 分为 3 型。①结节型：直径 < 5cm 的属结节，单个或多个分布。②巨块型：直径 ≥ 5cm，常为单个巨块，也有密集结节融合而成的巨块，以及 2 个以上巨块的。③弥漫型：少见，该型结节很小，直径为 5 ~ 10mm，弥漫分布且较均匀，全部合并肝硬化；易与肝硬化结节混淆。上述分类属中、晚期肝癌的类型。

（2）20 世纪 70 年代以后国内将 HCC 分为 4 型：①块状型：单块状、融合块状或多块状。②结节型：单结节、融合结节、多结节。③弥漫型。④小癌型：小癌型（即小肝癌）的提出标志着肝癌诊断水平的提高。

（3）20 世纪 80 年代以来日本学者的分类为：①膨胀型：肿瘤分界清楚，有纤维包膜（假包膜），常伴肝硬化；其亚型有单结节型和多结节型。②浸润型：肿瘤边界不清，多不伴肝硬化。③混合型（浸润、膨胀）：分单结节和多结节两个亚型。④弥漫型。⑤特殊型：如带蒂外生型、肝内门静脉癌栓形成而见不到实质癌块、硬化型肝细胞癌等。日本和中国以膨胀型为多，北美以浸润型为多，而南非地区多不伴肝硬化。国内 80% ~ 90% 伴肝硬化，而出现相应影像学表现。

（4）小肝癌的病理诊断标准：目前国际上尚无统一标准。中国肝癌病理协作组的标准是：单个癌结节最大直径≤ 3cm；多个癌结节，数目不超过 2 个，其最大直径总和应≤ 3cm。

（三）转移途径

（1）血行转移：最常见。HCC 易侵犯血窦，在门静脉和肝静脉内形成癌栓，并向肝内、外转移。肺为肝外转移的主要部位，其他有肾上腺、骨、肾、脾和脑等。

（2）淋巴转移：以肝门淋巴结最常见；其次为胰头周围、腹膜后（主动脉旁）和脾门等区域。

（3）种植性转移：最少见。此外，除晚期少数患者产生癌性腹膜炎外，极少发生腹膜转移。

（四）HCC 的单中心与多中心起源

多结节型 HCC 或巨块结节型 HCC，究竟是 HCC 肝内播散的结果（即单中心起源）还是多中心起源，尚有争论。Esumi（1986 年）通过 HBV-DNA 整合这一分子生物学方法证实两种可能性同时存在。

二、临床表现

国内将其临床分为 3 期：Ⅰ期（亚临床期，无临床症状和体征）、Ⅱ期（中期）、Ⅲ期（晚期）。一旦出现症状，肿瘤多较大，已属中晚期。

1. 症状　以肝区痛、腹胀、上腹部肿块、食欲缺乏、消瘦、乏力等最为常见，其次可有发热、腹泻、黄疸、腹腔积液和出血等表现，低血糖与红细胞增多症为少见表现。

2. 并发症　①肝癌结节破裂出血。②消化道出血：由肝硬化门脉高压和凝血功能障碍所致。③肝性脑病。

3. 实验室检查　① AFP（甲胎球蛋白）定量：放免法测定 > 500μg/L，持续 1 个月。② AFP 200 ~ 500μg/L，持续 2 个月，并排除其他 AFP 升高的因素，如活动性肝病、妊娠和胚胎性肿瘤等。小肝癌病例 AFP 常轻度或中度升高，如持续时间长（低浓度持续阳性）亦应警惕；但有 10% ~ 30% 的肝癌 AFP 阴性。其他如 γ-GT 和各种血清酶测定亦有一定意义。

三、CT 表现

（一）平扫表现

平扫很少能显示出 < 1cm 的病灶。肿瘤一般呈低密度改变；少数与周围肝组织呈等密度（分化好的），如无边缘轮廓的局限突出，则很难发现病变；极少数呈高密度（图 3-16A）。当合并脂肪肝时，与肝实质呈等密度及高密度者为肝细胞癌的特征性所见。肿瘤内产生钙化的约占 5% 以下，还偶见出血及脂肪成分。合并肝硬化者可出现相应表现。

1. 结节型　①为单结节或多结节，多呈类圆形。②界限清楚，部分可见完整或不完整的更低密度环状带即假包膜。③肿瘤内常形成间壁而密度不均，另因肿瘤缺血、坏死其内可见更低密度区。④有时肿瘤所在的肝段呈低密度，是由于肿瘤浸润并压迫门静脉血流减少，而致瘤周肝实质营养障碍。

2. 巨块型　①单个或多个，占据一叶或一叶的大部分（图 3-16）。②常因向周围浸润而边缘不规则。③肿瘤内多有缺血、坏死而有不规则更低密度区。④周围常有子灶（< 5cm 为结节），有人称之巨块结节型。

3. 弥漫型　平扫难以显示弥漫的小结节。可见肝脏呈弥漫性增大、肝硬化以及门静脉内瘤栓形成（图 3-17）。

（二）增强扫描

肝癌主要由肝动脉供血，但几乎都存在着不同程度和不同情形的门静脉供血。早期肿瘤血供多来自门静脉，随着肿瘤发展，动脉供血逐渐成为主要血供，而门静脉供血逐渐走向瘤周。CT 增强表现如下。

1. 动脉期　肿瘤显著强化（图 3-16B）。小肝癌常为均一强化；大肝癌由于内部形成间壁、有不同的血管结构、缺血坏死等而呈不均匀强化。但有时小肝癌动脉期不强化（国内有人统计占 13. 2%），主要与其坏死有关，透明细胞癌变可能是另一原因。

2. 门静脉期　肿瘤呈低密度改变（图 3-16C）。此时，病变范围比平扫时略缩小，边界较为清晰。是因为肝癌 90% ~ 99% 由肝动脉供血，而周围肝实质约 80% 由门静脉供血，两者增强效应时相不同所致。

3. 平衡期　肿瘤仍呈低密度（图 3-16D）。如与血管瘤鉴别可延迟至 7 ~ 15min 扫描（即所谓延迟扫描）仍呈低密度。

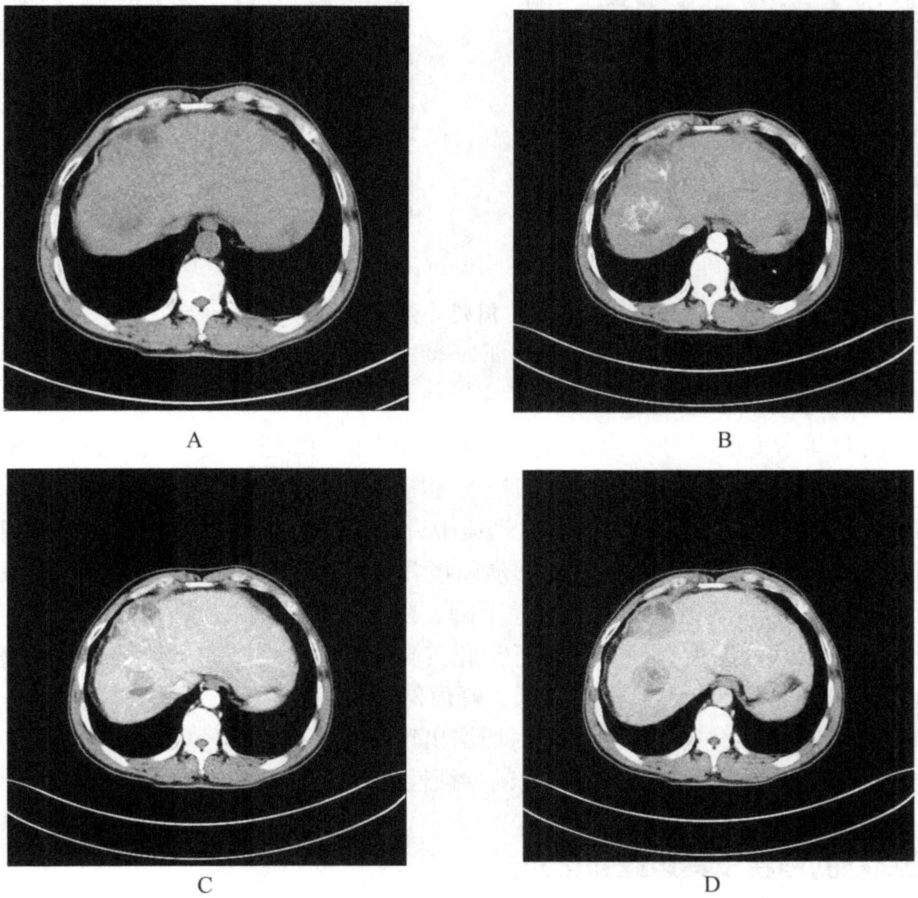

图 3-16　肝癌（巨块型）

A ~ D 为同一患者。A. 平扫可见于左右叶有团块状等、低、高混杂密度灶，界限欠清晰；B. 动脉期病灶部分有强化，病灶界限清晰；C. 门静脉期病灶呈低密度，界清限清晰，其内有更低密度的坏死区；D. 平衡期病灶呈低密度

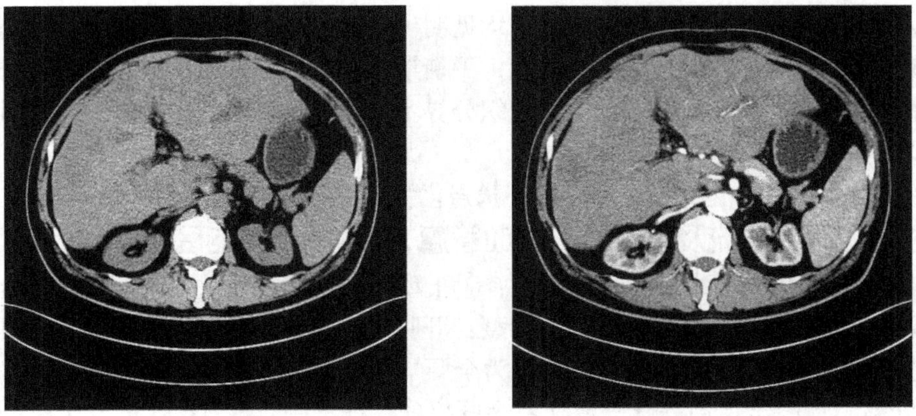

A　　B

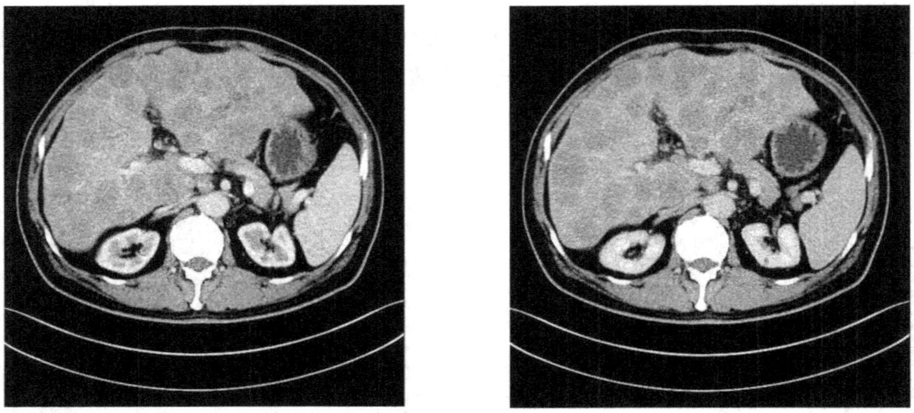

图 3-17　肝癌（弥漫型）

分别为平扫和三期增强扫描：肝内弥漫性分布有许多低密度小结节

（三）CT 增强的时间 - 密度曲线

肝癌 CT 增强的时间密度曲线可分为 5 型：①速升速降型。②速升缓降型。③无明显变化型。④速降缓升型。⑤初期速降而后稳定极缓上升型。但速升速降型是其特征性强化表现。

因肝癌主要由肝动脉供血，在动脉期 CT 值迅速上升达到峰值并超过肝实质。因平扫病灶密度多低于肝脏，故在其密度升高的极早期有一次与肝实质密度相近的第一次等密度交叉，但因极短暂，故一般不会显示。病灶峰值停留的时间很短，然后迅速下降，随着肝实质的 CT 值上升，两者的密度接近出现第二次等密度交叉。此后病灶密度缓慢下降而正常肝实质密度继续上升，病灶又成为低密度。但正常肝实质的增强上升速度较肝癌缓慢，达到的峰值低，峰值停留时间长，下降速度不及肝癌。

总之，凡血供丰富的 HCC，与正常肝实质对照均出现从高密度、等密度到低密度的 3 步曲，整个过程短暂，时间密度曲线呈速升速降型，这是肝癌的特征性表现。可能由于乏血、门静脉参与血供较著等，因而出现其他 4 种强化曲线。

（四）肝细胞癌的包膜及其边缘强化方式

1. 纤维包膜的形成　是由于肿瘤呈膨胀性生长，对邻近的非癌变肝组织产生压迫，引起纤维结缔组织增生；同时由于肿瘤细胞及其间质细胞产生促进血管生长的细胞因子，使纤维结缔组织内形成数量不等的血管。此外，癌灶压迫周围正常肝组织，进一步有利于包膜的形成。

2. HCC 的边缘强化方式　①动脉期未显示明确包膜，门脉期和平衡期显示明确包膜呈高密度影，提示肿瘤呈膨胀性生长，且包膜血管较少；或确无包膜，但癌周受压肝组织仍由门静脉供血而呈线环状强化。②动脉期包膜呈低密度，门静脉期和平衡期显示明确的包膜（略低或高密度）或包膜不清，提示肿瘤呈膨胀性生长，包膜内血管少。③三期扫描均见明确包膜且呈环状或不完整环状的高密度强化，提示包膜血管丰富。④动脉、门脉期未见包膜显示，平衡期显示包膜呈高密度，包膜内血管少。⑤三期扫描均未显示明确包膜，表现为癌灶与非癌变肝组织分界不清，提示肿瘤呈侵袭性生长，且生长迅速，无纤维结缔组织包膜。

国内有学者认为，HCC 分化低者以不完整环状强化为主；分化高者以完整环状强化为主。

（五）动脉 - 门静脉分流及与肝硬化、血管瘤 APVS 的机制的区别

国内有学者将 APVS 的动脉期表现分为 3 型：①Ⅰ型：门静脉三级（亚段）及以上分支提早显影。②Ⅱ型：肿瘤或病变周围肝实质提早强化。③Ⅲ型：肝脏边缘结节形、楔形提早强化，且邻近无占位性病变。此外，还有文献报道少见的弥漫型，表现为全肝早期强化，门静脉早显。

1. 肝癌　肝癌病灶内出现动静脉分流征象为肝癌的特征之一。其 APVS 的发生机制有以下 3 种：①跨血管的 APVS：即肿瘤组织对门静脉分支的直接侵犯破坏，使肿瘤处的肝动脉血通过破坏的门静脉

壁直接灌入门静脉分支，形成肿瘤性 APVS。CT 表现为Ⅰ和Ⅱ型。②跨肝窦的 APVS：肿瘤组织压迫、侵犯周围的肝静脉分支，造成该区域肝静脉回流受阻，致使肝窦压力升高，当此压力超过门静脉压力时，所属门静脉就成为引流静脉，直接接受肝动脉血液，形成跨肝窦的 APVS。又由于受累区功能性门静脉血流减少，而致肝动脉的血流代偿性增加。还有人认为，在压迫肝静脉的情况下肿瘤周围的肝实质还会“盗取”肿瘤组织的肝动脉血供。该类在 CT 上呈Ⅱ型表现。③跨血管丛的 APVS：肿瘤的压迫和（或）门静脉较大分支的瘤栓都可造成门静脉血流受阻，此时位于肝脏中央部分较大胆管的周围血管丛作为顺肝方向的侧支循环开放、增生，代偿受阻的门静脉血流。这种 APVS 在 CT 亦表现为Ⅱ型。但肝癌所致的Ⅱ型病变在门静脉期和平衡期均不呈低密度，有助于与肿瘤子灶相鉴别。

2. 肝硬化　其 APVS 的 CT 表现以Ⅲ型多见。其形成主要与肝硬化时继发肝内血管网结构的扭曲、肝窦微细结构的变化以及门静脉高压等变化有关。原因可能为：①跨肝窦的 APVS：因肝窦的结构会出现毛细血管化、胶原化，其通透性也有变化，肝内血管网结构的扭曲可使小的肝静脉出现梗阻，从而形成跨肝窦的 APVS。②跨血管丛的 APVS：门脉高压所致，与上述肝癌 APVS 的形成机制相似。③跨血管的 APVS：尚未见报道，但国外有学者电镜发现肝硬化的大鼠可出现。

3. 血管瘤　有文献报道，肝海绵状血管瘤有近 23.5% ~ 29.7% 出现 APVS。于动脉期表现为瘤周楔形强化区（Ⅱ型），常伴门静脉支早显。随着时间的延长有的可变为低密度，最后呈等密度。伴脂肪肝时于平扫图上即可见到与异常灌注类似的高密度影。从狭义上说这种瘤周楔形强化区是指瘤旁肝组织内那些与瘤体内血窦相通的、扩大的肝窦腔隙或异常薄壁血管腔被对比剂充盈所致，从广义上可认为这种楔形强化是血管瘤并发 APVS 的一种特征性表现。

总之，APVS 以肝癌最为多见，且 CT 表现为Ⅰ、Ⅱ型；亦可见于单纯肝硬化者，而其 CT 表现以Ⅲ型多见；血管瘤所致 APVS 应予重视。此外，肝转移瘤、肝脏手术、穿刺后亦可发生，偶为正常人。APVS 应注意与肝第 3 血供所致的假性病变相鉴别。

（六）肝脏灌注异常

导致肝脏灌注异常的病因：多种多样，包括门静脉阻塞（癌栓、血栓）、肝静脉阻塞（布加综合征、心衰、纵隔纤维化等）、局限性肝脏病变、感染（肝脓肿、胆囊炎、胆管炎）、肝内门 – 体分流术后所致的血流动力学改变、肝脏肿瘤、肝硬化、急性胰腺炎等，以及已述及的第 3 血供。

门静脉癌栓所致的肝灌注异常的增强 CT 表现：动脉期的不规则形或三角形高密度区，或（和）门脉期不规则形或三角形低密度区。

门静脉癌栓所致的肝实质灌注异常，其部位与受累门静脉分布一致。但当合并动脉 – 门静脉短路时则例外。其形成机制为：①门脉癌栓形成后血流受阻，致相应区域肝实质门静脉血供减少，即门静脉血流灌注减少。为维持肝实质血流量的相对恒定，则供应该区域的肝动脉血流量将代偿性增多，即动脉血流量高灌注。我们认为，从前已述及肝动脉 – 门静脉分流（APVS）之跨血管丛型可知，这种灌注异常还可与 APVS 有关。②门静脉期低灌注（伴或不伴动脉期高灌注），可能原因有两方面：一是由于门静脉癌栓未导致管腔完全阻塞，仍有血流通过肝实质；二是由于脾静脉与肝内门静脉分支之间存在着较广泛的侧支循环，这些侧支循环开放（即门静脉海绵样变），使门静脉属支的血液绕过癌栓阻塞的部位进入肝脏。

（七）门静脉海绵样变

门静脉海绵样变（CTPV）是指门静脉栓塞或后天性、先天性狭窄后引起门静脉旁、肝内及胆囊窝小静脉或毛细血管呈网状扩张，以及栓塞的门静脉再通。

正常情况下门静脉周围仅见肝固有动脉伴行，极少数可见门静脉周围有 2 ~ 3 个小血管断面显示，可能是胃右动脉或胆囊动脉显影，或存在解剖变异。胆囊壁及周缘无肉眼可见的小血管断面。故国内有学者提出 CT 图像以门静脉周围血管横断面多于 3 个作为胆总管周围侧支循环开放的标准。

门静脉癌栓所致的位于肝门、肝十二指肠韧带的形似海绵的静脉网，由门静脉之间的侧支循环（门 – 门短路）和门静脉分流至体循环（门 – 体分流）的侧支循环所形成。它包括如下内容。①门静脉胆支：包括胆囊静脉和胆管周围静脉丛。②门静脉胃支：包括胃左静脉（胃冠状静脉）、胃右静脉，以及它们的属支如食管静脉、胃短静脉、幽门前静脉和幽门十二指肠静脉。③胰十二指肠后上静脉。④脐旁静脉：其扩张提示门体分流的存在。

国内文献报道，门静脉胆支和胃支是构成门脉海绵状变的最主要血管；胆支开放仅见于门脉海绵样变（但有学者认为亦可见于肝硬化）；胰十二指肠后上静脉亦较常显示；门静脉胃支的开放与肝硬化并门静脉高压，以及门脉海绵样变均有关系。

（八）门静脉、肝静脉、下腔静脉癌栓和门静脉动脉化征

肝细胞癌向门静脉、肝静脉、下腔静脉浸润生长时，可形成肿瘤癌栓。

1. 门静脉内癌栓　①平扫癌栓的密度与门脉血液密度无差异，但受累血管因癌栓生长有扩大，造成分支直径大于主干或主干与分支粗细不成比例。②增强后表现为血管内充盈缺损征象，相应血管扩张。③增强后动脉早期癌栓强化及其内显示细小的肿瘤血管，称为“门静脉动脉化征”，其发生率可高达 86%，是与血栓鉴别的主要征象。血栓一般主要位于肝外门脉，累及或不累及肝内主干及分支。④位于末梢的门静脉癌栓诊断困难，CTAP 有利于显示，并可见此范围呈扇形低密度区。

2. 肝静脉和下腔静脉受侵和癌栓　①受侵犯的血管不规则狭窄，或见局部压迹，也有完全被肿瘤包绕的。②腔内充盈缺损，个别病例向上可延伸至右心房内。③局部管腔扩大。④奇静脉，半奇静脉扩张。⑤应注意：增强扫描早期下腔静脉可部分显影或密度不均，需同一部位重复扫描鉴别；下腔静脉受肿块压迫亦可不显影。

（九）肝细胞癌胆管内浸润

据统计，肝细胞癌伴有肝内胆管扩张的发生率为 14.4%，小肿瘤很少发生，是肝癌肿块的直接压迫、侵犯或肝门区转移淋巴结压迫所致。肿瘤向胆管内直接浸润生长，可形成胆管内癌栓，比较少见，其发生率在 13% 左右，多同时合并门静脉及肝静脉内癌栓。

CT 表现：肝内胆管轻、中度扩张，以肝门（包括左、右肝管）附近多见。CT 可显示肝总管或大分支内癌栓，确诊需胆道造影。对于末梢部位者，一般形成胆管内癌栓的肝细胞癌多属乏血型，周围又有扩张的胆管，故应与肝内胆管细胞癌鉴别。直接显示出胆管内癌栓及伴随门静脉癌栓征象对诊断和鉴别极为重要。

（十）肝细胞癌肝内转移的方式

其肝内转移方式有两种。①门静脉性：癌细胞经肿瘤周围之门静脉系，着重于末梢侧或中枢侧的肝实质内形成转移灶。若合并肝门侧的动脉—门静脉短路，可转移至肝较远部位。②肝动脉性：多由其他脏器的肝细胞癌转移灶，再循环入肝动脉血，引起肝动脉性肝内转移，此种方式只见于晚期患者。

CT 表现：肝内均一大小转移灶，易发生在肝，被膜部位，结节型和巨块型均可伴有肝内转移，也称为子结节。平扫及增强扫描病变特点与原发灶基本相同。

（十一）肝细胞癌破裂出血

其 CT 表现为：平扫示肿瘤内斑片状、片状高密度灶；也可表现腹腔内广泛出血；还可形成肝包膜下血肿，呈沿肝脏表面的月牙形、梭形血肿征象。

（十二）肝细胞癌肝外浸润及转移

（1）肝细胞癌向周围邻近脏器直接浸润极少：①病灶巨大或近横膈者可产生横膈的直接浸润，并进而浸润胸腔。但除晚期患者外，极为少见。②肝左叶与胃前壁相邻，但肝癌直接浸润胃的发生率极低。③肝镰状韧带及胆囊可有直接受侵，也极少见。

（2）肝细胞癌早期远隔转移少见，晚期可发生血行转移、淋巴转移及腹膜种植转移。

四、鉴别诊断

（一）血管瘤

血管瘤表现典型，两者多鉴别不难，但小血管瘤的变化较多。注意快速推注造影剂于动脉早期快速扫描，以及充分的延迟扫描有助于诊断。血管瘤有以下 CT 特点：①平扫呈类圆形低密度，密度多均匀、

边缘清晰。②增强扫描于动脉早期出现边缘结节状、点状、斑点状等显著强化，其密度可与同层腹主动脉相近，有特征性；且密度高于周围肝实质的持续时间即强化峰值持续时间长，超过2min。③增强区域进行性向病灶中央扩散。④延迟扫描病灶呈等密度充填。⑤如病灶中央有纤维瘢痕，除瘢痕不强化外，增强扫描仍符合上述特点。⑥少数病灶强化不显著，但延迟期仍呈等密度充填。⑦个别病例始终无强化，延迟扫描亦无充填则诊断和鉴别诊断困难。

（二）肝转移瘤

转移瘤有以下CT特点：①转移瘤病灶多发、散在、大小相仿。②少血供者明显的边缘强化和“牛眼征”；而少数富血供者呈弥漫性强化。③较小病灶出现囊样变伴边缘强化。④无门脉癌栓和病灶周围的包膜（或晕圈）显示。⑤邻近脏器发现原发灶、复发灶或转移灶。

单个或数目不多的转移灶与HCC鉴别有一定困难。①大小不一，特别是大病灶周围的结节（卫星灶）形式出现以HCC可能大。②增强扫描病灶呈速升速降改变的以HCC可能大；而转移瘤门静脉期可呈渐进性厚壁强化，但强化程度低于肝组织。③病灶周围有包膜及门脉癌栓形成明显支持HCC。④两者大的瘤灶均可出现囊样坏死，而小瘤内囊样变一般不见于HCC。

（三）肝内胆管细胞癌

肝内胆管细胞癌CT表现无特异性，下列特点有助于与肝癌鉴别。①呈边缘欠清的低密度灶，病灶常较大，部分病灶有点状钙化。②肿瘤多乏血，增强早期及门静脉期可见肿瘤边缘轻度不连续环状强化。③国内有学者报道近60%的病例可出现瘤体延迟强化。④局部肝内胆管扩张较多；极少数有门静脉侵犯或癌栓形成。⑤极少数有肝硬化表现，AFP为阴性。

总之，如病灶较大，且其内有点状钙化或大片状的无强化的液性密度区出现时，应考虑胆管细胞癌。肿瘤边缘不连续环状强化及低密度肿瘤内含无定形的稍高密度影是其双期增强扫描的典型表现。

（四）肝硬化结节

单个或多个肝硬化结节与肝癌结节很难鉴别。

1. 肝硬化结节缺乏动脉血供　团注动态增强扫描，甚至CTA如病灶无强化，则以再生结节、局灶性脂肪变或坏死结节可能大；结节明显强化则可确立肝癌的诊断；如仅轻度强化，或血管造影见轻度染色，则很难做出诊断。总之，肝动脉血供的有无及程度与结节的良、恶性相关。

2. 大结节性肝硬化　肝脏表面高低不平，肝内有许多再生结节，颇像多结节性或弥漫性肝癌。下列征象有助于鉴别：①在平扫图上，肝硬化再生结节较正常肝组织密度略高。②增强扫描结节强化不明显，或不及正常肝组织，故成为低密度；或两者密度趋向一致，肝脏密度由平扫时的不均匀变为均匀。后一种情况更多见，更具有诊断意义。③门脉内见不到癌栓，而弥漫性肝癌的门脉癌栓发生率近于100%。

五、肝硬化再生结节至肝细胞癌的演变

在肝硬化基础上肝细胞癌的发生是一个多阶段过程，在这一过程中再生结节可能是第一步。其演变过程有两种观点：①再生结节（RN）→腺瘤样增生（AH）或称为普通型AH→不典型腺瘤样增生（AAH）→早期肝细胞癌（EHCC）→小肝细胞癌（SHCC）。②RN→发育不良结节（DN）→含局灶癌变的发育不良结节→SHCC。

1. 病理特征　如下所述。

（1）再生结节（RN）：是在肝硬化的基础上发生局灶性增生而形成的肝实质小岛，直径多在0.3～1.0cm。内含肝细胞、Kupffer细胞及小胆管等正常肝组织，周围被硬化肝脏的粗糙纤维间隔所包绕。

（2）发育不良结节（DN）：最初称为腺瘤样增生，还有再生大结节、腺瘤性增生及肝细胞假瘤等名称。1994年，国际胃肠道会议正式命名为发育不良结节。结节常＞1.0cm，多＜2.0cm．可达3.0cm左右。无真正包膜。镜下根据细胞异形性程度又分为低度DN和高度DN，分别相当于腺瘤样增生的普通型AH和AHH。后者细胞异形性较明显，被认为是癌前病变。当DN内部出现癌灶时就称为早期肝细胞癌。

（3）小肝细胞癌（SHCC）：其定义无统一标准，国内规定直径≤3cm或两个相邻结节直径之和

≤ 3cm。包膜、脂肪变性及镶嵌模式等都是 SHCC 较为特征的病理改变。

2. CT 表现和区别　如下所述。

（1）平扫：SHCC 呈界限清楚的低密度；RN 和 DN 有聚铁特性，偶呈高密度。

（2）动态增强扫描：由 RN 至 SHCC 随着结节恶性程度的增高，肝动脉供血比例逐渐增加，而门静脉供血比例逐渐减少并走向结节周围。96% 的发育不良结节（DN）主要由门静脉供血，而 94% 的 HCC 主要由肝动脉供血。① HCC 于动脉期明显增强，而门静脉期又呈低密度；CTA 呈高密度，CTAP 呈低密度。② RN、DN 的血供大部分为门静脉，其增强规律与正常组织多相似；CTA、CTAP 亦与肝实质同步。③一些分化较好的 SHCC 与含癌灶的 DN（即早期肝癌）、异形性明显的 DN（相当于非典型样腺瘤样增生），其血供无明显差别。因此，三者有一定重叠性，CT 表现无特异性，鉴别较困难，需结合 MR、US 等综合分析。

但对上述由再生结节至小肝细胞癌的演变过程，有时病理亦难以鉴别。

六、肝癌术后复发及鉴别诊断

1. 肝癌术后复发的病理机制　①肝内转移和播散。②多中心起源。③术中小的病灶未被发现，而后继续生长。

术后 AFP 浓度未下降到正常，或短期内又复上升；3 个月之内又发现新病灶，或原来可疑病灶又增大，通常把它归为术后残存。如术后 AFP 降到正常，3 个月后又复升高，同时找到新病灶通常归为复发灶。复发的时间从 3 个月至 5 年不等，也有 10 年以上的。

2. 鉴别诊断　复发灶以结节型、单个居多，与原发灶 CT 表现基本相同，但需与术后残腔和纤维瘢痕鉴别。①残腔：多呈水样密度，轮廓光滑，无强化。②纤维瘢痕：靠近手术部，平扫呈低密度，无张力和占位效应，边缘较清楚，无明显强化。

第四章

MRI的基本原理和主要进展

第一节 MRI物理现象

一、人体质子在磁场中的状态特征

人体内含有大量氢原子核，亦称质子，质子具有自旋和磁矩的特性。与地球绕太阳旋转一样，质子也不停地绕原子核旋转，称为自旋。氢原子中的质子和其外的电子在自旋过程中会产生一个小磁场，使氢质子犹如一个小磁体（spin），其磁性大小以“磁矩”表示，磁矩就是反映小磁场强度的矢量，磁矩具有方向性，在无外加磁场时，众多随机运动的质子的净磁矩为零。磁矩与自旋强度成正比，常态下人体内众多质子的自旋方向是随机的，呈无规律状态，各方向的磁矩相互抵消，因而总磁矩为0。

然而，当给予人体一个较强大而均匀的外加磁场时，人体中部分质子将受此外加磁场的“激励”而吸收能量、改变磁矩的方向，自旋轴方向（磁矩）会趋于平行或反平行于这个磁场方向，组织中所有质子的总磁矩在数秒钟后就会达到平衡，即为磁化，磁化的强度也就是所有质子磁矩的总和，与磁场强度密切相关。但对于某一个质子而言，其磁矩的方向并不一定与磁场方向一致，而是以一种特定的方式绕磁场方向轴旋转，这种旋转运动方式称为进动或旋进。它很像一个自旋轴不平行于地心引力方向而旋转的陀螺，除了自旋之外还以一定的角度围绕地心引力轴旋转。自旋的质子如以侧面投影方式看就很像单摆在左右摆动，此摆动频率即称“进动频率”，与主磁场强度直接成正比关系，可用公式进行测算，频率实际值即称为拉莫（Larmor）频率。患者被送主磁体内后不久，其身体各部位的质子即按主磁场强度相应的拉莫频率进行旋进运动和发生磁化。磁化后的质子在化学特性上仍然保持不变，所以对人体生理活动并无任何影响。

一、人体质子的MR现象

当在特定磁场中“旋进”的质子受到一个频率与其旋进频率一致的外加射频电脉冲（radio frequency，RF）激发后，射频电脉冲的能量会大量地被吸收，使氢质子旋进角度增大，质子则跃迁到较高能态，磁矩总量的方向将发生改变（增大），90° 的RF能使纵向磁化从Z轴转到XY平面，而180° RF则从Z轴旋转180° 至负Z轴方向。当RF激发停止后，有关质子的能级和相位都在一定时间后恢复到激发前的状态，氢原子核将释放已吸收的能量，能量释放和传递的方式具有重要的利用价值，那就是被激发的质子在RF停止后将持续发射与激励RF频率完全一致的电脉冲信号，这个现象就称为“磁共振现象”。

三、质子经历磁共振后的弛豫

质子在RF中止后的变化就像拉伸的弹簧在拉力终止后回缩一样，这个过程称为“弛豫（relaxation）”，所需的时间称为“弛豫时间”，在弛豫过程中的能级变化和总磁矩的相位变化均能被 MR 信号接收装置测得，并按信号强弱进行图像的重组。

弛豫时间有两种，即 T_1 和 T_2，T_1 弛豫时间又称为纵向弛豫时间，反映被 90° RF 激发而处于横向磁化的质子，在 RF 停止时刻至恢复到纵向平衡状态所需的时间，一个单位时间 T_1 指恢复纵向磁化最大值的 63% 所需要的时间。T_2 弛豫时间亦称为横向弛豫时间，指 90° RF 激发后处于横向磁化状态的质子在 RF 停止后横向磁化丧失所需的时间，横向磁化丧失至原有水平的 37% 时为一个单位时间 T_2，因它不是完全依靠能量释放或传递，大部分依靠相位变化导致的相干性丧失，故时间远较 T_1 为短。

第二节 MR 成像技术

一、图像亮暗与信号

根据以上磁共振物理学原理，MRI 需要一个主磁场，目前产生主磁场的磁体有超导型、阻抗型和永磁型，一般超导型的主磁场强度及均匀度均较另两型为好，MR 图像质量较高。磁体中常有匀场装备以使主磁场更均匀。

磁共振图像是数字化图像，由许多像素（256×256 或 128×256 等）组成。图像中每一个像素小点的亮暗程度实际上就是 MRI 信号强度值，这个信号强度值的数字大小由 MR 成像过程中线圈收集到的回波信号决定，实质上就是射频信号，具有频率和强度双重特点。磁共振机使用的线圈就是为了接收回波信号的。射频信号通过线圈时，根据法拉第电磁转换定律，在线圈中肯定会出现一个电流，其强度就与射频信号强度成正比。将线圈中产生的微小电流转化和放大处理后传输给 MRI 计算机，就可实现对回波信号的采集和记录 T 作。

二、信号产生和硬件条件

每一个回波信号的产生，都是一个特定组织（受检组织）在 MR 成像过程中产生且特有的，不同组织在受到同一个脉冲激发后产生的回波强度、相位、频率可能各不相同，相同的组织在受到不同的脉冲激发后的回波特点也不一样，这是因为组织结构的不同导致的 MR 特性（主要指 T_1、T_2 值）不同所致，而不同的脉冲序列就是为充分发掘和显示组织的内在特性不同而设计的。总体来说，组织在 MR 图像上的亮暗差别随回波信号不同而不同，回波信号的表现特点受到组织本身的质子密度、T_1 值、T_2 值、运动状态、磁敏感性等诸多因素影响，成像时设备采用的不同脉冲组合序列及其相关的重复时间（repetition time，TR）值、回波时间（echedelay time，TE）值、反转角等参数设定都是为了显示组织特性的。

脉冲序列指成像时采用的组合 RF 形式，以一个脉冲 TR 为单位重复进行，有 SE、FSE、IR、FLAIR、EPI、GR 等。MRI 图像的每个像素信号的空间定位由梯度线圈完成，梯度线圈有 3 组，即 X、Y、Z 轴方向上均按规律递增或递减，使不同空间位置上的组织产生的回波信号在频率、相位和出现时间顺序等特征上均有微小差别而被计算机测出，并被确定为某一位置的体素来源，用计算机记忆、运算、表达和再现，共同组成 MR 图像。

射频发生器、线圈和 MR 信号采集系统均与被检器官的 MR 图像中的信号获得有关，某种人体组织的 MR 信号强度与它的质子密度、T_1 时间、T_2 时间及血流等因素有关，但成像时选择的参数如 TR，TE 及脉冲序列等也影响 MR 图像中的信号组成。

磁共振机主要包括 MR 信号产生、数据采集与处理及图像显示等许多部分。

（1）主磁体：有常导型、永磁型、超导型 3 种。场强分 4 级：超低磁场（$<0.1T$）、低场（0.1～0.5T）、中场（0.5～1.0T）、高场（$>1.0T$）。磁场强度、均匀度和稳定性直接影响 MR 技术性能和图像质量，目前，超导磁体已经成为主流。

（2）梯度场系统：由 X、Y、Z 3个梯度磁场线圈组成，产生梯度磁场，为人体 MR 信号提供空间定位的三维编码。

（3）射频发生器和 MR 信号接收器：射频发生器产生不同脉冲序列，以激发人体内氢原子核产生 MR 信号并被 MR 信号接收器接收。

（4）计算机和应用软件。

（5）辅助设备：数据存储装置、磁体冷却系统、激光照相机。

第三节 信号差别与组织特性

一、T_1 时间

T_1 时间就是指纵向弛豫时间，上一节中已解释了纵向弛豫的概念。假设给予的是 90° 脉冲，纵向磁矩在 90° 射频脉冲作用下发生 90° 偏位，使纵向上的磁矩变为零，横向上出现了磁矩。如果脉冲终止，它将逐渐恢复到 RF 激发前的状态，纵向上的磁矩将从零逐渐升高到 RF 激发前的量值，这个过程称为纵向弛豫，所需要的时间就是纵向弛豫时间。由于要使纵向磁矩恢复到与激发前完全一样的时间很长，有时是一个无穷数，就人为地把纵向磁矩恢复到原来的 63% 时所需要的时间为一个单位 T_1 时间，也叫 T_1 值。“T”就是 Time，T_1 值一般以秒或毫秒为表示单位。T_1 是反映组织纵向磁矩恢复快或慢的物理指标，人体各种组织因组成成分不同而具有不同的 T_1 值。

二、T_1 时间与 MR 图像的关系

初看 T_1 时间是个时间概念，似乎与 MR 图像没有关系。但是，组织的 T_1 时间决定了组织受 RF 激发发生共振时，在 RF 终止后的一段时间里纵向上的磁矩量值的恢复情况，我们是能够用回波信号强度来测量纵向磁矩的量值的，这个量值就成为 MR 图像上某一点的亮暗决定因素。而 T_1 时间决定了这个量值，所以 T_1 值与 MR 图像上组织亮暗对比的形成密切相关。也就是说，因为各种组织有 T_1 值的不同，当我们在 RF 终止后的同一时间测量纵向上的磁矩值时，各种组织的磁矩值将不同，即图像上的亮暗有不同，这就使我们能够区分不同的组织，以用来进行解剖定位和病变显示。

三、T_1 加权图像的概念

T_1 加权图像就是反映组织 T_1 值差异的 MR 图像，由于人体组织存在组成成分和组织结构的千差万别，在磁共振成像时选择适当的参数，获得的图像在亮暗灰阶差别上反映了某一层面上各种组织的 T_1 差别，这时的 MR 图像就是 T_1 加权图像，简称 T_1 像，有时写为 T_1WI（T_1 weighted imaging）。要形成 T_1 加权图像，在成像时要对 MRI 机选择和设定适当的成像参数，就像拍照片时要先选择好光圈和快门速度一样，但 MRI 机要设定的成像条件要复杂得多，主要是脉冲序列、TR 及 TE 等。

四、哪些组织 T_1 值较长

一般情况下，人体组织中的游离水分子具有较长的 T_1 值，因此，凡是含有大量水分子的组织都有较长的 T_1 值，如脑脊液、水肿区、囊性变、坏死组织及肿瘤等。组织的 T_1 时间长，说明它在 RF 射频终止后不易恢复到原来的纵向磁化状态。假如有两种不同组织同时受到 RF 激发而发生磁共振现象，在 RF 终止后的相同时间测量纵向磁矩值，T_1 值长的组织的纵向磁矩值较 T_1 值短的组织的纵向磁矩值小，MR 信号就会较低，在 MR 图像上呈现低信号的暗或黑色。因此，水的 T_1 时间长，在 T_1 加权图像上是黑色的。反之，在一般情况下，如果某一 MR 图像上显示含水的脑脊液或其他已知的液体成分为低信号，那么这幅 MR 图像很可能就是 T_1 加权图像。

五、哪些组织 T_1 时间短

T_1 时间短的组织主要为脂肪，脂肪和水一样都含有大量的氢原子，质子密度高，但脂肪的 T_1 时间较水短得多,水中的质子和脂肪中的质子在磁特性上是有很大不同的。T_1 值主要与质子所处的环境(晶格)有关，晶格是指原子周围的其他原子对能量转递的敏感程度，这又与分子结构有关，游离水分子的分子可移动性很大，不易将 RF 激发的能量传递给周围的原子，导致纵向上的磁矩难以恢复，T_1 时间就长了。脂肪的分子较大，其中的质子周围有碳、氧等原子结合，能量传递较快，T_1 值很短。同样，与蛋白质大分子结合的水，其 T_1 时间也就较短。所以，T_1 时间也被称为自旋 - 晶格弛豫时间，反映 T_1 时间与分子结构的品格特点关系极其密切。

六、T_2 时间

T_2 时间也叫横向弛豫时间，横向弛豫与纵向弛豫是同时发生的。质子受 RF 激发而发生磁共振后，吸收能量，使总的磁矩偏离主磁场方向，在横向的 XY 平面上出现了磁矩。当 RF 终止后，XY 平面上的磁矩将逐渐减少至零，横向磁矩从最大减少到零的全过程即为横向弛豫，所需要的时间为横向弛豫时间。如同 T_1 值一样的原因，我们将横向磁矩减少至最大时的 37% 作为一个单位 T_2 值，T_2 值一般为数十毫秒。

横向弛豫和纵向弛豫是在 RF 终止后同时发生的两个方面，但是弛豫的快慢是不一样的，所以 T_2 和 T_1 值是不一样的。一般同一组织的 T_1 远比 T_2 长，也就是说横向上的磁矩在 RF 停止后将很快完成弛豫而消失为零，但纵向上的磁矩恢复却需要较长的时间。

主要反映组织 T_2 值不同的 MR 图像称为 T_2 加权图像，简称 T_2 像，有时写为 T_2WI。T_2 像的形成主要通过设定 MR 成像参数来实现，选择适当的成像序列、TR 值和 TE 值即可。一般 TR 值较长(2.0 秒以上)、TE 值也较长（80 毫秒以上）时形成的图像为 T_2 加权图像。

七、T_2 为什么要比 T_1 短

这个问题要从组织内部的质子间关系讲起，质子间是相互作用和相互影响的，某个质子的磁矩方向是受周围质子的微磁矩状态影响的，这是组织在无磁场存在的条件下不会有磁矩产生的原因。就是说在单个质子的磁矩能量值不变的情况下，由于质子间相互影响就会使磁矩矢量分散在空间各个方向上，使总磁矩为零状态。当 RF 终止后，在能量转化的同时，每个质子都受周围质子的磁矩相位影响而很快改变方向，使不同相位上的磁矩相互抵消，在能量绝对值减少尚未完成时，XY 平面上的磁矩总能量已经锐减。也就是说品格间的能量传递尚未完成时，由于质子间自旋方向的改变就很快使 XY 平面上的总磁矩提前减少到零，使横向上的磁矩消失较纵向上磁矩建立更快，形象地说，破坏比建立要来得容易。所以 T_2 时间也被称为自旋 - 自旋弛豫时间，T_1 时间被称为自旋 - 晶格时间，T_2 总比 T_1 要短。

八、组织 T_2 长短与成像技术的关系

人体内含游离水分子较多的组织 T_2 值相对较长，如脑脊液、肾组织、囊腔、脓肿、炎症组织、肿瘤等 T_2 值都较长，脂肪的 T_2 值中等。T_2 长的组织在磁共振成像时、RF 终止后横向磁矩消失速度慢，在 RF 激发后相同的某一时间测定残留的横向磁矩值，T_2 长的组织横向磁矩值将较大，信号将较强，所以在 T_2 加权图像上 T_2 长的组织信号强，呈亮白色，T_2 短的组织信号弱，呈暗或黑色。

正常人体的脾脏、肝脏、肌肉等组织的 T_2 值相对较短，它们在 T_2 加权图像上信号相对较低。在组织发生炎症、坏死、囊变等情况时 T_2 值一般都会延长，也就是在 T_2 加权图像上呈高信号。肿瘤组织的 T_2 值一般较长，但是一些含水分较少或纤维化明显的肿瘤 T_2 值并不长，如肺癌、成骨性肿瘤、胰腺癌等。

因为各种组织的质子密度、T_1 值、T_2 值都不一样，所以对同一患者的同一部位要同时做质子密度加权像、T_1 加权像、T_2 加权像等三种不同图像。有些病变的质子密度与正常组织相差不大，但在 T_1 加权像或 T_1 加权像上却有显著不同，MRI 就不会漏诊。所以说，MRI 对疾病诊断的敏感性是很高的，在临床应用 MRI 时也要充分利用这种特点，不能简单地只做 T_1 或 T_2 种加权成像。

九、T_1 加权图像不是 T_1 值所组成的图像

T_1 像是主要反映组织间 T_1 值不同的图像，不是绝对的只取决于 T_1 值的不同，质子密度、T_2 值都在不同程度上对 T_1 像产生一定的作用，随着操作者成像时选择的参数不同，这种影响或多或少。同样的情况在质子成像、T_2 成像时均存在，都是相互有影响的。所以，操作者对磁共振原理和机器操作的了解程度将在很大程度上决定获得的图像能否反映出病变与正常组织之间的信号强度差别，影响 MRI 检查的质量。通过成像参数的不同组合设定，可获得同一层面组织无数种不同对比情况的图像，以便在最大限度上显示病灶，提高病灶组织与周围正常组织的对比度。这是 CT 所无法比拟的。有人说 MRI 工作是一种永无止境的艺术创造工作。

第四节　MR 成像的临床应用基础

一、MR 图像特点

MRI 作为一种影像诊断新技术具有自身的特殊性，首先，图像中的信号强度（亮度）与各种组织中的氢原子的含量及所处状态有关，与组织密度无关。其次，所采用的成像参数不同对图像影响很大，故有 T_1 加权、T_2 加权及质子密度加权等不同图像。第三，MR 图像为体层图像，疾病诊断既要有病理解剖学上形态学改变的基础知识，又要充分掌握 MR 成像时的技术条件。

二、MRI 检查的优点

①无辐射损伤。②对软组织病变的显示效果优良，具有很高的病变检出率。③直接三维切面成像，定位准确。④无骨骼伪影，特别适用于后颅凹、脊椎、关节等部位。⑤不用对比剂可使血管直接显影。⑥可进行扩散成像、灌注成像、磁敏感成像、Bold-fMRI、波谱分析等功能检查。⑦可进行心脏、关节等活动器官的动态成像和功能检测。⑧ MRI 对比剂无过敏反应。⑨图像的计算机数字化处理使资料存储及其他后处理极为方便。

三、MR 成像的适应证非常广泛

除胃肠道、血液、皮肤、内分泌组织及一些无形态和信号改变的病变（如肝炎）外均可进行检查，对病变的定位、定性、定量、定级诊断均有良好效果，尤其对中枢神经系统、脊柱脊髓、颅底五官、纵隔、软组织、骨关节、盆腔、肝、脾、胰、肾等组织病变的显示具有决定性作用。

四、MRI 检查的局限性和注意事项

尽管 MRI 具有许多优点和先进性，但目前在我国尚未普及使用，其局限性主要有以下几点：①设备较昂贵，检查费用高，技术要求高。②目前其诊断仍主要依赖病变形态学特征，定性作用仍有限。③对消化道病变检查效果不良。④检查时间较长，对儿童或烦躁不合作患者不适宜。⑤主磁体内腔较小，患者易产生恐惧感。

在患者进入机房前亦应注意：①对装有心脏起搏器、动脉瘤术后留有金属夹的患者禁止行 MRI 检查。②被检查区域不能有金属物，如有节育环患者不宜进行盆腔及腰骶部 MRI 检查。③金属物品或磁卡、磁带等不许带机房。

五、脂肪信号抑制技术

脂肪组织在 MR 的 T_1 和 T_2 加权像上均呈高信号，人体内富含脂肪组织，尤其在组织间隙中的脂肪组织在 MRI 上构成了自然的器官或组织分界轮廓线，所以一般情况下脂肪组织的存在对 MR 成像是有利的。但是，在一些特殊情况下，就需要选择性抑制脂肪信号，采用脂肪抑制技术成像可明确组织内是否含有脂肪成分，如诊断骨髓浸润、脂肪性肿瘤及脂肪变性等情况。此外，抑制脂肪信号可提高图像中其他组织的相对信号强度，也可改善对比剂增强后病灶强化程度的显示，有利于对病灶的显示。脂肪抑制技术还可用来消除正常脂肪组织的信号，达到减少化学位移伪影影响的目的。

有三种方法可实现对脂肪组织的 MR 信号抑制：脂肪饱和技术、反转复原成像和反相位成像，选择何种方法要视应用的目的（对比增强还是组织特性）及检查组织中的脂肪含量而定。脂肪饱和技术被推荐用于抑制含大量脂肪的组织信号及帮助对比剂强化成像时取得更可靠的图像，这项技术的主要缺点是对磁场不均匀性特别敏感，易产生数据误定位伪影，在低场强磁共振机中应用效果不稳定。反转复原成像可取得均匀全面的脂肪抑制，且可用于低场强磁共振机中，但此技术对脂肪并非为特异选择性，长 T_1 和短 T_1 的组织信号强度可能相似而区分困难。反相位成像是一种快速且应用简便的技术，常被用于证实病灶中含有的少量脂质成分，缺点是在检出被脂肪组织包埋的小病灶中的应用常不可靠。

六、水信号抑制技术

人体中水分含量达 60% 以上，体液中许多是以游离形式积聚存在的，如脑室中的脑脊液、胆囊中的液体。由于游离水具有很长的 T_2WI，在 T_2WI 上呈显著高信号，与组织水肿所致的组织高信号相似，有时会干扰医师的诊断。为了区分水肿的组织与游离的体液，可以利用 FLAIR（fluid attenuation IR）序列来达到游离水信号抑制的效果。

FLAIR 是 IR 序列与 FSE 结合的组合序列。在 FSE 序列前，先给予一个 180° 脉冲对纵向磁矩进行反转，选择较长的间隔时间，可使游离水（T_1 较长）的纵向磁矩处于零水平时启动后续的 FSE 序列，这时候游离水的信号很低，但是其他组织的信号受影响很小，达到选择性抑制水信号的作用。这样，脑脊液呈低信号，但脑组织中水肿的组织或肿瘤组织仍像 T_2 加权一样呈高信号，由于脑脊液是 T_2 加权图像上的主要高信号来源，脑脊液信号的降低将突出脑组织中病变组织的高信号，所以目前 FLAIR 序列在临床上应用较多。

第五章

呼吸系统疾病的MRI诊断

第一节　鼻及鼻窦

一、概述

（一）适应证

外鼻及鼻腔基本上可由临床直接查见，但鼻窦及其周围深在的结构则有赖于影像学检查，MRI 具有较好的软组织分辨率，可较好反映软组织的特性，有时可区分积液的性质，区别炎症与肿瘤，鉴别纤维瘢痕与肿瘤复发；另一方面，MRI 多平面成像可同时显示鼻和鼻窦与周围结构，如眼眶、翼腭窝、颞下窝、颅底和颅内情况，能清晰地勾绘出病变的侵犯范围，提高对病变的定位、定量和定性能力。但 MRI 对骨及钙化的显示不如 CT。

1. 先天异常　如鼻腔闭锁，鼻中线囊肿，脑膜或脑膜脑膨出等。

2. 外伤　MRI 对骨折显示较差，故急性外伤患者不能配合者优先考虑 CT，但 MRI 可显示黏膜的肿胀，鼻窦积血，软组织挫伤等。

3. 炎症　如鼻窦急慢性炎症，肉芽肿性炎症，炎性息肉等。

4. 肿瘤及肿瘤样病变　如囊肿，良性乳头状瘤，血管瘤，神经鞘瘤，脑膜瘤，骨瘤，骨纤维异常增殖症，软骨瘤，鼻腔癌肿，上颌窦癌肿，筛窦及蝶窦癌肿等，MRI 可明确肿块属囊性或实性，区别病变为膨胀性或侵袭性，但良恶性病变的 MRI 信号改变无特异性，确诊需病理组织学检查。

（二）MRI 检查方法与技术

1. 注意事项　鼻及鼻窦与牙齿邻近，因此行该部位 MRI 检查前必须去掉假牙，对不能去掉假牙的患者，一般不能行 MRI 检查。

2. 线圈及序列　鼻及鼻窦检查通常采用头颅线圈，一般层厚 5mm，特殊结构如检查窦口鼻道复合体时用 2 ~ 3mm 薄层扫描，扫描范围应包括硬腭至额、筛窦平面。序列包括 T_1 及 T_2 加权像，一般来说 T_1WI 显示解剖结构较清楚，而 T_2WI 显示病变特性较好。在 T_1WI 像炎症、肿瘤、纤维瘢痕信号差别不大，在 T_2WI 则炎症信号较肿瘤为高，纤维组织仍为低信号，有利于病变的区别。

3. 扫描平面的选择　MRI 多平面成像能较好地显示病灶的范围及其与邻近组织结构的关系。横断面是最常用的检查平面，冠状面则显示上下窦壁及病变上下方的延伸情况较好，可根据所观察的结构不同选择不同的扫描层面，一般鼻腔疾病用横断面加冠状面；显示额窦、上颌窦及筛窦可采用横断面加冠状面，显示蝶窦病变用矢状面加冠状面较好。

4. 增强扫描　多数鼻窦肿瘤属少血管病变，强化不明显，但炎症病变强化较肿瘤明显，增强扫描有助于区别肿瘤与炎症，清楚地显示肿瘤的侵犯范围。此外，增强扫描对肿瘤颅内侵犯的显示更清楚，可较好地显示肿瘤沿神经孔播散及海绵窦侵犯，并可确定有无脑内侵犯；对手术及放疗后患者，增强扫描尚有助于鉴别肿瘤复发与纤维瘢痕。

（三）正常 MRI 影像表现（图 5-1）

1. 外鼻及鼻腔　外鼻由鼻骨和鼻软骨以及附着的皮肤、肌肉等组成，呈上窄下宽的三棱锥形，突出于面部正中，鼻骨位于上部，软骨位于下部，鼻腔前庭由鼻翼围成，MRI 图像上鼻骨 T_1 及 T_2 加权像均为低信号，软骨呈软组织信号。

鼻腔由鼻中隔分为左右两半，前通鼻前庭，后达鼻咽腔，顶为筛骨筛板，底为硬腭，呈顶窄、底宽的狭长腔隙，鼻中隔为鼻腔的内侧壁，前段为软骨，后段为骨质。鼻中隔常见弯曲或偏移，鼻腔侧壁附着上、中、下鼻甲，鼻甲下方的裂隙为鼻道，与鼻中隔两旁的总鼻道相连。

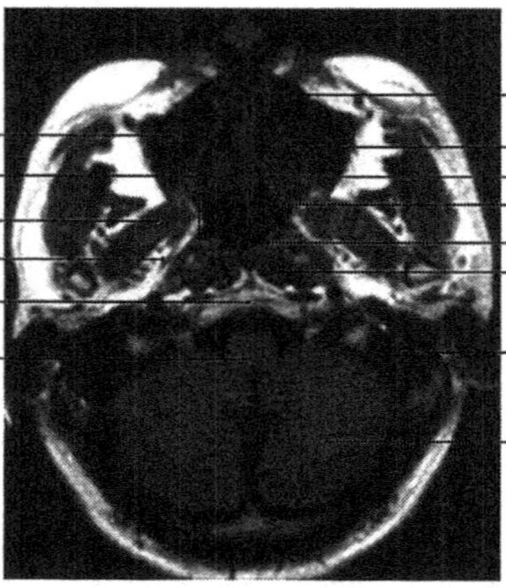

图 5-1　鼻腔、鼻窦正常 MRIT_1WI 表现

MRI 图像上外鼻及鼻腔气道含空气，不产生信号，呈黑色。鼻甲及鼻腔黏膜在 T_1WI 及 T_2WI 均为中等信号，增强扫描后鼻甲及鼻腔黏膜由于富含血管而明显强化。显示鼻甲与鼻道的关系以冠状面最好。

2. 鼻窦　由于鼻腔内气体在 MRI 图像上呈低信号，鼻窦骨壁皮质骨亦呈黑色线带状，二者很难区分，因此鼻窦主要由中等信号强度的黏膜层衬托而显示。注射 Gd-DTPA 后，黏膜明显强化。额窦及上颌窦周围的松质骨内有骨髓组织，则呈高信号，脂肪在 T_1WI 为高信号，肌肉在 T_1 及 T_2 加权像均为中等信号。

（1）上颌窦：上颌窦位于鼻腔双侧的上颌骨体内，呈三角锥体，内侧壁为鼻腔外侧壁，其上后区有骨缺口为窦腔开口，通中鼻道，其后缘为眶下裂，窦顶壁为眶底壁，其后缘为眶上裂，窦底为上颌牙槽突，上颌窦前壁骨质较厚，后外侧壁骨质较薄，后方与蝶骨翼突之间有一狭长裂隙称翼腭窝，其内脂肪层为识别肿瘤有无累及上颌窦以外的标志。

上颌窦窦腔大小、形态与年龄有关，并有个体差异，窦腔内壁不完全间隔或嵴突较为常见，偶见窦腔内完全性骨隔致窦腔分离。

MRI 横断面可清楚显示上颌窦前后壁和内侧壁，冠状面对眶底、筛窦与上颌窦分界及上颌窦底显示最清楚。

（2）筛窦：位于眼眶内侧的筛骨中，一般左右对称，顶壁的筛板构成前颅窝底，外侧纸板即眼眶内侧壁，筛窦内侧壁附着上中鼻甲和钩突，参与构成鼻腔上部的外侧壁，每侧筛骨内有数量不等的筛窦气房，一般以基板为界将气房分为前后两组，前组筛窦气房小而多，开口于中鼻道，后组筛窦气房大而少，开口于上鼻道，筛窦气化发育常有变异，有的中鼻甲、钩突及筛骨垂直板可有气化。

MRI 横断面可较好显示前后组筛窦以及与眶内结构的关系，冠状面显示筛窦、上颌窦与中鼻道的关系较好。

（3）额窦：位于额骨中，双侧额窦间有薄骨板分隔，额窦前壁较厚，后壁较薄，形成前颅窝的前壁。正常额窦大小、形状变异较大，有的单侧或双侧发育小或不发育，有的可过度气化，形成多房腔或向外周扩展。

MRI 横断面显示额窦前后壁较清楚，冠状及矢状面则显示额窦与筛窦、前颅窝及眼眶的关系较明确。

（4）蝶窦：位于蝶骨内，4 岁后开始气化，两侧多不对称。蝶窦发育程度差异较大，气化差者可完全不气化，大多数窦腔位于蝶鞍前和下方，少数可扩展至鞍背、蝶骨大、小翼、翼突、枕骨斜坡等。

蝶窦开口于前上壁，通上鼻甲后方的蝶筛隐窝。蝶窦前接后组筛窦，前上方与视神经管相邻，上方为鞍底，两侧上外方为海绵窦，蝶窦底与鼻咽顶相邻，后方为枕骨斜坡。

MRI 横断面观察蝶窦与筛窦及眼眶关系较好，冠状面显示蝶窦及鼻咽顶、蝶鞍区关系最好。

3. 窦口鼻道复合体（Ostiomeatal Unit or Complex） 位于鼻腔侧壁的窦口鼻道复合体的解剖对鼻窦炎的发生、发展和治疗有密切关系，其通气和引流障碍是发生鼻窦慢性炎症的主要原因。这一区域的解剖对功能性鼻内窥镜手术很有帮助。一般用冠状面薄层（2 ~ 3mm）显示较清楚，其结构包括：

（1）筛泡：在中鼻道外侧壁上，为中组筛窦气房的圆形隆起，向下通筛漏斗或向内进中鼻道。

（2）筛漏斗：为一弧形腔道，位于筛泡之下钩突外下方，其外侧壁即眼眶内下缘，下端通上颌窦，接受前组筛窦、半数额窦及上颌窦后部的引流，再经半月裂进中鼻道。

（3）半月裂：为钩突上方与筛泡下方之间的弧形裂口，为筛漏斗通向中鼻道的裂口。

（4）钩突：为中鼻道前外侧壁上镰刀形薄骨板，其上缘游离成半月裂内侧壁。

（5）上颌窦自然开口：位于上颌窦内侧壁后上部，钩突后方，上颌窦可经此窦口进中鼻道。

在 MRI 冠状面图像上，筛窦区上有筛泡，下有筛漏斗气房，两者间内侧壁为半月裂，筛漏斗内侧壁为钩突，外侧壁为眶内下壁，下端通向上颌窦，在较后层面可见上颌窦开口于内侧壁上部。

影响鼻窦引流的解剖变异常见有筛泡过大、中鼻甲气房（泡状鼻甲）、钩突气房、眶下气房（Haller 气房）、钩突外偏、中鼻甲反向等，以上解剖变异可致窦口阻塞引起阻塞性鼻窦炎。

二、鼻窦炎症（Paranasal Sinusitis）

（一）概述

鼻窦炎是最常见的鼻疾病，按其病因可分为过敏性、化脓性及肉芽肿性三大类；按其发展过程可分为急性和慢性。

急性化脓性鼻窦炎（acute suppurative sinusitis）常是上呼吸道炎症的表现之一，多继发于急性鼻炎。慢性化脓性鼻窦炎（chronic suppurative sinusitis）多由急性炎症反复发作未愈、迁延所致。上颌窦发病率最高，其次是筛窦，常为多发性，若一侧或双侧各鼻窦均发病者，称全鼻窦炎（Pansinusitis）。

（二）病理

急性期：基本病理改变为黏膜充血、肿胀，炎性细胞渗出、浸润及脓性分泌物产生。黏膜肿胀常使窦口阻塞，分泌物滞留，少数可发生骨髓炎或眶内、颅内并发症。慢性期：主要病理改变有黏膜肥厚或息肉变性型、黏膜萎缩型及乳头状增生型。黏膜慢性炎症充血肿胀，腺体增生和新生血管可致黏膜肥厚形成息肉或囊肿，窦腔内有脓性分泌物潴留，窦壁骨质硬化增厚，久后黏膜纤维化以至萎缩。

（三）临床表现

局部症状：鼻塞、多脓涕、头痛及局部疼痛，部分病例出现嗅觉减退或消失，部分视力受影响。

全身症状：畏寒、发热、食欲不振及周身不适等。

鼻镜检查：鼻甲肥大，中鼻道或嗅裂有分泌物或脓液，慢性期中鼻甲息肉样变和鼻内息肉。

（四）MRI 表现（图 5-2）

（1）鼻甲肥大，鼻窦黏膜增厚，增厚的黏膜多与窦壁平行，T_1WI 为等信号，T_2WI 为高信号，如黏膜水肿显著则可呈分叶状息肉样肥厚。

（2）窦内分泌物潴留，呈现气液平面，并可随体位变动。急性期窦腔内渗出液为浆液，含蛋白等有形成分较少，T_1WI 低信号，T_2WI 高信号，高于黏膜；若蛋白含量较高（5%~25%），则 T_1WI 为等或高信号，T_2WI 为高信号。

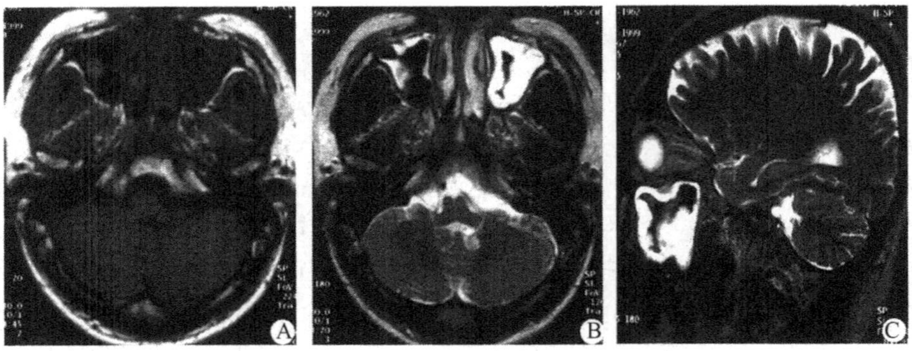

图 5-2 双侧上颌窦炎，男性，38 岁。双侧上颌窦黏膜不规则增厚，以左侧为重。T_1WI（A）信号略低于肌肉，T_2WI（B、C）呈明显高信号

（3）增强扫描，慢性期窦壁黏膜可呈轻到中度强化，而窦腔内分泌物无强化。

（4）骨壁改变，急性期窦壁骨吸收，慢性期窦壁骨质增厚、硬化，但无骨质破坏。

（五）诊断要点

（1）有上呼吸道炎症症状或反复发作的急性鼻窦炎病史。

（2）临床表现有鼻塞、脓涕、鼻源性头痛等症状。

（3）MRI 示鼻甲肥厚、鼻窦黏膜增厚、窦腔内积液、气液平面等。

（六）鉴别诊断

（1）肉芽肿性炎症。

（2）鼻窦肿瘤。

三、鼻窦黏液囊肿（Mucocelcs）

（一）概述

黏液囊肿系由鼻窦开口阻塞、窦内分泌物长期潴留致窦腔膨胀扩大形成囊性肿块。本病最常发生于额窦和筛窦，少数见于上颌窦和蝶窦，一般单侧。

（二）病理

引起窦口阻塞的原因有：①慢性炎症；②外伤和手术后骨质增生或瘢痕；③良、恶性肿瘤；④解剖变异。囊肿壁即为鼻窦黏膜，黏膜上皮化生，黏膜下炎性细胞浸润，囊内液体一般为淡黄稀薄浆液、棕褐色稠厚黏液或咖啡色混有血样物质，如有感染变为脓性，称脓囊肿，窦壁骨质膨胀变薄。

（三）临床表现

（1）病程进展缓慢，膨胀性生长，早期可无症状，增大后压迫窦壁可引起疼痛。

（2）囊肿突眶内则出现眼球突出、眼球移位、视力障碍等。

（3）局部膨隆或触及有弹性肿块，额窦及筛窦分别位于额窦底及内眦部。

（4）鼻腔检查：额、筛窦囊肿突向中鼻道呈一隆起。蝶窦囊肿后鼻镜检查鼻咽顶壁向下突出，上颌窦囊肿可见下鼻道外侧壁向鼻腔内移位。

（四）MRI 表现

（1）多见于筛窦及额窦。

（2）窦腔呈类圆形膨胀扩大，有环形均匀薄层囊壁包围。

（3）囊内液体信号取决于囊液中的蛋白含量、水含量和水化状态以及黏稠度，如含黏蛋白不太多，含水较多而黏度较低则 T_1WI 为中等信号，T_2WI 为高信号；若含黏蛋白较多时 T_1 及 T_2 加权像均为中等或高信号；若水分吸收，囊内分泌物十分黏稠时，T_1WI 及 T_2WI 均为低信号。增强扫描后囊壁增强。

（4）窦壁弧形变薄或外移，向外膨隆，但无虫蚀样破坏。

（5）囊肿侵犯眼眶致眼球突出、移位，眼外肌、视神经受压移位。额窦黏液囊肿常先向眼眶内上方扩展。筛窦囊肿易向眶内壁及鼻腔顶部膨隆。

（五）诊断要点

（1）本病多见于筛窦及额窦。

（2）临床早期无症状，囊肿较大时可引起头痛，常在额窦底及内眦部隆起。

（3）MRI 示窦腔膨胀扩大，窦壁变薄，囊内液体信号与其内部成分有关，增强扫描囊壁强化。

（六）鉴别诊断

（1）鼻窦肿瘤。

（2）眼眶肿瘤。

四、黏膜囊肿

（一）概述

黏膜囊肿多见于上颌窦，为黏膜腺体分泌物在腺泡内潴留而形成，又称黏膜潴留囊肿（mucous retention cyst）。

（二）病理

黏膜囊肿可单发或多发，一般较小，不充满窦腔，类圆形，囊肿壁较薄，囊内可为浆液或黏液。黏膜下积液形成的黏膜下囊肿并非真正囊肿，但外形似囊肿，常呈基部位于窦底的半球形或球形肿物，内含血浆。

（三）临床表现

（1）平时无症状，常在检查中偶然发现。

（2）偶有头痛，有时囊肿自行破溃从鼻腔中流出黄色液体。

（3）鼻腔检查正常。

（四）MRI 表现（图 5-3、图 5-4）

（1）多见于上颌窦等大窦腔，常多发。

（2）囊肿一般较小，呈小结节形或呈广基位于窦底的半球形或球形（黏膜下囊肿），信号均匀，边界清楚。

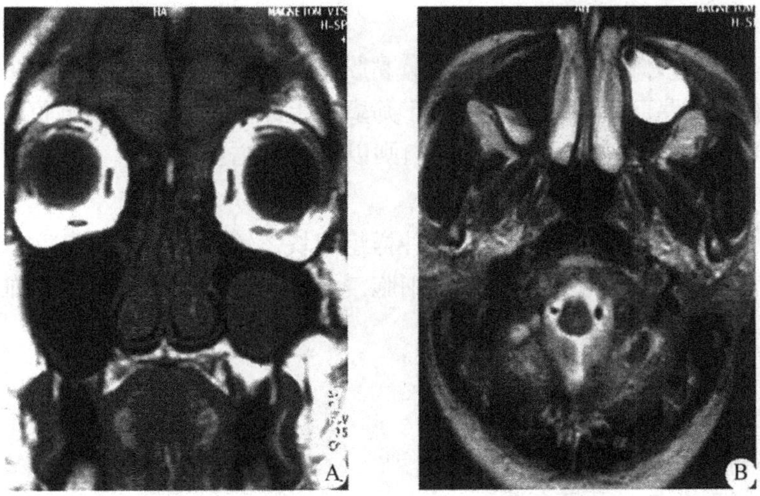

图 5-3　左侧上颌窦囊肿，男性，48 岁。左侧上颌窦内可见圆形肿物，自上颌窦的底壁向上突入窦腔，其内信号均匀，T_1WI（A）呈略低信号，T_2WI（B）呈高信号，边缘光滑锐利。右侧上颌窦外侧梭形略高信号影为局部黏膜增厚

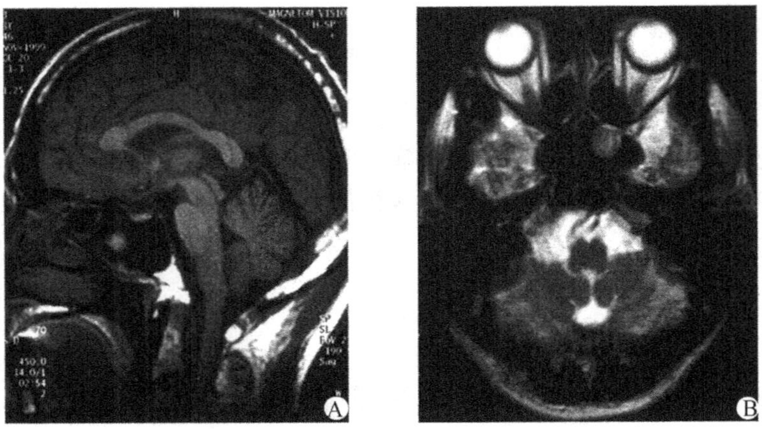

图 5-4　蝶窦黏膜囊肿，男性，64 岁。蝶窦内圆形肿物，自前壁突入窦腔，T_1WI（A）信号稍低，T_2WI（B）信号稍高、均匀，边缘光滑锐利

（3）黏膜潴留囊肿 T_1WI 呈略低、中等或高信号，T_2WI 为高信号。黏膜下囊肿 T_1WI 呈略低信号，T_2WI 为高信号。

（4）增强扫描无强化。

（5）个别囊肿较大可占据整个窦腔。

（五）诊断要点

（1）多见于上颌窦内。

（2）常无症状，偶尔从鼻腔内流出黄色液体。

（3）MRI 表现为窦腔内小结节影或广基的半球形影，T_1WI 略低或中等信号，T_2WI 高信号，增强扫描无强化。

（六）鉴别诊断

本病诊断不难，需与上颌窦息肉鉴别。

五、鼻及鼻窦息肉（Polyp）

（一）概述

本病为一常见病。病因多倾向于变态反应和鼻黏膜慢性炎症。慢性鼻炎、鼻窦炎的脓性分泌物长期刺激使鼻黏膜发生水肿和肥厚而形成息肉。多见于筛窦和上颌窦，且易进入鼻腔内，常多发累及双侧鼻窦。过敏性息肉主要见于鼻甲及嗅区，后鼻孔息肉则以感染为主。

（二）病理

大体观息肉呈大小不等的质软、半透明状水肿样组织块。镜下息肉为一高度水肿的结缔组织，组织间隙明显扩大，有嗜酸细胞、中性粒细胞和淋巴细胞浸润；电镜下鼻息肉组织中血管和腺体均无神经支配，腺体扩张，血管通透性增加。

（三）临床表现

（1）持续性鼻塞、嗅觉减退、闭塞性鼻音等。

（2）头痛、分泌物增多等鼻窦炎症状。

（3）后鼻孔息肉可致呼气时鼻阻塞感。

（4）鼻镜检查示一个或多个表面光滑、灰色或淡红色如荔枝肉状半透明肿物，柔软无痛，一般不易出血。

（四）MRI 表现

1. 鼻窦炎伴鼻息肉　最常见，鼻息肉多起自筛窦和上颌窦。MRI 表现为中鼻道或鼻腔上部软组织肿块，并鼻窦黏膜增厚，窦腔内分泌物。若鼻腔息肉充满鼻腔可致鼻中隔偏移、鼻腔膨大，向前可扩展至鼻腔前庭，向后延伸至鼻咽腔内。筛窦亦可扩大，部分筛房间隔破坏。MRI示息肉的增厚黏膜及分泌物均为T_1WI中等信号，T_2WI高信号，难以区分其病理类型。

2. 局限于鼻窦内息肉　较少见，多见于上颌窦内，MRI表现为窦腔内单个或多个结节状肿块，信号均匀，T_1WI为中等信号，T_2WI为高信号，附着于窦壁，如肿块有蒂则较典型。

3. 鼻窦及后鼻孔息肉　常见于青少年，多来自上颌窦，MRI示一侧后鼻道及鼻咽腔单发软组织肿块，边缘光滑，有蒂经窦口与上颌窦相连，病侧上颌窦内亦有息肉样组织充满，T_1WI低或中等信号，T_2WI高信号。

4. 出血性息肉　最常见于上颌窦，MRI示T_1WI出血灶表现为高信号，窦腔扩大，多伴有窦壁骨质吸收破坏，由于此类息肉有增生的血管，增强扫描后有不同程度强化。

（五）诊断要点

（1）本病多由过敏及慢性炎症所致：过敏性息肉主要见于下鼻甲，后鼻孔鼻息肉则以感染为主。

（2）临床表现为持续性鼻塞等，鼻镜检查有帮助。

（3）MRI表现为鼻窦炎伴鼻息肉，局限于鼻窦内息肉、鼻窦及后鼻孔息肉，息肉T_1WI为中等信号，T_2WI为高信号，若T_1WI为高信号则提示出血。

（六）鉴别诊断

1. 鼻腔鼻窦恶性肿瘤　出血性息肉信号不均匀，且常伴有骨质吸收破坏，需与恶性肿瘤鉴别。但一般息肉引起的骨质破坏多为压迫性，可致膨隆移位，软组织肿块边缘多较光滑，与恶性肿瘤浸润性生长及破坏有所不同。

2. 鼻咽纤维血管瘤　为鼻咽部常见的良性肿瘤，多在鼻腔后部及鼻咽部，需与鼻窦及后鼻孔息肉鉴别，MRI两者往往相近，但增强扫描后纤维血管瘤有明显的强化，此外鼻镜检查有助于鉴别。

3. 鼻腔内翻性乳头状瘤　此病形态及MRI信号与息肉类似，不易鉴别，一般需病理检查鉴别。

六、鼻腔癌（Nasal Cavity Carcinoma）

（一）概述

鼻腔与鼻窦恶性肿瘤约占全身恶性肿瘤的1% ~ 2%，占耳鼻咽喉部恶性肿瘤的20%左右。癌多于肉瘤，男性多于女性，男女之比为（1.5 ~ 3.0）：1，癌肿多发生于40 ~ 60岁，肉瘤则多见于青年人。鼻腔恶性肿瘤多继发于鼻窦，原发于鼻腔者较少，晚期难以分辨何处为原发。

（二）病理

鼻腔癌起源于黏膜上皮或腺上皮，多数为鳞状细胞癌，少数为腺癌、未分化癌等。鳞癌组织学上分为角化型和非角化型，分化程度由高到低均可见到。

角化型鳞癌细胞角化明显，可见细胞间桥和角化珠，细胞核大、深染、多形，呈不规则条索或巢状。非角化型鳞癌细胞呈大小不等的实性巢，细胞大小一致，核大。疣状鳞癌易直接累及邻近组织。

（三）临床表现

（1）早期有一侧鼻塞，初为间歇性，后为持续性。

（2）鼻涕带血，脓血涕或鼻衄。

（3）一侧嗅觉减退或消失。

（4）头胀、头痛。

（5）晚期肿瘤侵入鼻窦、眼眶，表现为鼻窦恶性肿瘤症状。

（6）鼻镜检查见鼻腔新生物呈菜花状，表面常有溃疡及坏死组织，易出血。

（四）MRI表现

本病大多数病例可由临床查见鼻内肿物经病理确诊。MRI可同时显示鼻腔、鼻窦及其周围组织结构改变，确定肿瘤侵犯部位及范围，为临床确定治疗方案和随访提供重要依据。

（1）鼻腔内局部软组织增厚或肿块，早期可无骨质破坏，其信号强度 T_1WI 等信号，T_2WI 高信号，与鼻腔黏膜相似，差别不明显，易被忽视。注意重 T_2 加权像肿瘤信号常较黏膜信号低。

（2）肿瘤增大可填充整个鼻孔，鼻甲破坏，鼻中隔消失，T_1WI 等信号，可见一些略低信号坏死区，T2WI 肿瘤仍为中等或稍高信号，坏死部分为散在高信号。

（3）骨质破坏，以侵犯上颌窦内侧壁最常见，MRI 显示骨质破坏不如 CT 清楚。

（4）增强扫描后肿瘤轻度强化，鼻甲黏膜强化明显。

（5）肿瘤侵犯邻近结构：向前侵犯鼻腔前庭，向后侵入后鼻孔和鼻咽，向内侵入对侧鼻腔，向下破坏硬腭，向上侵犯筛窦进入眼眶和颅内，向外侵入上颌窦。

（五）诊断要点

（1）本病临床表现特点为一侧鼻塞、鼻涕带血等，鼻镜检查可见鼻腔新生物，易出血。

（2）MRI 表现为鼻腔内局部软组织肿块并骨质破坏，并侵犯邻近结构。

（六）鉴别诊断

（1）鼻部恶性肉芽肿：该病变的 MR 信号强度改变以及邻近结构的侵犯情况均不易与鼻腔恶性肿瘤区分，最后诊断靠病理组织学检查。

（2）鼻部血管纤维瘤：此病 T_1WI 为等信号，T_2WI 为高信号，增强扫描后明显强化，与鼻腔癌不同。

（3）鼻腔良性肿瘤：鼻腔癌早期尚未引起骨质破坏，与鼻腔良性肿瘤在信号强度上较难区别，需病理组织检查。

（4）邻近结构的病变侵入鼻腔：鼻咽、上颌窦、筛窦、蝶窦等部位的恶性肿瘤向鼻腔侵犯时，也可致鼻腔的填塞及鼻甲、鼻中隔等组织破坏，与本病不易区分，但上述病灶的中心不在鼻腔，且最早的临床症状为非鼻源性，最后诊断需病理组织确诊。

七、上颌窦癌（Cacinama of Maxillary Sinus）

（一）概述

上颌窦恶性肿瘤是最常见的鼻窦恶性肿瘤，占鼻窦恶性肿瘤的 4/5，以鳞状细胞癌多见，其次是腺癌、囊腺癌、未分化癌等，肉瘤较少见，多为淋巴肉瘤。本病因部位隐蔽，难以早期发现，就诊时多属晚期，一般预后较差。

（二）病理

同鼻腔癌。

（三）临床表现

（1）早期肿瘤较小，常局限于窦腔内，多无明显症状，偶有鼻道血液排出或涕中带血。

（2）一侧鼻腔排出脓血性鼻涕，恶臭，经久不愈为一重要症状。

（3）鼻塞，多为一侧性。

（4）随肿瘤发展，可出现面颊部、鼻部畸形，眼部症状等，如侵及眶下神经，出现面部疼痛及麻木，侵犯牙槽出现磨牙疼痛和松动。

（四）MRI 表现

（1）上颌窦内不规则软组织肿块或黏膜不规则增厚，T_1WI 为等信号，T_2WI 中等稍高信号，当肿瘤较大时可致整个窦腔被瘤体取代，其内可见坏死、囊变区，T_1WI 呈低信号，T_2WI 高信号，高于实性肿瘤部分。

（2）90% 以上患者有不同程度骨质破坏，最常见为破坏内侧壁并伴鼻腔外侧壁或鼻腔内软组织肿块。MRI 显示骨质破坏不如 CT 敏感。

（3）肿瘤向周围浸润，侵犯眼眶、筛窦等，如上颌窦后方脂肪被肿瘤占据，则表明肿瘤侵入颞下窝和翼腭窝。

（4）增强扫描后肿瘤呈轻到中等度强化，其中囊变、坏死区不强化。

（五）诊断要点

（1）临床表现特点为一侧鼻塞，鼻腔排出脓血性鼻涕。

（2）MRI 示上颌窦内不规则软组织肿块并窦壁骨质破坏。

（六）鉴别诊断

（1）上颌窦囊肿：上颌窦囊肿一般边界清楚，无骨质破坏，增强后不强化，可与上颌窦癌鉴别。

（2）上颌窦良性肿瘤：当上颌窦癌早期尚无骨质破坏时，与良性肿瘤在信号强度上接近，较难鉴别。

（3）上颌窦肉芽肿性炎症。

第二节　咽喉部

一、概述

（一）适应证

1. 先天性异常　包括鼻咽部狭窄、先天性喉蹼或喉膈、先天性声门下狭窄。

2. 炎症病变　扁桃体周围脓肿、咽旁间隙感染、咽后脓肿、椎前间隙脓肿、急性会厌炎及鼻咽增殖体肥大等。

3. 囊肿性病变　如鳃裂囊肿、甲状舌管囊肿、会厌囊肿、皮样囊肿等。

4. 良性肿瘤　鼻咽纤维血管瘤、神经鞘膜瘤、脑膜瘤、乳头状瘤、腺瘤、淋巴管瘤、畸胎瘤、脊索瘤、颅咽管瘤等。

5. 恶性肿瘤　鼻咽癌、鼻咽部恶性淋巴瘤、鼻咽部肉瘤、扁桃体癌、软腭癌、喉癌、舌癌等。

总之，由于 MRI 多平面成像，良好的软组织对比度，没有骨质伪影等，其定位较准确、清楚，但由于良恶性病变缺乏特异性 MRI 信号特征，因此特异性诊断较差，对良恶性病变的诊断需病理确诊。

（二）检查方法与技术

1. 鼻咽部　采用标准头部线圈。横断面为最常用的成像平面，一般扫描平面平行于硬腭，扫描范围包括硬腭下 1cm 至蝶鞍平面，层厚 5 ~ 6mm，特殊病灶较小时可选用 2 ~ 3mm 薄层扫描。

在横断面的基础上加扫矢状面或冠状面，一般冠状面有利于显示病灶经颅底向颅内侵犯的情况；矢状面则有利于显示鼻咽顶后壁病灶。常规采用 T_1 及 T_2 加权像，由于肿瘤的 T_1 与 T_2 弛豫时间长，脂肪的 T_1 值短而 T_2 值中等长，肌肉 T_1 值长而 T_2 值短，因此 T_1 加权像病灶与脂肪的信号差别最大，对比较好，而 T_2 加权像病灶与肌肉组织对比度最好。脂肪抑制技术可消除高信号脂肪对病灶的遮掩作用。梯度回波、快速 SE 序列可大大缩短成像时间，减少吞咽和呼吸伪影的影响。对可疑肿瘤侵入颅内或可疑血管性病变，确定肿瘤的形态、大小及邻近组织的浸润范围，鉴别术后改变与肿瘤残留或复发，则需加作增强扫描。

2. 喉部　采用颈部线圈，下颌上抬，垫高肩部以抬高喉部。横断面扫描基线与声带平行，扫描范围自舌骨上会厌上缘至环状软骨下缘，层厚 3 ~ 5mm。如疑有肿瘤则扫描范围需加大，应包括颈部淋巴结转移的好发区域，以明确有无淋巴结转移。

冠状面显示声带、室带、喉室、胸廓人口等情况较好，矢状面则显示舌根、会厌、会厌前间隙、声带前联合较好，可根据情况选用。

扫描序列及增强扫描同鼻咽部。

3. 检查注意事项　咽喉部扫描受吞咽、呼吸运动影响较大，不均匀的呼吸及吞咽动作易产生伪影，影响图像质量，因此检查时要求患者喉部处于放松状态，嘱患者平静呼吸，切莫深呼吸，同时不应做吞咽动作，以减少伪影。

（三）正常 MRI 影像表现

咽部上起颅底，下达第 6 颈椎平面，可分为鼻咽、口咽及喉咽部，是呼吸和消化的共同通道。喉可分为声门区，声门上区及声门下区。

1. 鼻咽腔　鼻咽为颅底之下，硬腭水平以上的咽腔，又称上咽部。其前方经后鼻孔与鼻腔相通，后方与斜坡下部、第 1、2 颈椎前肌肉相邻。鼻咽顶附着于蝶骨底及枕骨斜坡，下接口咽于软腭平面，当发声或屏气时软腭上提关闭鼻咽峡成为鼻咽下壁。顶后壁呈穹隆状，黏膜下有丰富的淋巴组织称咽扁桃体（腺样体或增殖体），出生后即存在，6 ~ 7 岁最大，一般 10 岁以后逐渐萎缩，侧壁由前下向后上依次可见咽鼓管咽口、咽鼓管圆枕及咽隐窝（Rosenmnler 窝），在咽鼓管侧方，筋膜内外可见腭帆提肌与腭帆张肌，与咽鼓管开闭有关。

平静呼吸时，MRI 横断面上鼻咽腔可呈方形、长方形或梯形，咽鼓管咽口位于圆枕之前，部分人咽鼓管开口不明显，约 1/3 正常人两侧咽隐窝轻度不对称。MRI 冠状面上鼻咽腔位于中线颅底下方，咽鼓管咽口位于咽圆枕下方，上方为咽隐窝，矢状切面上鼻咽腔呈 J 型。

2. 咽周间隙　如下所述。

（1）咽后间隙为一潜在间隙，正常 MRI 不易显示，位于咽后壁与椎前肌肉之间，上起颅底下达第 1、2 胸椎平面，内含结缔组织及淋巴组织，扁桃体、口腔、鼻咽等处淋巴引流至此，因此以上各部感染可致咽后脓肿，多见于小儿。

（2）椎旁间隙为脊椎骨与椎前筋膜之间的间隙，颈椎结核常扩展至此间隙形成椎旁脓肿。

（3）咽旁间隙左右各一，位于吞咽肌组与咀嚼肌组之间的腔隙，上起颅底，下至舌骨平面，呈倒置锥形，底向上，尖向下，其内侧为咽缩肌和咽黏膜间隙，外为咀嚼肌和腮腺，后邻颈动脉鞘。内含脂肪、血管、神经等。咽旁间隙的移位和受压常有利于对病变来源的判定，如咽旁间隙向外侧移位提示病变来自咽黏膜，若向内移位提示病变来自腮腺深叶或嚼肌间隙，若向前移位则提示病变来自颈动脉鞘。

（4）颈动脉间隙为颈动脉鞘包绕而成的筋膜间隙，又称茎突后间隙，位于咽旁间隙后方，咽后间隙外侧，腮腺内侧，左右各一，内含颈内、颈总动脉、颈内静脉及第Ⅸ至Ⅻ对颅神经、颈交感丛、淋巴结等。

3. 颞下窝及翼腭窝　颞下窝上方为蝶骨大翼，前方为翼内板、翼腭窝及上颌窦后壁，后界为茎突及颈动脉鞘，侧方为下颌支、下颌髁及颞肌，其内含翼内、外肌、颞肌、咀嚼肌、腮腺深叶及下颌骨等。

翼腭窝位于颞下窝前方，蝶骨翼突与腭骨垂直板之间，在上颌窦后内方与蝶骨翼突之间的一狭长裂隙，内含上颌神经、蝶腭神经节及颌内动脉，此窝外通颞下窝，内经蝶腭孔与鼻腔相通，上经眶下裂与眼眶相通，下方经翼腭管与口腔相通，后经圆孔和翼管与中颅窝相通。

翼突内外板向后伸形成翼窝，内有翼内肌、腭帆张肌，翼外板外面附着翼外肌。

4. 口咽部　自软腭至会厌上缘水平之间，又称中咽部，其前上方经咽喉部与口腔相通，前下方为舌根，后方是咽后壁，两侧是舌腭弓和咽腭弓，其间形成扁桃体窝，内有腭扁桃体。

5. 喉咽部　又称下咽部，自会厌上缘至环状软骨下缘，其前方通喉腔，下端在环状软骨下缘平面连接食管，前壁附着于甲状软骨和甲状舌骨膜，后壁与口咽部后壁相连续。喉咽由声门上喉两侧的梨状窝和环状软骨后的环后或环咽后间隙组成，梨状窝为尖向下的三角形空腔，其内侧壁为杓会厌皱襞，外侧为甲状软骨膜，于甲状软骨后方直接与环后间隙相连。

杓状软骨与环状软骨板后方扁形腔隙为环后间隙，正常喉咽腔常处于塌陷状态，吞咽时食物由双侧梨状窝经咽后间隙进入食管内。

6. 喉腔　喉既是呼吸道，又是发音器官，位于颈前正中，上通咽腔下接气管，上界为会厌上缘，下界为环状软骨下缘。

喉是以软骨为支架，由肌肉、韧带、纤维组织及黏膜等构成的锥形管腔状器官。

（1）甲状软骨：构成喉的前外侧壁，由两侧对称的甲状软骨板构成，两侧在前缘合成一定的角度，形成前角，在男性前角突出成喉结；其后缘游离，上下缘分别向上、下突出称上角和下角。MR 成像年轻人 T_1 及 T_2WI 呈均匀等信号，大于 30 岁 T_1WI 中央高信号代表脂肪及黄骨髓生成。年老时骨化变为皮质骨，信号减低。

（2）环状软骨：位于甲状软骨之下，构成喉的底壁，呈环形，前部狭窄称环状软骨弓，后部宽阔称环状软骨板，上借环杓关节与杓状软骨相连，外借环甲关节与甲状软骨内缘相连，MRI信号取决于环状软骨骨化及髓腔形成的程度，年轻人 T_1 及 T_2 加权像均为等信号，随年龄增长，软骨板边缘骨化信号降低，中央黄骨髓成分增多，信号增高。

（3）杓状软骨：又名襞裂软骨，为一对不规则三棱锥体形，尖向上，底向下，位于环状软骨板上缘并借环杓关节相连，底有二个突起，声带突在前端，后外侧为肌突，其MRI信号与环状软骨相似。

（4）会厌软骨：位于喉的前上部，呈上宽下窄的叶状，下端附着于甲状软骨前角的后方，平时耸立开放喉腔，吞咽时则向后下反转关闭喉人口，以院食物流入喉腔内。在舌根与会厌之间有舌会厌溪，会厌后方为喉前庭，会厌皱襞自会厌两侧边缘向后直抵声门后方。会厌软骨由弹性软骨组成，T_1WI信号略低于肌肉，T_2WI为略高于肌肉信号。

（5）会厌前间隙：为喉前方区较大的脂肪间隙，位于舌骨下会厌前，舌骨膜与甲状软骨前份之后。

（6）喉旁间隙：为喉与甲状软骨间的间隙，由下向上渐宽，内充脂肪，其前上方可与会厌前间隙相通。

（7）喉腔：喉腔面覆以黏膜，由声带将喉腔分隔成声门上区、声门区及声门下区，声门上区位于声带之上，上方为口，前为会厌软骨，侧为杓会厌壁，后方为杓状软骨，室带以上喉腔称为喉前庭，室带又称假声带，由室韧带、肌纤维及黏膜组成，前端起于甲状软骨前角的上中段内面，后端止于杓状软骨前上面，声带与室带之间的腔隙为喉室，左右各一。

声门区由声带构成，位于喉室下方，由声韧带、肌纤维和黏膜构成，前端起于甲状软骨前角中段内面，后附着于杓状软骨声带突，厚约5mm，张开时出现一个等腰三角形裂隙称声门裂，发音时声带内收。声门下区为声带上至环状软骨下缘以上的喉腔，正常气道与环状软骨间黏膜厚度不超过1cm。

咽喉部组织在MR成像时信号可概括为：

①咽喉部气体：T_1WI及T_2WI均为低信号。

②黏膜：如鼻咽、喉黏膜等，T_1WI等信号，T_2WI为较高信号，增强扫描后明显强化。

③肌肉：包括翼内、外肌，头长肌，咀嚼肌等，T_1WI等信号，T_2WI略低信号。

④骨骼组织：翼内外板因无骨髓腔，T_1 及 T_2 加权像均呈低信号，斜坡、下颌骨升支、岩骨尖等内骨松质含脂肪，T_1WI及T_2WI均呈高信号。

⑤咽旁间隙、喉旁间隙、会厌前间隙及翼腭窝等内充满脂肪，在T_1WI及T_2WI均为高信号。

⑥血管：为快速流动的液体，故 T_1 及 T_1WI均呈低信号。

二、鼻咽癌（Nasopharyngeal Carcinoma）

（一）概述

鼻咽癌是鼻咽部黏膜上皮发生的癌肿，是我国南方最常见的恶性肿瘤之一，此病有地区性，好发于亚洲，尤其是我国的广东省，其次是广西、湖南、福建、台湾等地。本病男性多于女性，多见于40～60岁。与之相关的发病因素有种族、家族因素、EB病毒感染与环境致癌因素。

（二）病理

鼻咽癌可分别或同时起源于鼻咽部假复层纤毛柱状上皮和鳞状上皮，按其形态可分为结节型、菜花型、溃疡型及黏膜下浸润型。组织学可分为鳞状细胞癌、腺癌、泡状核细胞癌及未分化癌，其中最常见为低分化鳞状细胞癌，其次是泡状核细胞癌。

本病的发展可分为上行型（向上侵及颅底骨质及颅神经）、下行型（有颈淋巴结转移）和上下行型（兼有颅底、颅神经侵犯和颈部淋巴结转移），局限于鼻咽部者为局限型。

（三）临床表现特点

（1）鼻衄、鼻出血。

（2）鼻阻塞。

（3）耳部症状：由于肿瘤阻塞或压迫咽鼓管咽口，出现耳鸣、耳闷塞，听力减退。

（4）颈部淋巴结转移：部分患者局部症状不明显即已发生淋巴结转移，因此患者常以颈淋巴结肿大为首发症状而就诊。常见于颈深淋巴结上群，即乳突尖下方或胸锁乳突肌上段前缘处。

（5）头痛及颅神经症状：肿瘤破坏颅底骨质，累及三叉神经，进入颅内侵犯颅神经。

（6）远处转移。

（7）鼻咽镜检示肿瘤呈紫红色，触之易出血。

（8）实验室检查 EB 病毒 VCA-IgA 增高。

（四）MRI 表现（图 5-5）

本病多能经鼻咽镜下活检而获得明确的病理诊断，MRI 检查的主要目的在于了解肿瘤向深部浸润的范围，为临床精确分期及放疗提供客观依据，并可用于放疗后随访。

1. 鼻咽黏膜增厚或软组织肿块　鼻咽癌好发于鼻咽顶部，其次是外侧壁和咽隐窝区，病变早期仅表现为局部黏膜稍增厚，咽隐窝变浅、消失或隆起，继而肿瘤生长致黏膜凹凸不平，形成肿块，肿块常突鼻咽腔引起鼻咽腔不对称，狭窄或闭塞。

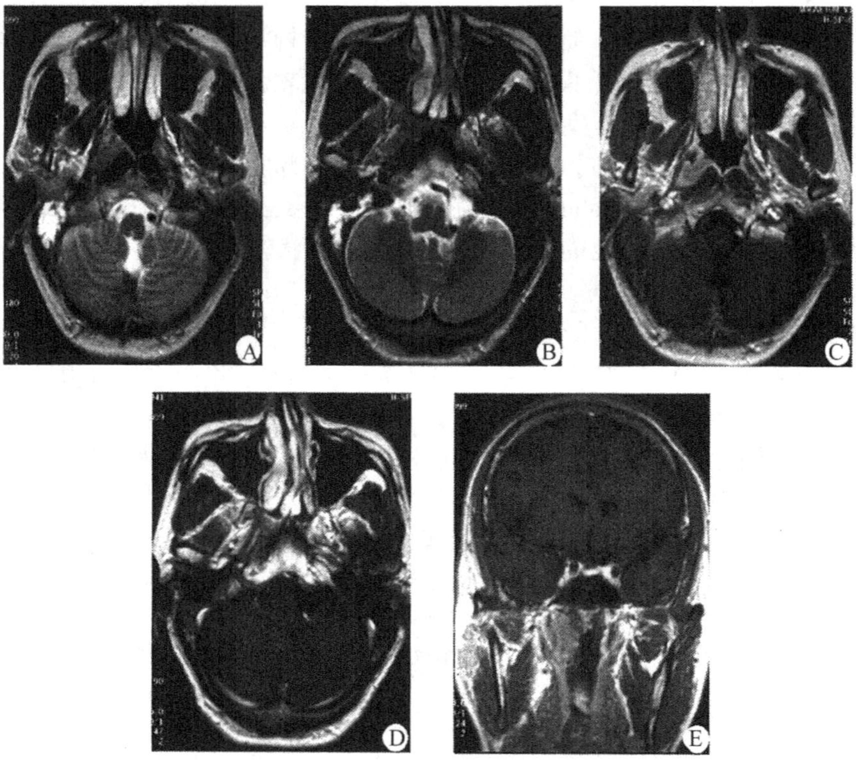

图 5-5　鼻咽癌，男性，58 岁。鼻咽右侧侧后壁软组织肿块，致右侧咽鼓管咽口和咽隐窝结构消失。T_2WI（A、B）肿块呈中等度稍高信号，增强扫描（C、D、E）肿块中等度强化。右侧腭帆张肌和腭帆提肌轻度受压向外侧推移，右侧头长肌轻度受压

2. 深部浸润　肿瘤继续呈浸润性生长，可向深部侵犯翼内、外肌致咽旁间隙变窄、消失，向后外蔓延侵犯颈动脉鞘；向前扩展可填塞后鼻孔 、鼻腔、侵犯上颌窦；向上可累及斜坡、蝶窦及筛窦，表现为相应部位软组织肿块。

3. 肿瘤的信号　肿瘤在 T_1WI 多呈与肌肉类似的等信号或略低信号，T_2WI 呈稍高信号，介于肌肉与脂肪组织之间的信号。增强扫描后病灶呈轻度或中度强化，增强扫描有利于显示病灶范围、侵犯程度及与周围组织结构的关系，有利于显示黏膜下肿瘤并有助于鉴别诊断。

4. 鼻窦、乳突炎症　为鼻咽癌常见的继发征象，由于耳咽管开口闭塞及鼻窦旁引流不畅所致。表现为鼻窦、乳突黏膜增厚或积液，T_2WI 呈明亮高信号。

5. 颅底骨质破坏　表现为低信号的骨皮质不完整或髓质高信号脂肪消失，最常见破裂孔、蝶骨翼板的骨质吸收、破坏。冠状面显示颅底骨质破坏较好。MRI 显示茎突、翼板等小的骨质破坏不如 CT 敏感。

但显示斜坡、岩骨尖等松质骨改变优于CT。

6. 颅内侵犯　肿瘤易沿颅底的神经孔如圆孔、卵圆孔、破裂孔等向颅内侵犯，最常累及海绵窦、颞叶、桥小脑角等，MRI冠状面最易显示肿瘤自鼻咽部向颅内侵犯情况。增强扫描后颅内病灶明显强化，更易显示颅内侵犯范围。

7. 淋巴结转移　咽后外侧淋巴结及颈深上淋巴结群是鼻咽癌淋巴结转移的好发部位。表现为圆形或类圆形，T_1WI低或略低信号，T_2WI为高信号，中央液化坏死信号较高。MRI可显示CT不能发现的咽后外侧淋巴结。

8. 远处转移　多见于椎体、肝脏、肺等。

9. MRI对鼻咽癌放疗后的评价　放射治疗是鼻咽癌行之有效的治疗方法。放疗早期（3个月内）常可见黏膜肿胀、咽隐窝消失变平及鼻窦、乳突炎症，后期（半年后）由于纤维化、瘢痕收缩可出现萎缩征象，表现为鼻咽腔扩大，咽隐窝变深，肌肉萎缩、变性，黏膜萎缩。MRI有助于鉴别肿瘤复发与放疗后纤维化，前者T_2WI为高信号，而后者T_2WI为低信号，增强扫描后前者呈轻中度强化，而后者无强化。

（五）诊断要点

（1）本病多见于我国南方广东省，男多于女。

（2）临床主要表现为鼻衄、鼻阻、耳鸣、听力减退，头痛及颅神经症状，颈部淋巴结转移，鼻咽镜检查常可明确诊断。

（3）MRI表现为鼻咽部肿块并向深部及邻近结构侵犯，颈部淋巴结肿大，颅底骨质破坏及颅内侵犯。

（六）鉴别诊断

鼻咽癌信号缺乏特异性，确诊常需病理诊断。

1. 早期鼻咽癌需与鼻咽部炎症鉴别　一般炎症范围较弥漫，通常双侧受累，黏膜广泛均匀增厚，T2WI呈高信号，可鉴别。但炎症较局限或早期鼻咽癌较弥漫时则鉴别困难，需活检确诊。

2. 增殖体肥大　常见于青少年及儿童，顶后壁交界区淋巴组织增生。一般边界较光滑，信号均匀，与周围组织界线清楚，鉴别困难时需病理确诊。

3. 鼻咽部其他良、恶性肿瘤　如淋巴瘤、纤维血管瘤等。

4. 鼻咽邻近结构的肿瘤　如鼻窦肿瘤、咽旁间隙肿瘤等。

三、喉癌（Laryngeal Carcinoma）

（一）概述

喉癌在我国约占全身肿瘤的1%～2%，好发于50～60岁以上的中老年人，两性发病率有显著差别，男女之比为8∶1，城市发病率高于农村，空气污染重的重工业城市高于污染轻的轻工业城市。吸烟、饮酒、空气污染及慢性炎症为可能的发病因素。

（二）病理

按解剖部位，喉癌可分为声门上癌、声带癌、声门下癌。以声带癌最多（60%），其特点是分化较好，发展慢，淋巴转移较少，预后较好；声门上癌其次（30%），癌细胞分化较差，发展快，淋巴转移较早，预后差；声门下癌少见，多为声带癌向下蔓延所致；原位癌属浸润性癌的前期，局限于上皮层，基底膜未累及。

组织学上以鳞状细胞癌最常见，约占90%。其他腺癌、未分化癌、淋巴肉瘤，纤维内瘤等少见。

（三）临床表现特点

主要临床症状有声音嘶哑、呼吸困难、咽喉痛、喉部不适等，但不同部位的癌肿有各自的特点：

1. 声门癌　主要症状为声音嘶哑，肿块增大可出现喉鸣、呼吸困难，晚期有血痰、喉阻塞感。

2. 声门上癌　早期仅觉喉部异物感，咽部不适，以后有咽喉痛，晚期则痰中带血、声音嘶哑、呼吸困难。

3. 声门下癌　早期无症状，以后则发生咳嗽、血痰，晚期则声嘶、呼吸困难。

（四）MRI 表现

1. 喉癌的信号　在 T_1WI 为略低或低信号，T_2WI 表现为不均匀高信号，Gd-DTPA 增强扫描后，除坏死和囊变部分不强化外，肿瘤呈中等度强化，如肿瘤内有坏死则信号不均匀，颈部淋巴结转移时，其淋巴结的信号与喉部原发癌信号一致。

2. 声门癌　早期局限于声带内，仅见双侧声带不对称，一侧声带毛糙，或局限的软组织突起。在横断及冠状面上较明显，增强扫描后局部轻度强化则提示早期喉癌存在，继而声门裂不对称，声门向对侧移位。肿瘤向前可侵犯前连合，如前连合厚度超过 3mm，提示有肿瘤侵犯；肿瘤向后可蔓延至杓状软骨，表现为一侧杓状软骨移位，双侧杓状和甲状软骨间距不对称；肿瘤向深部发展侵犯喉旁间隙，表现为高信号的脂肪信号被等信号肿块影占据。晚期肿瘤向声门上、下区蔓延。

3. 声门上癌　肿瘤可发生于会厌的喉面、假声带及喉室。此型癌较易侵入会厌前间隙并由此向对侧蔓延，MRI 横断及冠状层面上可见会厌前间隙内高信号的脂肪影内出现等信号软组织影，肿瘤进一步增大向侧方可浸润杓会厌襞、梨状窝。此型早期即可出现颈部淋巴结转移。

4. 声门下癌　早期癌肿局限于黏膜及黏膜下层，MRI 仅表现为一侧黏膜增厚、毛糙及不对称，增强后中等度强化，肿瘤增长致软组织肿块，气管壁增厚及管腔狭窄，MRI 横断面可较好地显示肿块向周围的扩展，冠状及矢状面可较好显示肿块向上下扩展。

5. 混合型　为声门癌、声门上、下癌肿的晚期表现，癌肿侵及这三个区域，已不能分辨其真正来源，MRI 表现为声门区、声门上、下巨大软组织肿块，管腔明显狭窄，颈部淋巴结肿大。

（五）诊断要点

（1）本病多发于 50 ~ 60 岁，男性多见。

（2）临床主要表现为声音嘶哑、呼吸困难及咽喉痛。

（3）MRI 示喉部不规则软组织肿块，声带受累，周围软组织的浸润，喉软骨破坏，颈部淋巴结转移。

（4）MRI 显示早期喉癌以及显示喉癌的侵犯范围较 CT 清楚，但显示软骨破坏不如 CT。

（六）鉴别诊断

1. 声带息肉　多单发，位于一侧声带前 1/3 处，多为基底小而有蒂的结节，边缘光滑，邻近组织无异常。

2. 乳头状瘤　喉黏膜广泛浸润，甚至蔓延至咽或气管，在 MRI 难以与喉癌鉴别，确诊需病理。

3. 梨状窝癌　该肿瘤起源于梨状隐窝，位于隐窝侧壁与甲状软骨之间的软组织肿块，该肿瘤与喉癌仅发生部位不同，其 MRI 信号、病理类型均相似，早中期可从发生部位上加以区分，晚期肿块较大则不能区分其起源。

第三节　肺结核

肺结核（pulmonary tuberculosis）是肺部的常见疾病，常规 X 线、CT 对肺结核的影像表现已有较深入的认识，但随抗生素及抗结核药物的广泛应用，结核杆菌不仅产生了抗药性，其病变的表现也发生了一定变化。近年来肺结核发病率有增多的趋势，而且其影像学病变的表现也越来越复杂，越来越不典型，X 线、CT 有时诊断非常困难，而 MR 检查可以提供非常有价值的信息。

初次感染的原发性肺结核常见于婴幼儿和儿童，一般无症状或症状较轻，随预防接种卡介苗的普遍实施，原发复合征已非常少见。继发性肺结核常见于成人，近年有逐渐增多的趋势，临床表现与患者的体质等因素有关，常见症状包括：①全身中毒症状：如低热、盗汗、乏力、午后潮热、消瘦等。②局部症状有：咳嗽、咯血等，并发胸膜炎时可出现胸痛。此外，患者结核菌素试验呈阳性，结核菌可从痰液、支气管吸出物和胃液中检出。

一、MRI 诊断要点

1. 渗出性病变　呈结节状或片状影，病灶边缘模糊，常为多发，T_2WI 呈较高信号，T_1WI 呈等信号，增强扫描强化较均匀。病灶内常可见支气管充气征。

2. 增殖性病变　周围渗出逐渐吸收，病灶边缘逐渐变清楚，T_2WI 信号变低，T_1WI 信号较肌肉高，病灶形态多不规则，可见收缩样改变。

3. 干酪样病变　病灶信号均匀，T_2WI 中央信号较高，增强扫描病灶中央坏死区多无强化。干酪样病变可表现为大片状，甚至累及一个肺时，常伴肺门及纵隔淋巴结肿大。有时与肺癌伴淋巴结肿大及阻塞性肺炎较相似，但肺门及纵隔内淋巴结增强扫描表现为环状强化，而肺癌的淋巴结表现为均匀强化，可资鉴别。结核球是被纤维包裹的干酪样病灶，直径一般大于 2cm，3cm 左右多见，大于 5cm 少见。病灶偶尔也可见长、短毛刺或分叶。但结核球动态增强扫描表现为病灶早期迅速强化（肺动脉供血强化早于支气管动脉供血），然后下降，一般无平台期，延迟扫描病灶周围强化明显，而中央不强化或强化较弱（图 5-6）。而肺癌增强扫描，动态强化略延迟，可维持一个平台期，延迟期强化均匀。

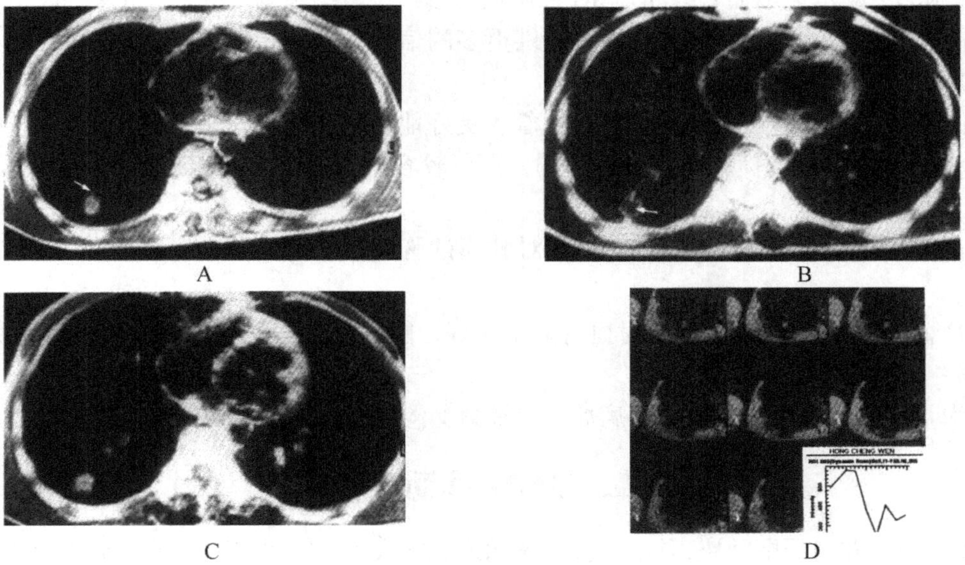

图 5-6　结核球

A. T_1WI 球形病灶，边缘有毛刺（↑）；B. T_1WI 病灶中央呈较低信号（↑）；C. 增强扫描周围强化明显，中央强化弱；D. 动态增强扫描，早期上升后迅速下降

4. 空洞　结核空洞可多发也可单发，空洞壁薄者较多见，常为 2 ~ 3mm，也可为厚壁。空洞内壁多不规则，空洞内常可见液平面。

5. 纤维化、钙化　纤维化呈索条状或大片状，形态不规则，常呈长毛刺状改变，T_2WI 信号相对较低。大片状纤维化，肺体积缩小有时与肺不张较难鉴别。纤维化合并支气管扩张时，T_2WI 可见聚拢的柱状改变，由于其内有液体聚集，T_2WI 信号较高，诊断较容易。MR 只能显示较大的钙化，T_2WI 和 T_1WI 均呈低信号。

6. 支气管内膜结核　影像学一般不能直接显示病灶，只能显示病灶合并的肺不张。在靠近肺门处无肿块，是和肺癌鉴别的重要征象。肺结核一般中上肺叶多见，近年下叶肺结核报道逐渐增多，以右侧多见。

二、鉴别诊断

1. 结核球和周围型肺癌　结核球边缘较光滑，分叶，毛刺较少见，周围常见卫星病灶。结核球多为肺动脉供血，动态增强病灶迅速强化，然后迅速下降，病灶中央不强化。周围型肺癌，肿块常有分叶及短毛刺，胸膜凹陷征也常见于周围型肺癌，周围型肺癌多系支气管动脉供血，动态增强扫描病灶强化较慢，造影剂在病灶内滞留时间长（部分造影剂渗入细胞外液），到达峰值后，可维持一个平台期，延迟期病灶强化均匀。

2. 肺门、纵隔淋巴结核和转移性淋巴结肿大　淋巴结核增强扫描由于中央有干酪样坏死，病灶呈环行强化，转移性淋巴结常呈均匀强化。

第四节　肺癌

肺癌（lung cancer）是最常见的肺部原发恶性肿瘤，由于受空气污染及吸烟人数增多，我国肺癌发病率有逐年增多的趋势，在肿瘤的死因中，肺癌在男性居首位，在女性居第二位，发病年龄为 45 ~ 75 岁。

一、MRI 在肺癌的诊断中的优势

MRI 对肺癌的诊断价值不如 CT，但 MRI 在肺癌的诊断中有些独到之处。其主要优势是：

（1）MRI 的 T_1WI、T_2WI 及增强扫描等提供更多的信息，有利于肿瘤的鉴别诊断。动态增强扫描可以提供肿瘤血供的动态信息。

（2）MRI 可多方位成像，可清晰显示支气管，更好地显示支气管的阻塞情况。

（3）肿瘤与继发的阻塞性肺不张信号不同，可以较容易地区分肿瘤和肺不张，更明确地显示肿瘤的范围。

（4）对纵隔内淋巴结转移显示优于 CT，对肿瘤的胸膜转移、心包、纵隔侵犯等病变的显示优于 CT。

（5）MRI 血流成像等技术使 MRI 对血管显示较好，能清晰显示肿瘤和周围血管的关系及肿瘤内部血管的情况。

（6）对大量胸腔积液所掩盖的肺癌病灶，以及肺上沟瘤有很高的诊断价值。

二、MRI 诊断要点

1. 中央型肺癌　肺门周围肿块，是中央型肺癌的最直接表现。①管腔内型：支气管内可见软组织肿块。②管壁型：受累支气管管壁不规则增厚，管腔狭窄甚至梗阻。③管壁外型：多发生在肺段支气管，引起肺的阻塞性变化较轻。和常规 X 线及 CT 检查比，MRI 可以区分肿块和肺不张，T_2WI 肿块信号较肺不张低，增强扫描肿块强化也较周围不张的肺弱。

2. 周围型肺癌　为发生于肺野外围段以下支气管的肿瘤，MRI 表现为实质性肿块可显示肺癌的常见形态学征象，如分叶与毛刺（图 5–7）；脐样征（图 5–8）；兔耳征。动态增强可为周围型肺癌与其他疾病鉴别提供有价值的信息（图 5–9）。当患者有大量胸腔积液时，由于胸积液在 T_1WI 为低信号改变，故可清楚显示中等信号的肿块征象，有利于诊断。

3. 细支气管肺泡癌　结节型表现同周围型肺癌相似；肺炎型表现同肺炎相似，双侧肺野内多发片状异常信号区，可呈毛玻璃状或蜂窝状改变，可以见到“支气管充气征”，患者常有明显的换气障碍，病变进展迅速。弥漫型表现为两肺广泛分布的腺泡结节状阴影，结节可融合。

4. Pancost 瘤　位于肺上叶的顶部，MRI 可显示肿瘤侵犯胸壁、肋骨。临床上典型表现为臂丛神经痛和 Horner 三联征（患侧瞳孔缩小、上睑下垂和眼球内陷），称肺上沟瘤综合征。

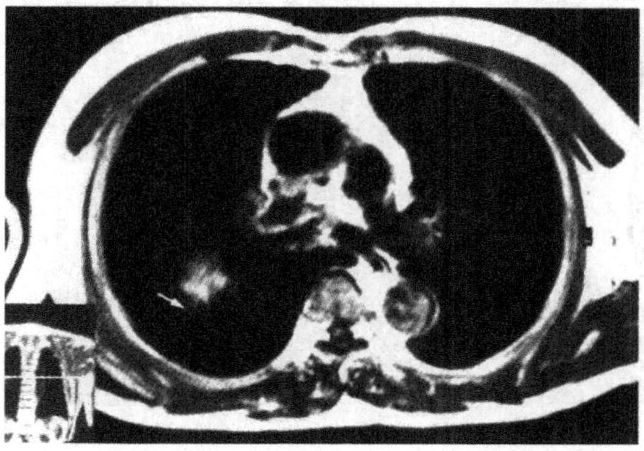

图 5-7 周围型肺癌（16）

肿块可见明显的分叶与毛刺（↑）

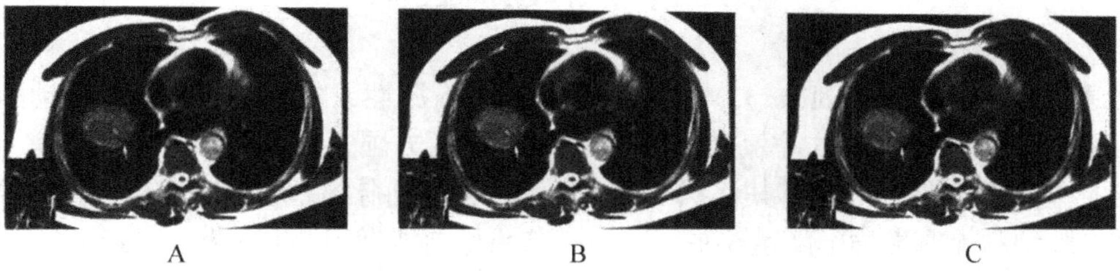

图 5-8 周围型肺癌，脐样征（17）

肿块内侧脐样切迹，指向肺门可见血管进入（↑）

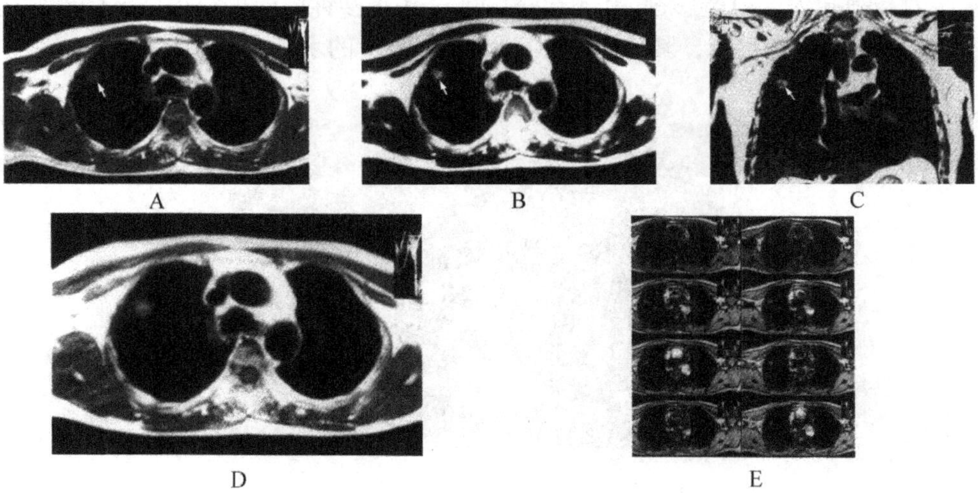

图 5-9 周围型肺癌（18）

A. T_1WI 信号均匀，可见分叶与毛刺（↑）；B、C. T_2WI 肿块信号一般较结核球信号高（↑）；D. 增强扫描，肿块强化均匀；E. 动态增强扫描，肿块逐渐强化

5. 肺癌转移征象 ①直接蔓延：侵犯邻近脏层胸膜、心包和大血管，还可侵犯邻近胸壁。MRI 对胸膜转移显示非常清楚，T_2WI 胸腔积液呈高信号，胸膜转移结节呈稍高信号，对比非常明显。病灶还可经肺静脉侵犯左心房（图 5-10）。②淋巴转移：纵隔淋巴结转移常见的部位包括气管旁、主肺动脉窗、肺门、隆突下及食道奇静脉隐窝，在肿块和肺门淋巴结之间有时可见癌性淋巴管炎，肺癌转移淋巴结坏死非常少见，增强扫描多呈均匀强化，是与纵隔淋巴结核的重要鉴别点。③血行转移：肺内多发圆形、边缘光滑结节，好发于肺的外周。

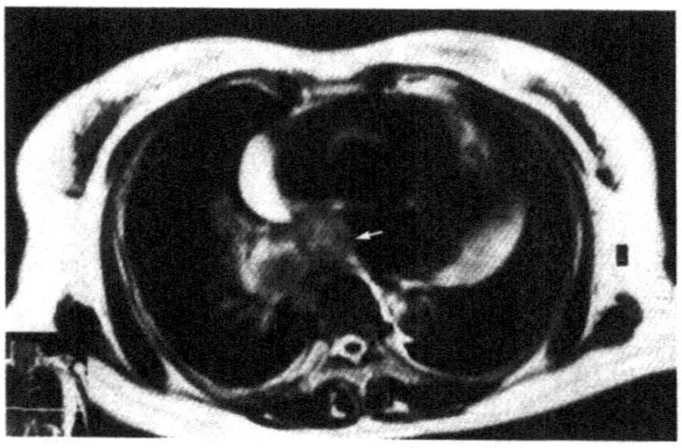

图 5-10　肺癌沿肺静脉侵犯左心房（↑）

第五节　肺动脉栓塞

肺动脉栓塞（pulmonary embolism）又称肺栓塞，是指内源性或外源性栓子栓塞肺动脉，引起肺循环障碍的综合征。肺动脉栓塞死亡率高达 20% ~ 30%，在西方国家仅次于肿瘤和冠心病，居第 3 位。在我国肺动脉栓塞并不少见，只是对其认识不足。绝大部分肺动脉栓塞生前未能得到正确诊断，根据国内外尸检报告，肺动脉栓塞患病率高达 67% ~ 79%。如果生前能做到及时诊断，得到正确、有效的治疗，病死率可以下降至 8%。

MRI 诊断要点：

MR 检查方法主要包括：常规 SE、快速梯度回波、造影剂增强 MRA 和屏气超快速扫描等，特别是快速梯度回波序列和静脉内注射造影剂 MRA 检查，屏气在几秒钟内即可获得三维肺动脉的图像，肺动脉的 7 ~ 8 级分支均可清楚地显示，其诊断能力已经接近 DSA 的水平。

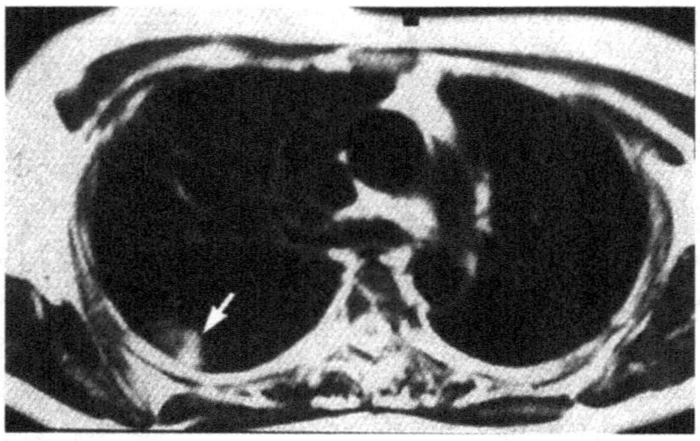

图 5-11　肺栓塞

合并的肺梗死为胸膜下小片状（↑）

1. 中心型肺动脉血栓　血栓常位于左、右肺动脉主干及叶一级的肺动脉，T_1WI、T_2WI 呈高或等信号，梯度回波及 MRA 图像上呈条状低信号的充盈缺损。MR 检查可清楚显示中心型肺栓塞和位于肺叶以上肺动脉内的栓子，结合肺栓塞所致心脏大血管的多种继发性改变，如右心室扩大、肺动脉主干扩张等，可准确做出肺栓塞的诊断。MRI 还可以根据有无右心室壁的增厚，做出肺栓塞急、慢性期的鉴别。急性期肺栓塞患者肺动脉扩张和右心室扩大显著，无右心室壁的增厚；而慢性期的肺栓塞患者，在肺动脉高压的基础上均有右心室壁的增厚。肺栓塞主要继发于血栓栓塞性疾病，多见于双下肺，且右侧比左侧多见，其主要并发症为肺梗死。MRI 检查在肺栓塞的诊断中占有重要地位。

2. 周围型肺栓塞　MR 检查不能直接显示栓子，仅见肺内有斑片状异常信号（图 5-11），3D-DCE

-MRA 也不能显示肺动脉内栓子，但是患者病变区域均可见肺动脉的小分支显示减少。常有肺动脉主干和左、右肺动脉扩张，有心房、室扩大和右心室壁增厚等肺动脉高压的改变。无法判断肺内病变的性质，此时参考核素 V/Q 检查有一定帮助。幸好，段以下发生栓塞的机会仅占 6%。

第六章

泌尿系统疾病 MRI 诊断

第一节　泌尿系统肿瘤

一、肾错构瘤（Renal Hamartoma）

（一）概述

肾错构瘤即肾血管平滑肌脂肪瘤（angiomyolipoma），是一种常见的良性肿瘤，由不同例的血管、平滑肌和脂肪组织组成。单侧单发多见，中年发病，男多于女。少数伴有脑结节性硬化，中青年发病为主，常为两侧、多发。

（二）病理

肉眼所见：肿瘤位于实质部，皮质多见。呈圆形、卵圆形，边缘清楚，无包膜。直径 3 ~ 20cm，平均 9.4cm。切面呈黄色或黄白相间。肾盂、肾盏可受牵拉变形移位，但无破坏。镜下所见：成熟的脂肪组织、厚壁血管和成熟的平滑肌细胞混合而成。三者在不同的肿瘤和肿瘤的不同部位所占比例差异很大。肿瘤内常有出血。

（三）临床表现

早期无症状。后期可有肾区包块、疼痛，偶有血尿、高血压。并发结节性硬化者，还有面部皮脂腺瘤、癫痫和智力低下。

（四）MRI 表现

（1）肿瘤大小不一，呈圆形或卵圆形，边缘清楚。

（2）肿瘤的 MR 信号表现取决于肿瘤内的组织结构，三种组织信号混杂，其中脂肪信号和血管信号具特异性。脂肪组织在 T_1 加权像为高信号，T_2 加权像为中等信号，其内可有分隔。血管呈散在的大小不等的流空低信号。

（3）肿瘤内出血时，其信号强度增高，T_1 加权像与脂肪组织混淆，但 T_2 加权像出血信号较脂肪信号高。

（4）肾盂、肾盏变形移位。

（5）肿瘤可突破肾包膜深入肾周间隙。

（五）诊断要点

肿瘤的良性临床表现；三种组织的特征性信号表现。

（六）鉴别诊断

（1）肾脂肪瘤或分化较好的脂肪肉瘤。

（2）肾癌。

二、肾癌（Renal Cell Carcinoma）

（一）概述

肾癌即肾细胞癌，又称肾腺癌、肾透明细胞癌，起源于近端肾小管上皮细胞。其发生率占肾脏肿瘤的 85%，多见于 40 岁以上成人，很少见于儿童，男女比例 2 ∶ 1。

（二）病理

大多数病例为单侧和单发病变。肿瘤多位于肾上极或肾下极的实质内，边界较清楚，呈圆形或椭圆形，其内可发生坏死、囊变、出血和钙化。组织学分三型：透明细胞型、颗粒细胞型和未分化型，预后依次变差。血道是主要的转移途径，肿瘤经肾静脉播散到全身其他器官。经淋巴道先转移到肾门、腹主动脉和下腔静脉周围淋巴结，进而向腹膜后它处转移。肾癌也可侵犯周围器官。

（三）临床表现

肾癌早期多无明显症状。典型的临床症状为血尿、腹部肿块和腰部疼痛“三联征”。具有典型三联征的病例不足 1/3，大部分病例仅具有其中一项或两项症状。部分病例伴有非泌尿系统症状，如高血压、红细胞增多症、高钙血症及性功能紊乱等，由肿瘤的内分泌活动所致。

（四）MRI 表现（图 6-1、图 6-2）

（1）肾实质内肿物，圆形或椭圆形。肿物较大时突出肾表面，压迫肾盂输尿管时出现肾积水表现。

（2）T_1WI 呈低信号，T_2WI 呈高信号，且混杂不均，皮髓质信号差异消失。肿物发生坏死、囊变及出血，呈相应的特征性信号改变。

（3）肿物周围低信号环，为肿瘤的假包膜，具有一定的特异性。假包膜在 T_2WI 较 T_1WI 清楚。其病理基础是受压迫的肾实质、血管和纤维组织。

（4）增强扫描，肾癌有不同程度的增强，但强度低于正常肾实质。囊变坏死部分无强化。

（5）可以转移至同侧肾脏内，也可突破肾包膜进入肾周脂肪，进而侵犯肾筋膜及邻近器官。淋巴结转移时可见肾门、主动脉及下腔静脉旁淋巴结增大，信号不均，甚至相互融合。肾静脉和下腔静脉瘤栓形成时，可见血管腔内异常信号缺损。

肾癌的 MRI 分期如下。

Ⅰ期：肿瘤局限于肾包膜内。

Ⅱ期：肿瘤突破肾包膜，但仍局限于肾筋膜囊内。

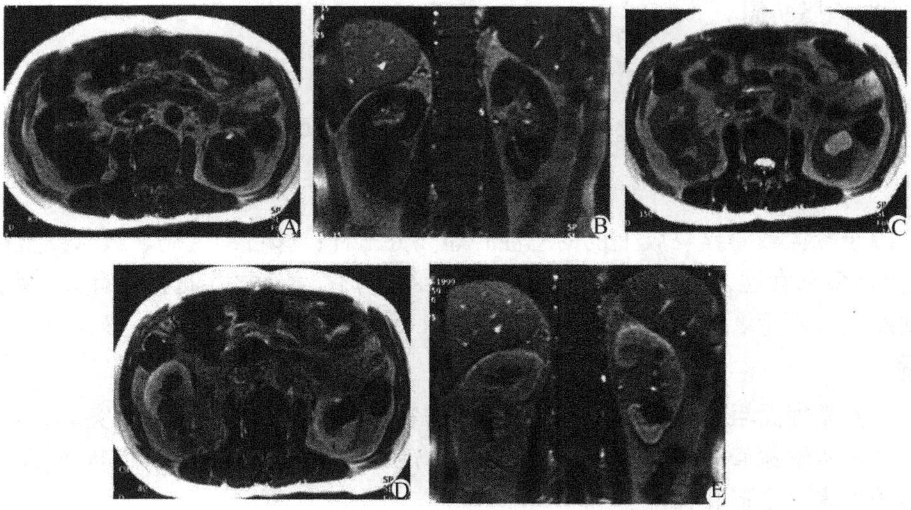

图 6-1　右肾癌，男性，70 岁。T_2WI（C）显示右肾下极不均匀混杂信号区，与肾实质分界不清；T_1WI（A、B）肿瘤呈不均匀低信号。增强扫描（D、E）肿瘤不均匀强化。左肾病变为囊肿

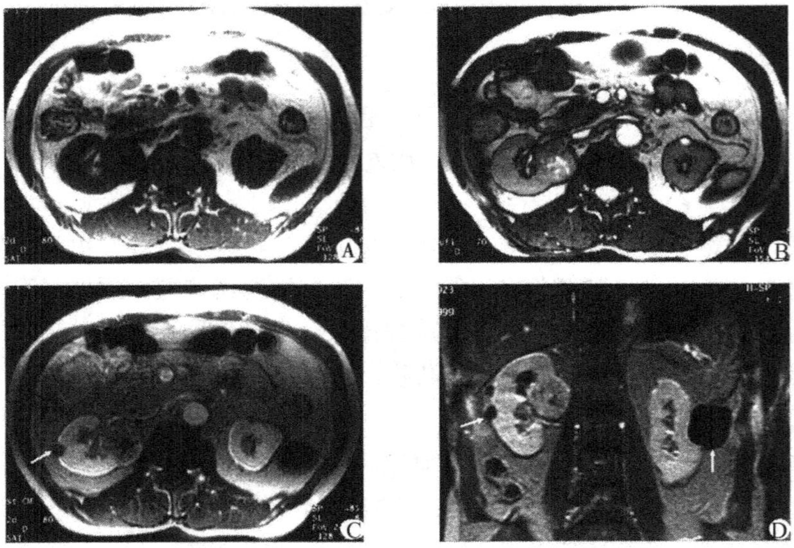

图 6-2　右肾癌，男性，76 岁。T_2WI（B）显示右肾体内后部圆形高信号区，内部散在点状更高信号；T_1WI（A）肿瘤呈低信号，中间信号更低。增强扫描（C、D）肿瘤不均匀轻度强化，中间无强化。近包膜病变（↑）为肾囊肿

Ⅲ期：肿瘤侵犯同侧肾静脉、淋巴结及下腔静脉。

Ⅳ期：远处转移或累及除同侧肾上腺外的其他器官。

MRI 在判断肿瘤是否突破肾包膜仍有困难，不易区分Ⅰ期或Ⅱ期。

（五）诊断要点

（1）血尿、腹部肿块和腰部疼痛临床"三联征"。

（2）肾实质内异常信号区；肿块周围假包膜征；增强扫描呈不规则不同程度强化；肾盂肾盏变形。

（六）鉴别诊断

（1）肾囊肿出血。

（2）肾盂癌。

（3）肾淋巴瘤。

（4）肾血管肌肉脂肪瘤。

（5）肾转移瘤。

三、肾盂癌（Carcinoma of Renal Pelvis）

（一）概述

肾盂癌是起源于肾盂或肾盏黏膜上皮的恶性肿瘤，分三种：移行细胞癌、鳞状细胞癌和腺癌。移行细胞癌占 90%，男性多于女性，60 ~ 80 岁高发。预后与细胞分化、浸润、症状长短有关。鳞状细胞癌占 8%，可与肾移行细胞癌同时发生。腺癌极少见。

（二）病理

移行细胞癌：肾盂表面粗糙、突起，可有溃疡，向实质浸润。也可呈乳头状突起，有蒂与肾盂相连，表面多有溃疡。常发生输尿管和膀胱转移。鳞状细胞癌和腺癌以向黏膜下和肾实质浸润为主。三者均可引起肾盂、肾盏的扩张、变形和移位。

（三）临床表现

早期即可出现全程血尿，不伴有其他症状。随着肿瘤的生长，相继出现肾区疼痛和肾区包块。

（四）MRI 表现

（1）肾盂内实质性肿物，肾盂、肾盏受压呈离心性移位。

（2）肿物边缘光滑，信号强度均匀，T_1、T_2 加权像可与皮质信号相等或短 T_2 信号。
（3）肿瘤可向肾实质内浸润，肾皮髓质分界消失。
（4）输尿管阻塞时，肾盂扩张。
（5）晚期肾门、腔静脉周围可有肿大淋巴结。

（五）诊断要点

（1）临床多以血尿为首发症状。
（2）肿物位于肾盂内，肾盂离心性扩张移位。
（六）鉴别诊断
与突向肾盂的肾癌鉴别。

四、肾母细胞瘤（Nephroblastoma）

（一）概述

肾母细胞瘤又称肾胚胎瘤、Wilm's 瘤，起源于肾脏内残存的未成熟的胚胎组织，占小儿恶性肿瘤的 20%。多见于 5 岁以下儿童，成人极罕见。男女发病率无明显差异。

（二）病理

肾母细胞瘤可发生于肾脏的任何部位，大部分为单侧性。外观呈巨块形，一般有完整包膜，边界清楚，内部常有囊性变。镜下主要是胚胎性肉瘤细胞和上皮细胞以及它们的过渡形态。分化好的可见肌肉、骨骼和脂肪成分。肿瘤生长迅速，压迫肾组织，引起肾盂肾盏的变形移位。常穿破肾包膜进入肾周组织，或侵犯肾静脉和下腔静脉，易血行转移至肺、肝脏，骨和脑转移少见。

（三）临床表现

常为无症状的上腹部包块，向胁部突出，表面光滑，较固定。肿块较大时牵拉肾包膜引起腹痛和腰痛。肿块压迫肾动脉致肾缺血引起高血压，侵犯肾盂肾盏可出现血尿。

（四）MRI 表现（图 6-3）

（1）肾实质内巨大肿块，边缘清晰，呈分叶状。

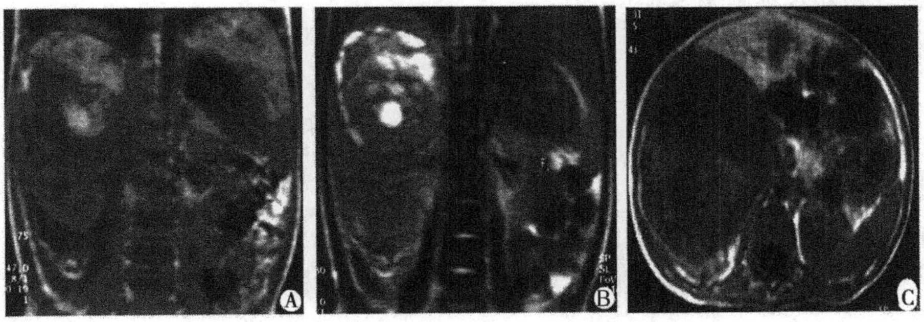

图 6-3 右肾母细胞瘤，女性，3 岁。T_2WI（B）显示右肾上极有一直径 5.0cm 高信号区，内部散在不规则的更高信号区，与肾实质分界呈线样低信号；T_1WI（A、C）肿瘤呈不均匀低信号，伴不规则高信号区

（2）肿瘤在 T_1WI 上呈中等信号，T_2WI 呈高信号。肿瘤内部坏死囊变呈液性信号，出血时呈高信号。
（3）5% ~ 10% 患者双侧肾脏发病。
（4）可有肾门、主动脉旁淋巴结转移，表现为淋巴结肿大融合及信号改变。
（5）增强扫描，肿块明显强化，但强化程度低于正常肾实质。

（五）诊断要点

（1）儿童发病，以腹部肿块为特征。
（2）MRI 显示肾实质巨大肿物，边缘清楚，呈分叶状。

（六）鉴别诊断

（1）巨大肾癌。

（2）肾上腺神经母细胞瘤。

（3）多灶性良性肾肿瘤和囊性肾母细胞瘤鉴别。

泌尿系统疾病 MRI 诊断

五、肾转移瘤（Metastases of Kidney）

（一）概述

肾转移瘤并不少见，但临床症状不多，常被原发瘤所掩盖。转移瘤的来源依次是：肺、结肠、黑色素瘤、颅内肿瘤、乳房、子宫和睾丸肿瘤，极少数原发灶不明确。

（二）病理

转移瘤位于肾实质内，多数病例为多个肿块，可以双侧发病。肿物往往较小，不改变肾的轮廓，但常伴有坏死。

（三）临床表现

肾转移瘤症状轻，常被原发肿瘤症状掩盖。常在体检 B 超、CT 时发现。

（四）MRI 表现

（1）单侧或双侧肾实质内孤立或多个异常信号区，边缘常不清楚。肾脏多增大，但轮廓多无改变。正常的皮髓质差异消失。

（2）转移瘤信号依组织来源不同呈各种各样表现。一般在 T_1WI 上呈等或低信号，在 T_2WI 上呈高信号。

（3）某些转移瘤，如淋巴瘤，见腹膜后淋巴结肿大融合。

（五）诊断要点

（1）原发恶性肿瘤的临床病史。

（2）肾实质内的多发异常信号区，皮髓质差异消失。

（六）鉴别诊断

（1）单发转移瘤和肾细胞癌鉴别。

（2）多发转移瘤与多囊肾鉴别。

六、膀胱癌（Carcinoma of the Bladder）

（一）概述

膀胱癌人群发病率 3.6/10 万，男女之比为 3.7 ∶ 1，40 岁以上患者占大多数。约 90% 病例是移行上皮癌，其次是腺癌和鳞癌。

（二）病理

膀胱癌好发于膀胱三角区，其次是膀胱侧壁。大多数为单发，也可多发，多发者占膀胱癌 16% ~ 25%。早期病变呈单纯的乳头状，进而呈息肉状或菜花状，外生性生长，突入膀胱内。后期可向膀胱壁浸润性生长，使膀胱壁增厚或呈结节状。肿瘤表面可坏死形成溃疡。常见的转移淋巴结依次是：闭孔组淋巴结、髂外中组淋巴结、髂内及髂总淋巴结。

（三）临床表现

常见无痛性间歇性肉眼血尿。肿瘤位于膀胱底部颈部时，或肿瘤浸润膀胱壁深层时可出现尿频、尿急、尿痛等膀胱刺激症状。晚期出现排尿困难、尿潴留及膀胱区疼痛等。

（四）MRI 表现（图 6–4）

（1）肿瘤小于 1cm 时，仅表现为膀胱壁的局部增厚，信号改变不明显。

（2）较大肿瘤表现为突腔内肿块，可有蒂或呈斑块状、分叶状。

（3）T_1WI 肿瘤信号强度介于尿液和脂肪之间；T_2WI 肿瘤信号与尿液信号相似或稍低。

（4）浸润程度的判断：膀胱壁受侵表现为 T_2WI 低信号环中断、破坏；膀胱周围受侵表现为膀胱壁与周围高信号脂肪界面模糊或高信号脂肪内出现灰色信号团块。前列腺及精囊的浸润表现为与肿瘤相邻部分出现与肿瘤相似的异常信号。

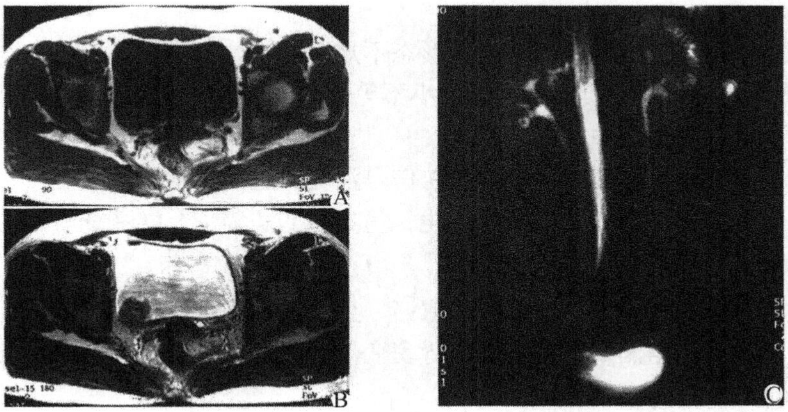

图 6-4 膀胱癌，女性，44 岁。T_2WI（B）显示膀胱右后壁不均匀高信号肿物，突入膀胱腔内，边缘分叶。T_1WI（A）肿物呈略低信号（与肌肉比）。MRU（C）显示膀胱右部充盈缺损

（五）诊断要点

（1）临床表现为间歇性、无痛性肉眼血尿，甚至有尿频、尿急、尿痛等膀胱刺激征。

（2）膀胱壁肿块向腔内突出，向膀胱壁外浸润。

（六）鉴别诊断

（1）膀胱充盈不佳致膀胱壁增厚。

（2）慢性膀胱炎。

（3）盆腔放疗致膀胱壁增厚。

（4）膀胱乳头状瘤。

（5）前列腺增生或前列腺癌。

第二节 泌尿系统感染性病变

一、肾结核（Renal Tuberculosis）

（一）概述

肾结核是一种结核杆菌感染的慢性肾脏疾病，占泌尿系统疾病的 14% ~ 16%，占所有肺外结核病的 20%。原发病灶大多是肺结核。

（二）病理

早期结核灶位于肾小球，绝大多数能自行修复。当抵抗力低下时病变向髓质发展，在皮髓质交界处形成结核结节，继而干酪坏死，溃破后与肾盂相通，形成空洞。典型结核结节中心为干酪坏死，周围为类上皮细胞及郎格罕细胞，外围为淋巴细胞和纤维组织。肾盂肾盏黏膜受结核菌侵袭增厚，继而溃疡、坏死和广泛的纤维化，致肾盂肾盏变形狭窄，肾盂积水、积脓。晚期病灶内钙质沉积形成钙化。肾结核可扩散至肾周围形成肾周围炎或肾周围寒性脓肿。亦可经尿液蔓延至输尿管和膀胱。

（三）临床表现

（1）消瘦、虚弱、发热、盗汗等全身症状。

（2）可以有血尿、脓尿，伴有腰部钝痛。

（3）膀胱刺激征：尿频、尿急、尿痛占 80% 以上，且逐渐加重。

（四）MRI 表现

（1）早期肾脏体积稍增大，晚期可缩小，形态不规则。

（2）T_1WI 皮髓质差异消失，实质内多个大小不等低信号空洞，壁形态不规则；T_2WI 呈高信号。

（3）肾窦变形移位，甚至消失。

（4）病变穿破肾包膜进入肾周时，肾周脂肪信号消失，肾筋膜增厚。

（5）增强扫描，病变周围增强，中间无变化，呈典型的“猫爪”样特征。

（五）诊断要点

（1）临床表现为逐渐加重的尿频、尿急、尿痛、血尿、脓尿及结核全身症状。

（2）肾实质内单或多个空洞，壁不规则，肾窦变形。增强后呈“猫爪”样特征。

（六）鉴别诊断

（1）肾囊肿：肾内单个或多个空洞易和肾囊肿混淆。肾囊肿多呈圆形，信号均匀，边缘清楚，增强扫描时无强化。

（2）肾癌：单个肾结核结节早期不易和肾癌鉴别。增强扫描和尿液检查可资鉴别。

（3）慢性肾盂肾炎。

二、肾和肾周脓肿（Renal and Perinephric Abscess）

（一）概述

肾脓肿为肾实质内局限性炎症液化坏死所致的脓液积聚。最主要原因是血行性感染，极少部分来源于尿路系统感染，如肾盂肾炎。肾周脓肿系肾包膜和肾筋膜之间脂肪、结缔组织发生化脓性感染形成脓肿。以右侧多见，大部分是由于肾脓肿穿破肾包膜所致。

（二）病理

早期为肾实质内的多个微小脓肿，伴有周围水肿。小脓肿相互融合形成大的肿块，坏死液化形成大的脓腔。慢性肾脓肿坏死区周围是富含血管的增厚的肉芽组织和纤维层。肾脓肿穿破肾包膜扩散到肾周围形成肾周脓肿。

（三）临床表现

急性起病，持续性高热、腰痛及肾区叩击痛。脓肿向上发展可致同侧胸腔积液，累及腰大肌时，同侧下肢不能伸展。慢性期患者临床症状多不明显。

（四）MRI 表现

（1）急性肾脓肿早期肾脏增大，皮髓质差异消失，T_1WI 上肾实质信号降低。

（2）脓肿形成时，T_1WI 上病灶中央低信号，T_2WI 上高信号；病灶周围在 T_1WI 和 T_2WI 上均呈低信号。脓肿内出现气体，在 T_1WI、T_2WI 上均为极低信号的小圆形影。

（3）肾周脓肿形成时，表现为肾周围异常信号，其信号特点与肾内脓肿相似。同侧肾筋膜可增厚，腰大肌轮廓模糊。

（4）增强扫描，病变中央无增强，而周围强化明显。

（五）诊断要点

（1）典型的临床表现：持续高热和腰疼。

（2）脓肿中央呈液化组织信号，周围呈肉芽组织和纤维组织信号。

（3）增强扫描时，脓肿中央无强化，周围强化明显。

（六）鉴别诊断

1. 肾癌　早期肾脓肿未完全液化和肾癌信号类似。
2. 肾囊肿感染　囊肿感染时囊壁增厚，与肾脓肿信号相似。
3. 肾结核　MRI 表现相近，临床表现可资鉴别。

第七章

常用超声新技术

第一节　超声造影的原理及其应用

一、超声造影的原理

超声造影就是将造影剂注入体内，使均质的血液变为含有微小气泡的液体，声阻有很大差异，当超声波通过时，出现密集的光点反射，与正常状态均质血液的无回声区形成非常鲜明的对比，具有良好的造影效果。声诺维（SonoVue）是目前超声造影使用最广泛的造影剂，其主要成分是六氟化硫（SF_6）（一种惰性无毒气体），可随呼吸排出体外。

二、腹部脏器、浅表器官及血管超声造影

超声造影在消化系统、泌尿系统、女性生殖系统、浅表器官和外周血管等均有广泛的应用，其中肝超声造影应用最广、效果最显著。

（一）肝超声造影

1. 肝实质性占位病变良、恶性的鉴别　由于肝组织接受双重血供，肝动脉与门静脉及肝实质造影剂灌注时相分为动脉相、门脉相及实质相。肝动脉相，是造影剂从肝动脉进入肝的时间，介于静脉注射造影剂后 30s 以内；门脉相是注射造影剂后 31 ～ 120s；实质相或延迟相出现于 120s 之后。

肝良、恶性病变的鉴别：动脉相显示病变区血管的丰富程度及增强模式，恶性肿瘤由于血供丰富，多数出现快速明显增强，少数良性病变也有快速增强；门脉相及延迟相显示造影剂从病变部位的清除方式及速度，大部分恶性病变在延迟相造影剂逐步消退，表现为低增强，而大部分良性实性病变表现为等增强或高增强（图 7–1、图 7–2）。

2. 肝肿瘤消融治疗的监测　射频消融治疗后即刻注射造影剂，已被消融的肿瘤组织表现为在各个时相均无造影剂填充，而残存的肿瘤组织动脉期仍出现快速增强，此时即可对残存的肿瘤进行补充治疗（图 7–3）。

3. 肝损伤的监测　肝裂伤或脾包膜下血肿表现为所有造影时相均无增强，受伤部位活动性出血时可发现造影剂外溢（图 7–4A、B）。

4. 肝移植术后监测　正常移植肝表现为注射造影剂后肝动脉快速增强，但肝动脉血栓形成时，肝动脉不增强，通过门脉相及延迟相对肝组织的扫查可以显示肝组织内的梗死灶。

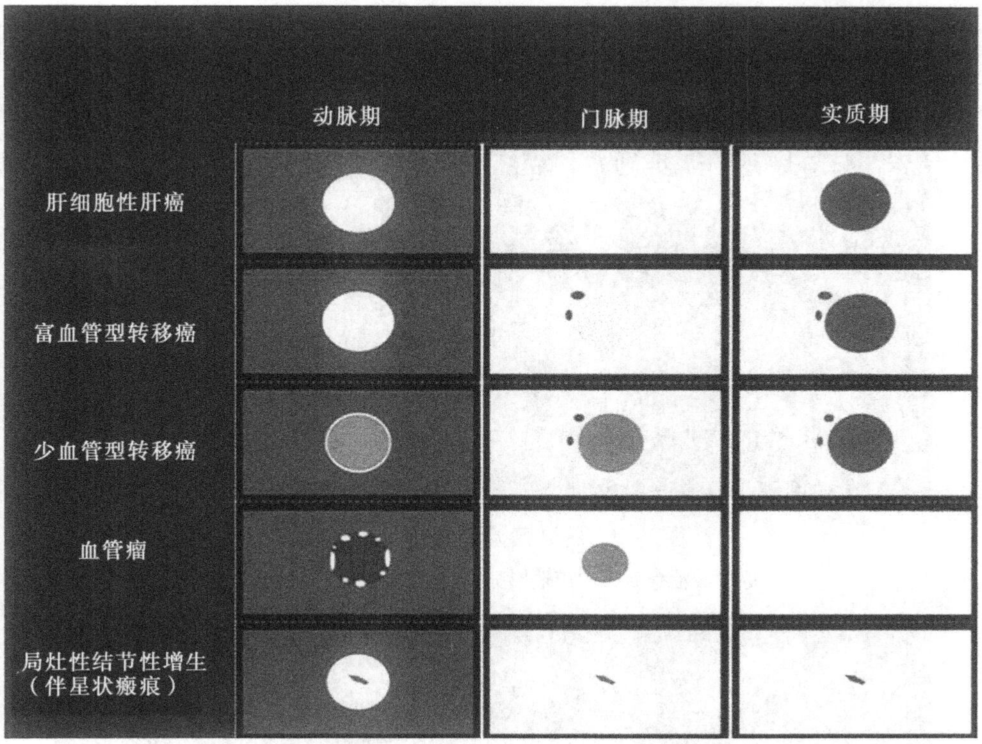

图 7-1　肝局限性病变超声造影表现示意

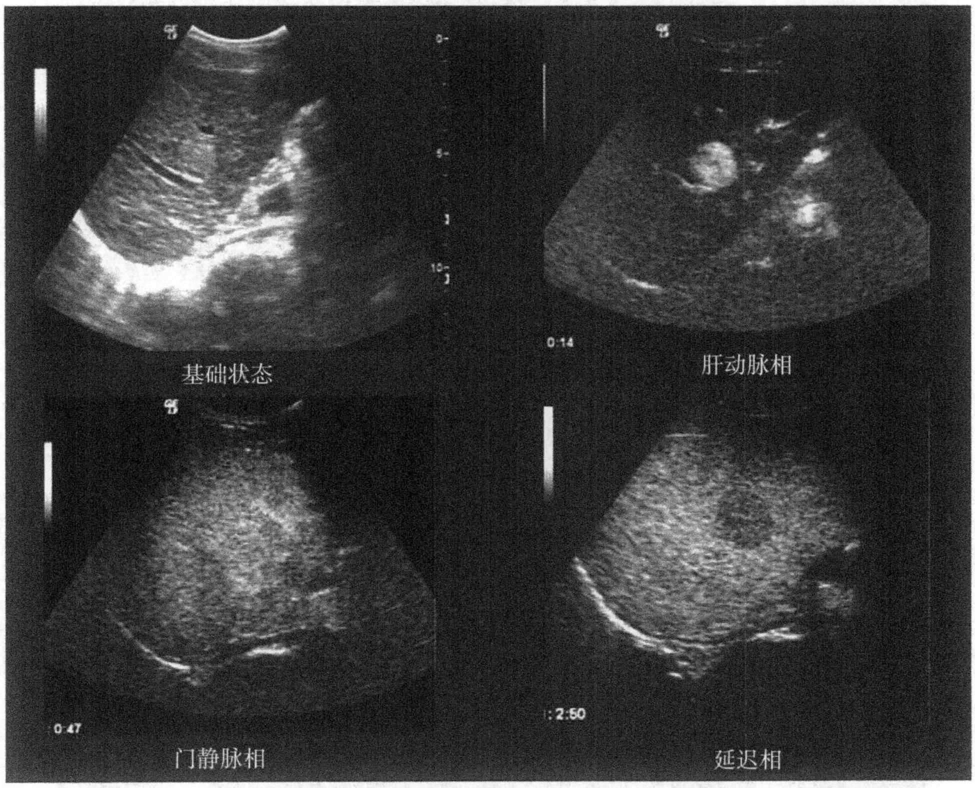

图 7-2　肝细胞性肝癌超声造影表现

肝细胞性肝癌基波显像呈等回声病灶，动脉相呈高增强，门脉相造影剂消退，实质相病灶剂明显内造影消退，回声明显低于周围肝组织

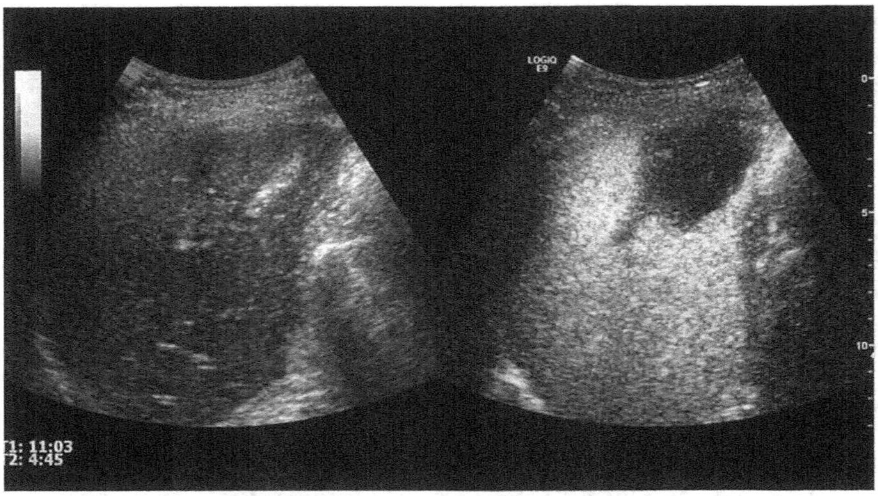

图 7-3　肝肿瘤微波治疗后的监测

肝癌微波治疗后，超声造影显示病灶内部未见造影剂填充

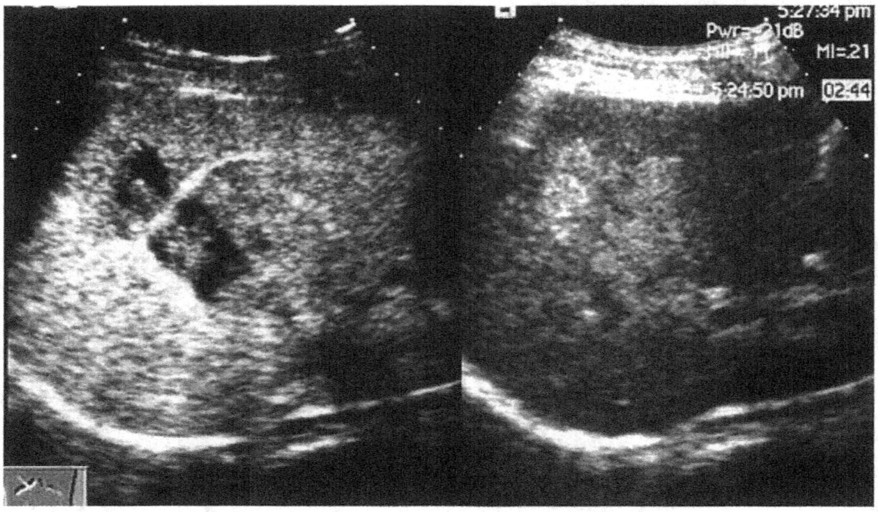

图 7-4A　肝损伤后造影

显示肝内裂伤无增强区

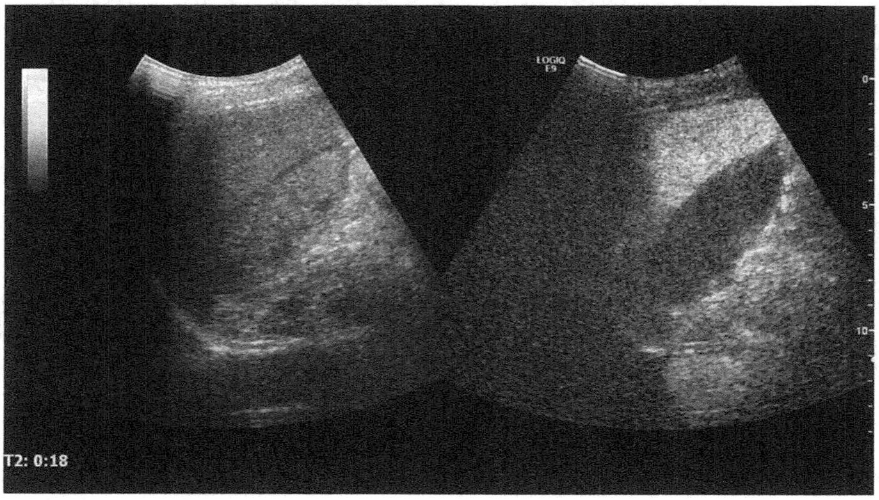

图 7-4B　脾包膜下血肿造影

显示为无增强区

（二）肾超声造影

鉴别肾局灶性病变是超声在肾最重要的临床应用（图 7-5）。超声造影可用于肾介入治疗后的监测、移植肾及肾动脉狭窄的动脉血流显示。

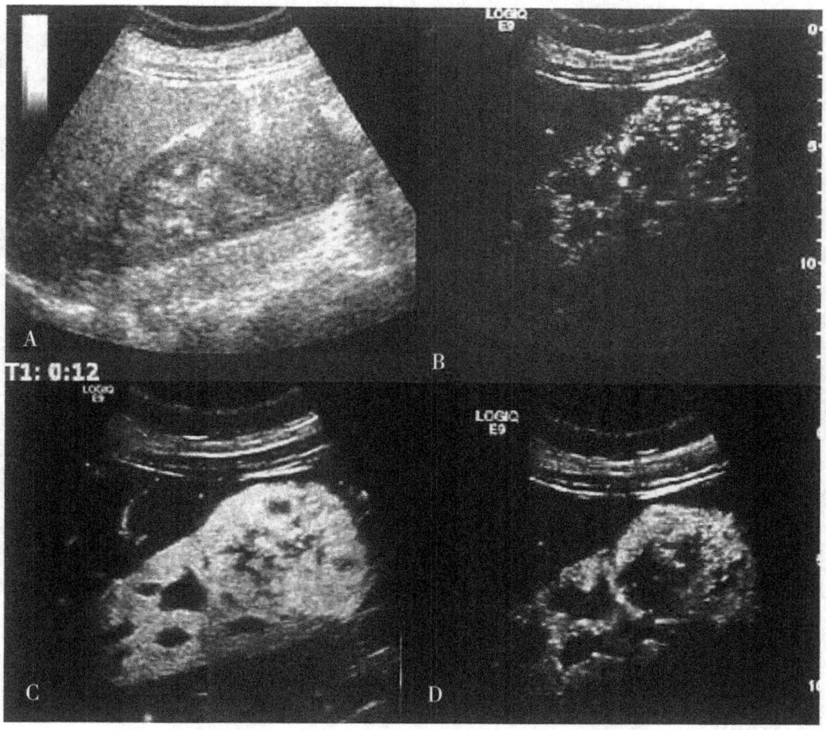

图 7-5 肾肿瘤超声造影

A．基波显像肾下极实质性肿瘤病变；B．超声造影显示病灶内造影剂开始填充；C．病灶内造影剂峰值填充，回声明显增强；D．病灶内造影剂消退，回声已减低

（三）女性生殖系统超声造影

超声造影可用于子宫、卵巢肿瘤的良、恶性鉴别。超声造影有助于评价子宫恶性肿瘤的浸润范围，可以评价子宫肌瘤介入治疗的效果，亦可显示输卵管形状（图 7-6）。

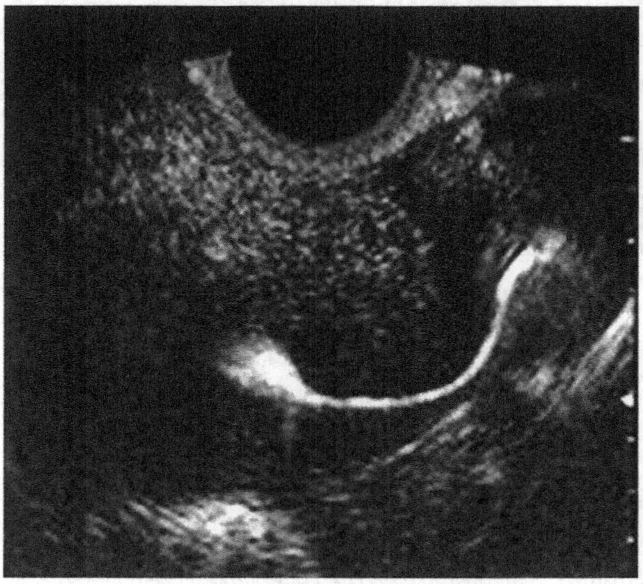

图 7-6 超声造影显示输卵管

造影剂显示输卵管呈弯曲细管状

（四）甲状腺、乳腺超声造影

超声造影可以提高甲状腺、乳腺肿瘤的血流显示的阳性率，更全面显示肿瘤的血管形态及数量，提高小器官肿瘤病变诊断及鉴别的准确性（图 7–7）。

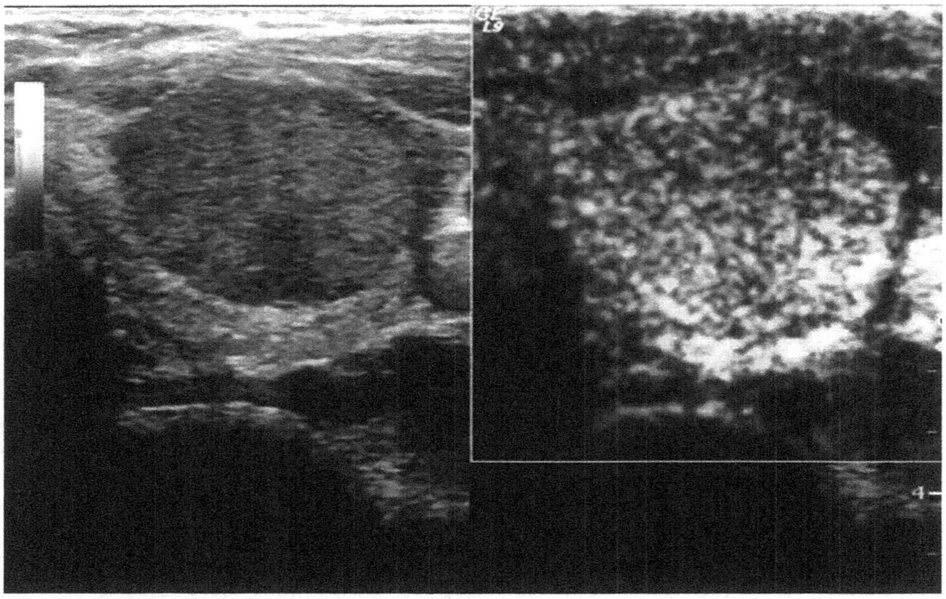

图 7–7　甲状腺瘤的超声造影

甲状腺瘤病灶内部回声均匀性增强，周边声晕增强，边界清

（五）颈动脉超声造影

超声造影可明确显示狭窄血管内残腔，有助于判断血管有无闭塞和狭窄程度；可通过显示斑块内新生血管而评价斑块的易损性（图 7–8）。

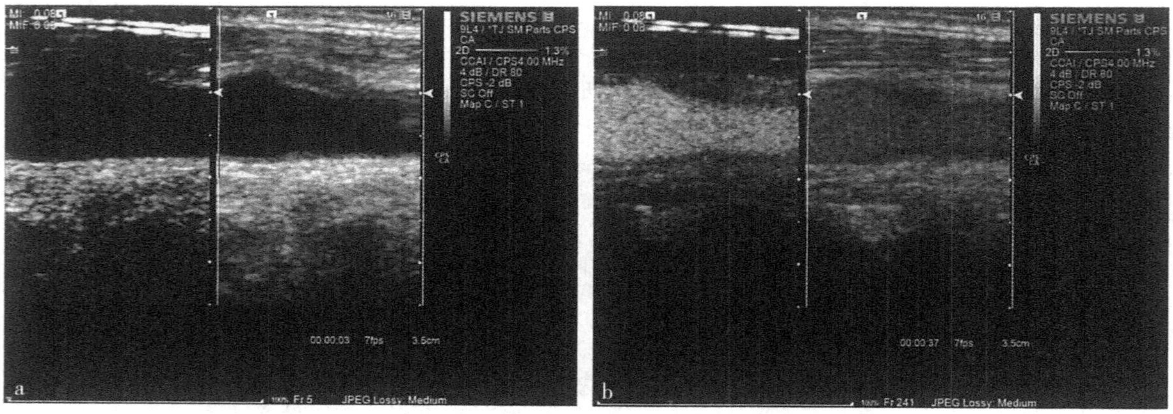

A（造影前）　　B（造影后）

图 7–8　颈动脉粥样斑块

A. 造影前病灶呈低回声区，边界欠清；B. 造影后病灶区造影剂部分填充，回声稍增强

（六）超声造影与超声分子成像

超声分子成像是通过将靶分子的特异性抗体或配体连接到超声造影剂表面，构建靶向超声造影剂，通过特异性的分子识别机制，即抗原与抗体或受体与配体结合的方式，使超声造影剂主动结合到靶区从而进行特异性的超声分子成像。靶向超声造影有助于诊断多种疾病，如炎症、肿瘤、血栓以及动脉粥样硬化斑块等。

三、心脏超声造影

（一）左、右心超声造影临床应用价值

（1）显著改善左心腔心内膜显影：对于肥胖、肺气肿、胸壁畸形等透声差而心内膜边缘无法区别的患者有利于测量心腔横径（图 7-9）。

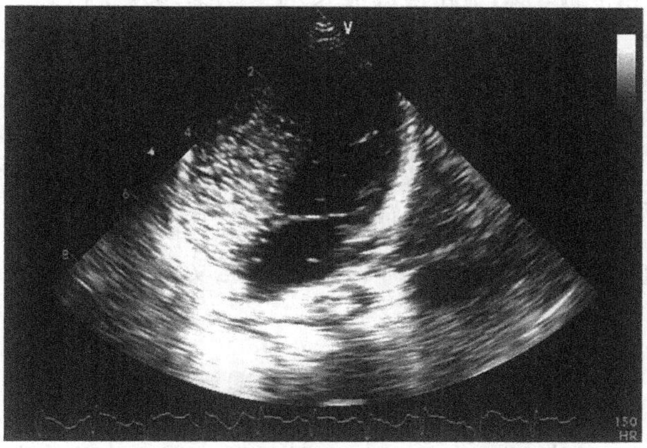

图 7-9　肺动静脉瘘患者右心造影

（2）评价左室容积及功能：心腔超声造影检查是评估重症患者心功能更为准确的无创性检查方法。

（3）协助诊断瓣膜病变、左心腔占位性病变等。

（二）心肌超声造影

心肌造影超声是利用声学微气泡作为造影剂进行心肌灌注显像的一项新技术。通过冠状动脉直接注射或者从外周静脉输注的方法，这些微气泡不仅能够进入到冠状动脉微血管内，并且能较长时间保留其中而不溢出血管外。因此，在平衡状态下，微气泡在心肌不同区域的相对浓度反映了局部冠状动脉微血管的密度及其相对血容量。

1. 心肌超声造影在心肌灌注显像中的应用　心肌超声造影可诊断冠状动脉狭窄和检测冠状动脉的血流储备、早期诊断急性心肌梗死，以及评价溶栓及介入治疗急性心肌梗死的疗效。

2. 心肌超声造影判定心肌梗死后的存活心肌　心肌超声造影根据心肌血流灌注和室壁运动可以判断存活心肌，常需结合负荷实验来分析。心肌超声造影可直接评价心肌微循环。存活心肌虽然有局部室壁运动异常，但由于微血管结构相对完整，保证了有效的心肌灌注，在心肌造影中常表现为正常均匀显影或部分显影；无造影剂显影则提示该区域心肌细胞坏死（图 7-10）。

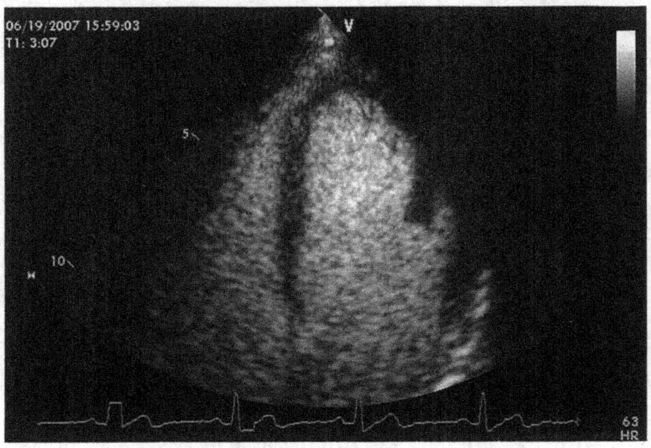

图 7-10　正常人实时超声造影检查

注入声诺维 2.4ml，左室心肌均匀显影，未见明显充盈缺损

第二节　斑点追踪超声的成像原理及检查方法

一、斑点追踪超声的成像原理

超声成像过程中，入射超声波与小于超声波波长的组织结构发生散射、反射等作用，形成了二维灰阶图像中所谓的“斑点回声”信息。心肌组织内包含众多均匀分布的声学斑点，这些自然声学标志与组织同步运动，其形状在相邻两帧之间变化不大。斑点追踪超声是在高帧频二维超声图像中，采用最佳模式匹配技术，逐帧追踪感兴趣区内心肌组织中的斑点运动，运用空间和时间处理算法计算其空间位移大小，由此获得心肌组织在心动周期内的运动速度、应变及扭转角度等多个运动参数信息。与组织多普勒技术相比，斑点追踪技术能够更准确地反映心肌空间运动。其优点为：①与组织多普勒频移无关，不受多普勒取样角度的限制；②定量分析心肌在各个方向上的运动速度、位移、形变以及运动时相和顺序；③操作简单、可重复性好。

二、检查方法与观测指标

1. 应变　在二维图像切面中勾画感兴趣区的心肌节段，斑点追踪技术的分析软件将自动追踪心肌组织中各个斑点在心动周期中的运动轨迹，计算感兴趣区内各室壁心肌节段的平均应变值。

（1）纵向应变：在心尖切面测量心肌沿纵行纤维方向上的应变值。心肌缩短时应变为负值，伸长时则为正值（图 7–11）。

（2）径向应变：在心脏短轴切面测量心肌径向应变值，该值反映了室壁收缩期的增厚程度，室壁增厚时为正值，变薄时为负值（图 7–12）。

（3）圆周应变：在左室短轴切面测量心肌沿着圆周方向的平均应变值。心肌节段短轴时为负值，伸长时为正值（图 7–13）。

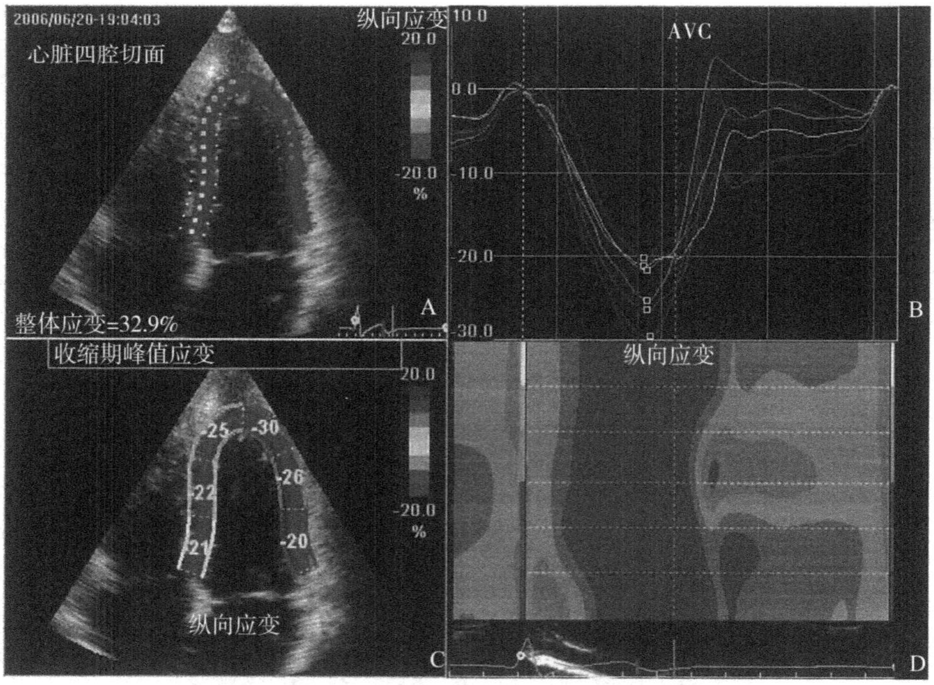

图 7–11　左室心脏四腔切面心肌纵向应变 – 时间曲线

A. 将感兴趣区置于左室四腔切面各实壁节段心肌组织；B. 斑点追踪技术自动分析获得的各室壁节段的二维应变曲线；C. 显示了各室壁心肌节段的收缩期峰值应变；D. 各心肌节段应变值的曲线解剖 M 型显示。AVC：主动脉瓣闭合

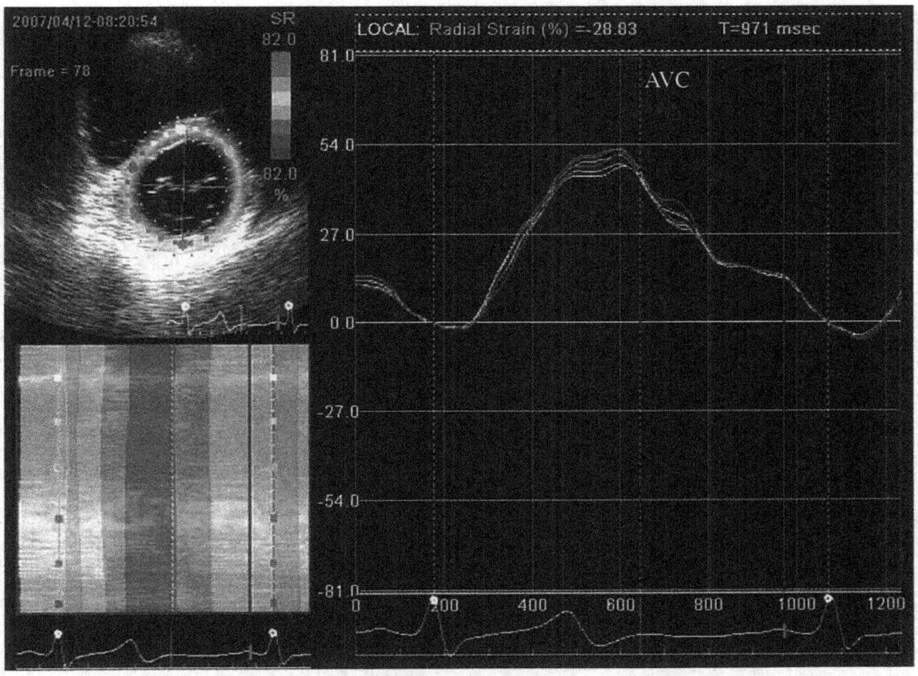

图 7-12 二尖瓣水平左室短轴切面径向应变 - 时间曲线

收缩期室壁增厚，各心肌节段径向应变为正值，显示在曲线的上方。AVC：主动脉瓣闭合

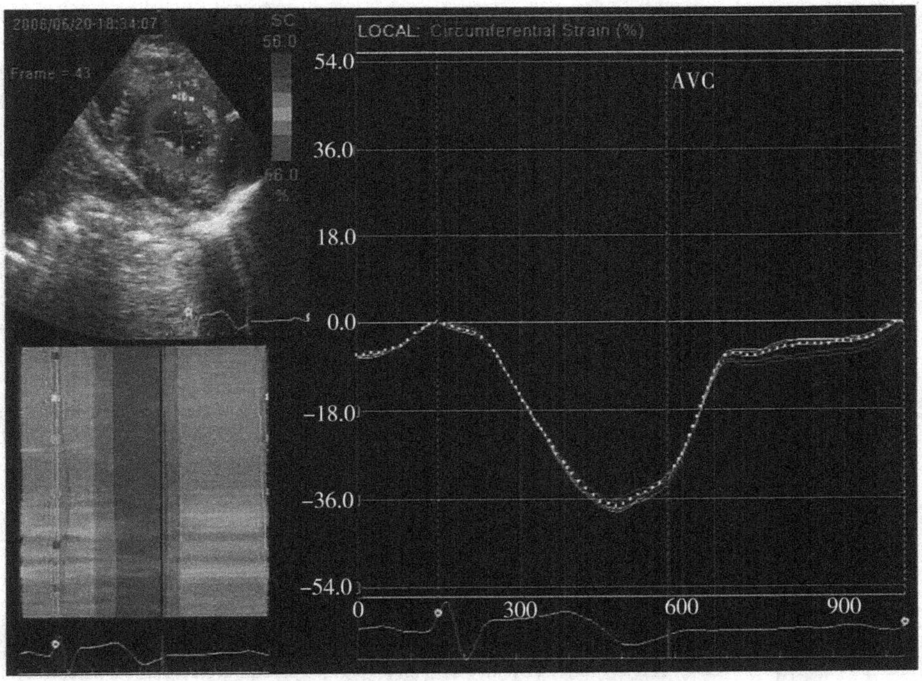

图 7-13 心尖水平左室短轴切面圆周应变 - 时间曲线

缩期左室周径变短，各心肌节段圆周应变为负值，显示在曲线下方。AVC：主动脉瓣闭合

2. 旋转角度 在心脏短轴二维图像切面中勾画感兴趣区，软件将自动追踪组织中各个斑点在心动周期中的运动轨迹，以左室短轴中心为假想圆心，计算感兴趣区内各心肌节段心肌的旋转角度，从心尖向心底方向观察，二尖瓣水平左室短轴是顺时针旋转，心尖部左室短轴是逆时针旋转。关于左室旋转的表示方法还没有统一，目前一般是用正值表示逆时针旋转，负值表示顺时针旋转（图 7-14、图 7-15）。

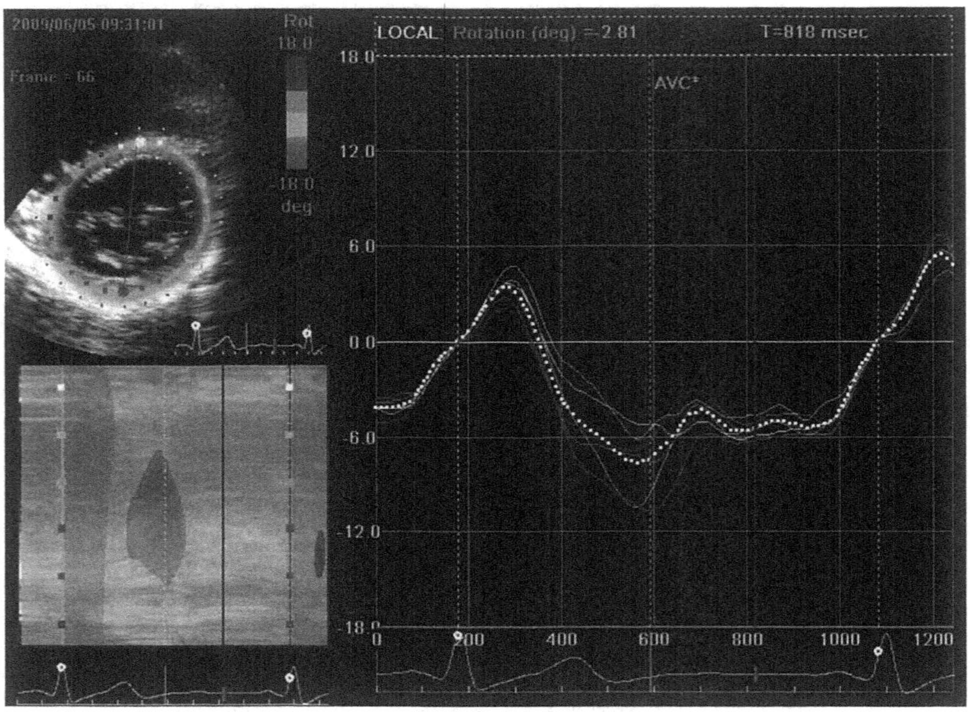

图 7-14　二尖瓣水平左室短轴旋转 - 时间曲线

从心尖向心底看，收缩早期为逆时针方向旋转，为正值，故在基线上方显示；收缩中晚期为顺时针方向旋转，为负值，故显示在基线下方。AVC：主动脉瓣闭合

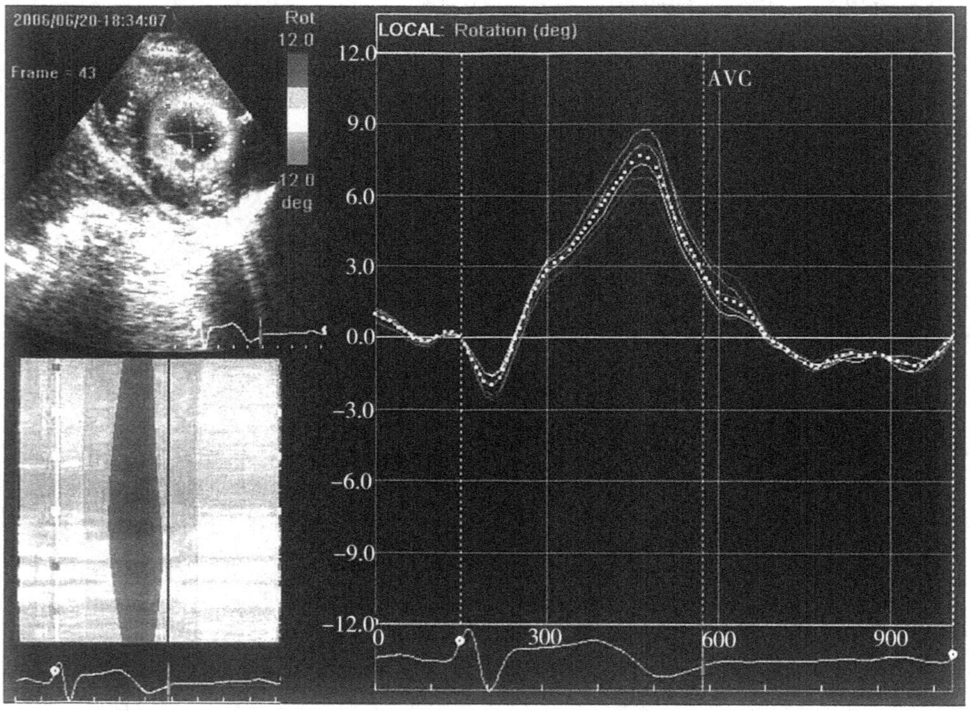

图 7-15　心尖部左室短轴旋转 - 时间曲线

与二尖瓣水平的旋转方向相反，从心尖向心底方向看，收缩早期为顺时针方向旋转。为负值，显示在基线下方；收缩晚期为逆时针方向旋转，为正值，显示在基线上方。AVC：主动脉瓣闭合

第三节 超声弹性成像

生物组织的弹性或者硬度主要取决于组织内部的结构成分，超声弹性成像技术能够获得组织内部弹性分布的定量信息，能更生动地显示、定位病变及鉴别病变性质，它使超声诊断技术更为完善。

一、超声弹性成像的基本原理

根据组织的弹性系数不同，施加外力后其产生形变能力也不同。利用超声探头或一挤压装置沿着探头的纵向（轴向）给组织施加一个微小的力量压迫组织，同时向组织发射超声波，对压缩前、后超声回波信号进行相关性分析，计算出受外力后组织的动态位移，再以灰阶或彩色编码进行二维成像。弹性系数小的组织受压后位移变化幅度大，显示为红色；弹性系数大的组织受压后位移变化小，显示为蓝色；弹性系数中等的组织显示为绿色，以色彩对不同组织的弹性进行编码，借其反映组织硬度。

二、超声弹性成像的检查及分析方法

（一）超声弹性成像的检查方法

1. 感兴趣区的调节 进行组织超声弹性成像检查时，先观察二维图像，然后启动弹性成像模式，同时显示二维图像与弹性图像。感兴趣区大小应调节至应变区面积的 2 ~ 3 倍以上，至少不小于 1.5 倍。

2. 加压方法 分为手法加压及机械加压两种。

（1）机械加压：不仅容易实现压缩方向严格沿着超声探头的纵向，而且也容易实现微小的压缩量，具体的数值也可以测量，但是不仅装置笨重，数据采集时间也较长。

（2）手法加压：人为主观因素影响较多，组织的应变与位移不仅与施加压力大小有关，也受压放频率快慢的影响。在操作中，将显示屏上的反应压力与压放频率的综合指标（数字 1 ~ 7 显示）维持在 2 ~ 3 比较合适，数字 2 ~ 3 表示可较好地分辨组织的硬度，数字“1”表示外力指标过低，数字“4”以上表示外力指标过高，对组织硬度的反应均可能不准确。

（二）超声弹性成像的分析方法

近年发展的实时组织弹性成像以彩色编码代表不同组织的弹性大小，通常自红色至蓝色，表示组织从“软”逐渐变“硬”。弹性系数小的组织受压后位移变化大，显示为红色；弹性系数大的组织受压后位移变化小，显示为蓝色，弹性系数中等的组织显示为绿色，以色彩对不同组织的弹性编码，能较直观地反映被测组织硬度。另外还可以比较病变区与周围正常区之间的弹性（或硬度）。在感兴趣区域（ROI）内选取病变区（应变值用 A 表示）、周围正常组织区（应变值用 B 表示），计算 A/B 值即应变对比度：该比值越大，表示病变组织的弹性越好，该比值越小，表示病变组织的弹性越差。通过应变对比度的测定，可以定量反映病变组织的硬度，

三、超声弹性成像的临床应用

（一）评价乳腺良、恶性病变

Krouskop 等的研究表明乳腺组织弹性系数从大到小排列顺序是：浸润性导管癌 > 导管内原位癌 > 乳腺纤维组织 > 正常乳腺组织 > 脂肪组织。目前国内外多参照日本筑波大学植野教授提出的 5 分法对乳腺组织进行弹性评分。其评分标准为：

1 分：肿瘤整体发生变形，图像显示为绿色。

2 分：肿瘤大部分发生变形，图像显示为绿蓝相间的马赛克状。

3 分：肿瘤边界发生变形，中心部分没有变形，图像显示病灶中心为蓝色，病灶周边为绿色。

4 分：肿瘤全体没有变形，图像显示病灶整体为蓝色图像。

5 分：肿瘤全体和周边组织都没有变形，图像显示病灶和周边组织为蓝色。

评分为 1 ～ 3 分者提示组织硬度相对小而考虑良性病变，4 ～ 5 分者提示组织硬度大而考虑为恶性病变。

（二）甲状腺占位性病变的鉴别诊断

目前临床多采用 5 级分法对甲状腺占位性病变进行弹性评分。其评分标准：

0 级：病灶区以囊性为主，表现为红蓝相间或蓝绿红相间。

Ⅰ级：病灶区与周围组织呈均匀的绿色。

Ⅱ级：病灶区以绿色为主，少部分呈蓝色。

Ⅲ级：病灶区呈杂乱的蓝绿相间分布，以蓝色为主。

Ⅳ级：病灶区完全为蓝色覆盖。

0 级提示肿块囊性变或囊内出血，甲状腺囊性变弹性图上具有特征性的表现，即“蓝 – 绿 – 红”分布（blue–green–red sign，BGR 征象）。甲状腺腺瘤或增生结节的弹性分级多为Ⅰ ～ Ⅱ级，而腺癌的分级多为Ⅲ ~ Ⅳ级，这表明甲状腺恶性肿瘤的硬度大于良性肿瘤。

（三）评价颈动脉粥样硬化斑块的性质

超声弹性成像图上软斑块表现为黄绿色或者以绿色为主；混合型斑块表现为蓝绿相间，而钙化斑则完全为蓝色所覆盖。周围正常组织与斑块的应变对比度：钙化斑块最高，混合性斑块次之，软斑块最低。

（四）肝纤维化的诊断

组织的弹性或硬度主要取决于组织内部的分子组成及其在微观、宏观上的表现形式，因此，当肝组织出现纤维化、硬化等病理改变时，肝的弹性也发生改变。当早期肝组织出现纤维化等病理改变时，组织的声阻抗差变化不明显，传统超声诊断肝硬化并不敏感。Sandrin 等通过研究表明瞬时弹性成像结果的可重复性高，肝弹性模量与纤维化级别的相关性好，且与炎症活动度及脂肪变性分级不相关。

（五）前列腺癌的诊断

肿瘤的细胞密度大于周围的正常前列腺组织，因此，前列腺癌的组织弹性有别于正常组织。实时弹性成像与常规诊断方法结合可以有效降低前列腺组织活检的假阴性，从而提高组织活检诊断前列腺癌的敏感性。

（六）静脉血栓性质的评价

静脉血栓的发生时间对于其治疗措施的选择非常重要。由于静脉血栓发生越早，存在时间越长，则机化程度越重，其弹性也就越小。因此，可利用超声弹性成像技术通过评价静脉血栓的弹性来推断静脉血栓的发生时间。

（七）评价恶性肿瘤淋巴结转移

是否存在淋巴结转移及转移的部位、大小、数目对恶性肿瘤的治疗方式选择非常重要。超声弹性成像可通过评价淋巴结的弹性来判断淋巴结有无恶性肿瘤淋巴结转移。其弹性图像一般分为四种类型：1 型，淋巴结 80% 以上显示为绿色或红绿相间；2 型，淋巴结 50% 以上、80% 以下显示为绿色或红绿相间；3 型，淋巴结 50% 以上，80% 以下显示为蓝色；4 型，淋巴结 80% 以上显示为蓝色。其中 1 型和 2 型表示淋巴结弹性较大，多为良性。3 型和 4 型表示弹性较小，多为恶性肿瘤淋巴结转移。

（八）心肌功能的评价

心肌弹性成像可以反映局部心肌的位移及心肌弹性。位移及弹性图可见显示心肌的收缩 – 舒张运动以及心肌层的增厚或变薄，显示病变心肌与正常心肌之间的对比度。心肌弹性成像有效提高心肌的弹性信息，并准确表现出正常心肌弹性图像特点，从而有利于早期诊断心肌缺血、心肌梗死，并精确定位。

第四节 腔内超声

一、经食管超声心动图

经食管超声心动图（transesophageal echocardiography，TEE）是20世纪80年代发展起来、日臻成熟的一项新的超声显像技术。经食管超声心动图检查时，探头位于食管或胃底，从心脏后方向前扫查心脏，克服了经胸壁超声检查的局限性，不受肺气肿、肥胖、胸廓畸形等因素的影响，能获得较满意的图像。

（一）仪器与探头

目前经食管超声心动图检查所使用的仪器均为彩色多普勒血流显像仪，探头为相控阵型，分为单平面、双平面和多平面探头，单平面和双平面探头频率多为5MHz，多平面探头频率可以调节，为3.5 ~ 7.0MHz。多平面探头可使声束360° 全面扫查心血管的结构（图7–16）。

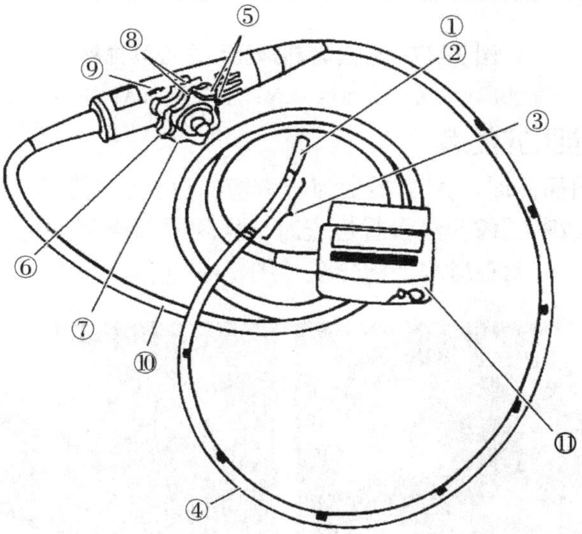

图7–16 经食管超声探头结构示意

1. 探头顶端；2. 换能器；3. 管体曲段；4. 管体；5. 弯曲控制转钮；6. 内侧大转钮；7. 外侧小转钮；8. 中间位指示标志；9. 操作柄；10. 连接导线；11. 插头

（二）适应证与禁忌证

1. 适应证 ①二尖瓣、三尖瓣与主动脉瓣病变，人工瓣膜功能障碍，感染性心内膜炎。②主动脉扩张及主动脉夹层，主动脉窦瘤扩张破裂，冠状动脉起源异常或冠状动静脉瘘。③先天性心脏病的诊断、鉴别及分型，特别是经胸超声心动图检查难以显示的静脉窦型房间隔缺损或肺静脉畸形引流；先天性心脏病及瓣膜整形等手术围术期的评估；心内导管及心外微创介入治疗术前筛选病例及手术过程监护。④心腔内、心包及邻近食管的纵隔等部位的占位性病变，特别是常规经胸超声心动图检查难以清晰显示的左心耳血栓（图7–17）。⑤经胸检查图像质量不理想或部分疑难病变的进一步诊断而又无检查禁忌者。

2. 禁忌证 检查前应对患者的情况进行详细了解，对具有以下这些情况者，在无条件和专业人员监护，缺乏抢救条件时暂不行经食管超声检查：①严重心、肺功能异常，体质极度虚弱；②持续高热和严重感染性疾病；③食管病变，如溃疡、静脉曲张、急性出血、狭窄畸形等；④血压过高或过低者，冠状动脉粥样硬化性心脏病（冠心病）心绞痛或心肌梗死急性发作；⑤主动脉夹层急性发作。

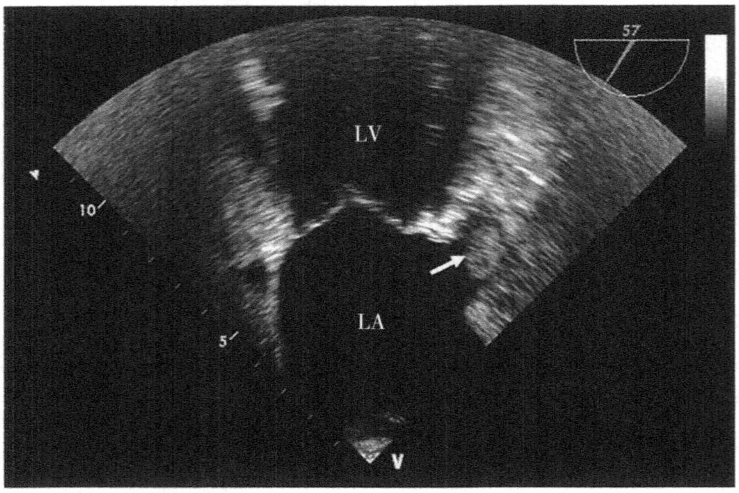

图 7-17　经食管超声显示左心耳血栓

箭头所示为左心耳血栓。LV：左心室；LA：左心房

（三）经食管超声心动图的优点

（1）经食管超声心动图探测时，声束不受肺、胸壁的遮挡，对肺气肿、肥胖、胸廓畸形的患者可获得经胸壁检查难以比拟的清晰图像。经食管检查时，房间隔与声束垂直且在近场，无回声失落现象，可准确观察房间隔有无异常，有无心房水平的分流（图 7-18）。

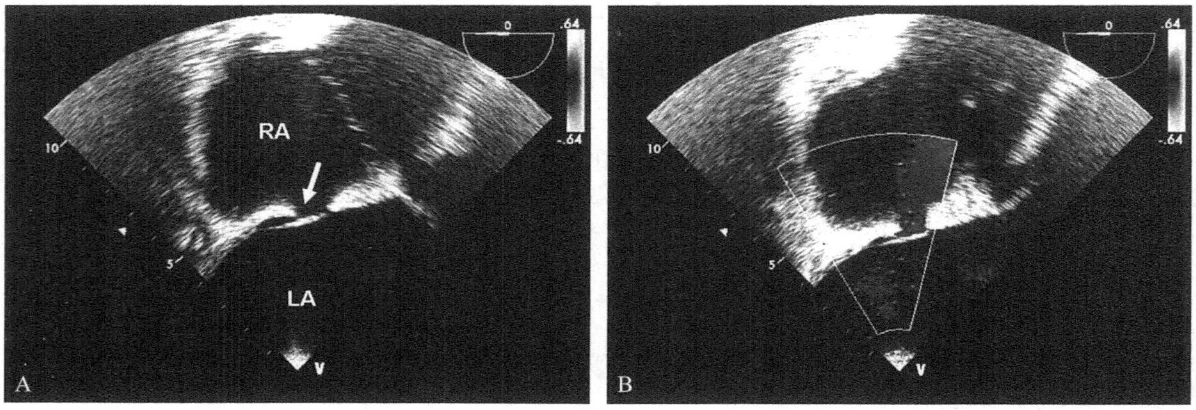

图 7-18　经食管超声探查心房水平分流

A. 经食管超声显示房间隔卵圆孔处可见缝隙；B. 彩色多普勒显示房间隔卵圆孔处细束左向右分流血流信号

（2）在心脏直视手术中进行经食管超声心动图监护时，对手术操作无任何干扰，监测手术进程，减少手术失误。

二、血管内超声

血管内超声（intravascular ultrasonography，IVUS）是将微小的超声探头镶嵌于心导管的顶端，置于血管内，以此而获得血管壁及血管腔的切面图像。目前应用最多的是冠状动脉内超声，冠状动脉内超声的探头有很高的分辨率，因此，可以准确测量血管和血管腔的径线和面积，还可以发现早期冠状动脉粥样硬化斑块，显示粥样硬化斑块的形态、结构，用于冠状动脉疾病的早期发现、诊断、指导和评价冠状动脉介入治疗（图 7-19、图 7-20）。

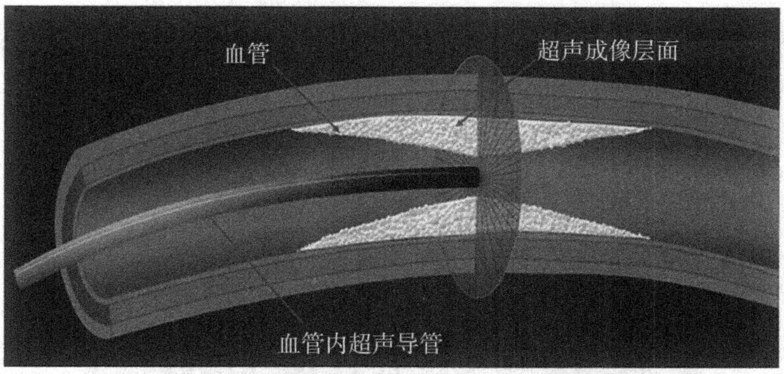

图 7-19 血管内超声工作示意

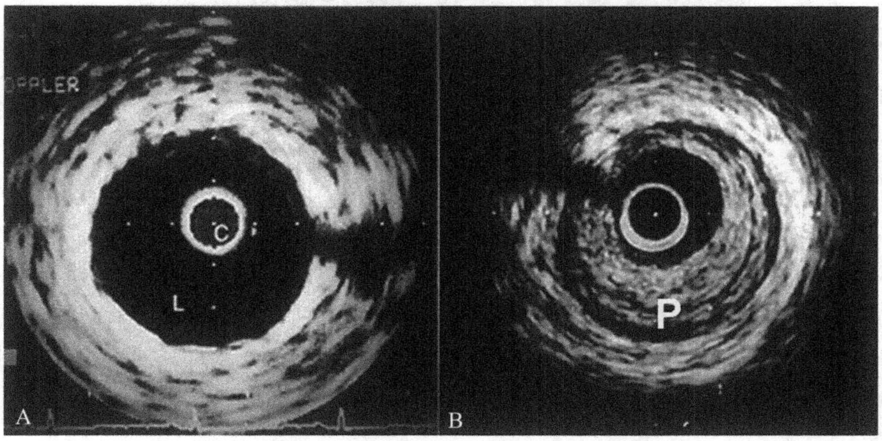

图 7-20 冠状动脉血管内超声声图像

A. 正常冠状动脉的血管内超声图像（L 示血管腔，C 示血管内超声导管）；B. 冠状动脉内斑块形成的图像（P 示斑块）

三、心腔内超声心动图

心腔内超声心动图技术将换能晶片置于介入性心导管头端，采用经血管方式插入右侧心腔内贴近特定的心脏结构进行扫描和观察，获取高分辨率的心脏解剖结构及其功能信息（图 7-21、图 7-22）。心腔内超声的临床应用更好地改进了消融导管电极与组织之间的接触，能够确定心腔内膜损伤的形成、部位、范围和程度，并及时评价并发症的发生、部位和严重程度，能够引导房间隔穿刺，并有助于理解心律失常机制与心脏解剖结构异常之间关系。

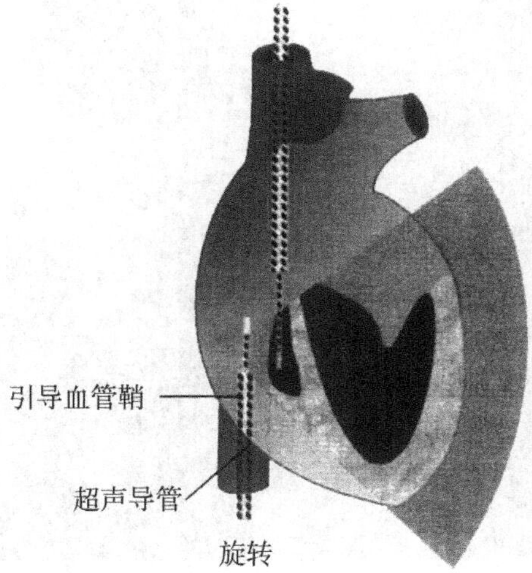

图 7-21 心腔内超声工作示意

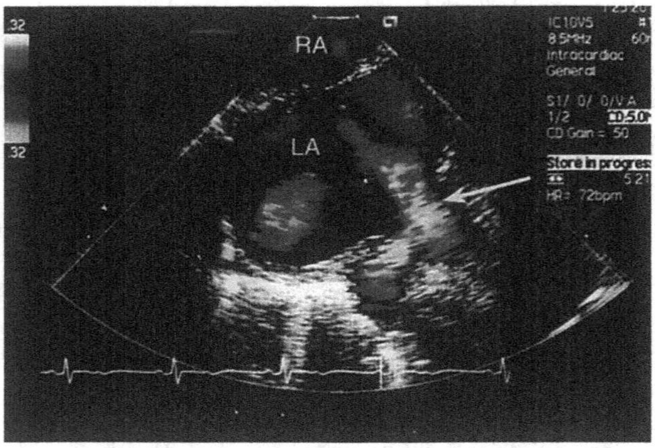

图 7-22　心腔内超声的肺静脉切面

探头位于右心房，向左心房扫查：可清晰显示左心房及左肺上、下静脉的二维及彩色血流图像

四、超声内镜

超声内镜（endoscopic ultrasonography，EUS）是将内镜和超声相结合的消化道检查技术，将微型高频超声探头安置在内镜顶端，当内镜插入体腔后，一方面通过内镜直接观察腔内的形态改变，同时又可进行实时超声扫描，以获得管道层次的组织学特征及周围邻近脏器的超声图像。微型超声探头细小，可经鼻胃管将微型超声探头导入胃内进行超声扫查；也可经十二指肠乳头按内镜下逆行性胰胆管造影术（endoscopic retrograde cholangopancreatography，ERCP）将微型超声探头插入胰管、胆总管或胆囊内行超声检查上述器官的病变。

（一）超声内镜的分类

超声内镜分为专用超声内镜、电视超声内镜、彩色多普勒超声内镜及经内镜的微型超声探头等。超声探头具有 5MHz、7.5MHz、12MHz 和 20MHz 的宽频切换探头，更有利于清晰地显示病灶。

（二）超声内镜检查的适应证与禁忌证

1. 适应证

（1）判断消化系统肿瘤的浸润范围及外科手术切除的可能性，确定消化道黏膜下肿瘤的起源与性质，判断消化性溃疡的愈合与复发。

（2）显示纵隔病变，判断食管静脉曲张程度与栓塞治疗的效果，判断是否有淋巴结转移。

（3）胆囊、胆总管中下段及胰腺良恶性病变的诊断及治疗，诊断十二指肠壶腹肿瘤（图 7-23）。

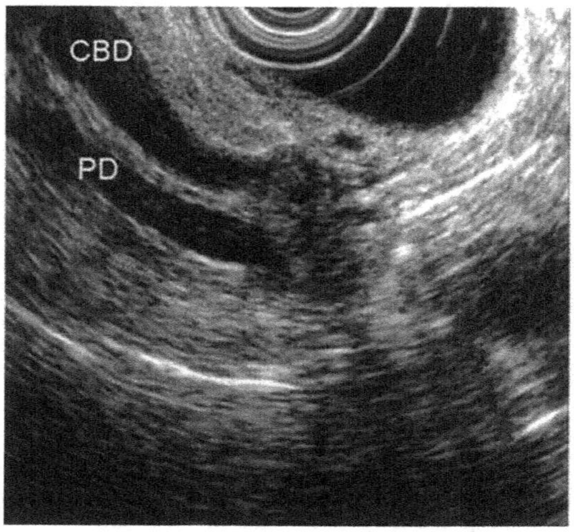

图 7-23　壶腹癌的腔内超声检查

2. 禁忌证

（1）严重心、肺疾病不能耐受镜检查者，处于休克等危重状态或疑有胃穿孔者，胸主动脉瘤、脑出血者等。

（2）口腔、咽喉、食管及胃部的急性炎症，特别是腐蚀性炎症。

（三）超声内镜的新近应用

1. 超声内镜引导下细针穿刺活检术　用于诊断胃肠黏膜下及其邻近器官的肿瘤，尤其使胰腺癌得以早期检出。

2. 超声内镜引导下细针注射技术　可以应用 CDFI 了解病变周围的血管和肿瘤的血运情况，超声引导定位准确，可以减少血管损伤和药物外漏。

五、经阴道超声

（一）经阴道超声探头

有机械扫描和电子扫描。经阴道超声探头频率有 5MHz、6.5MHz、7.5MHz，大多数最大探测深度在 10cm 以内。扫描角度有 60°、70°、90°、110°、120°、140°、240° 不等。进行经阴道介入性超声使用的穿刺附属器一般安装在探头组合的边缘，以供组织活检或针吸细胞学检查时使用。

（二）经阴道超声适应证

阴道超声可用于子宫、附件各种病变的检测，可用于监测卵泡、卵泡穿刺取卵、早孕，以及诊断早期异位妊娠等病变。

第八章

妇科超声

第一节　妇科检查方法与正常声像图

一、盆腔内结构的声像图表现

髂腰肌（musculus iliopsoas）位于骨盆内的两侧弱回声，同时有断续的高回声边缘。当自腹正中线向髋部作斜切时可显示。靠头端可见腰大肌与髂肌之间的筋膜鞘所形成的线状高回声。靠尾端即为髂腰肌，横切面上呈椭圆形弱回声区，边缘为高回声光带。大骨盆内的结构常因肠气的干扰或肥胖体型常难以显示。

小骨盆腔内组织结构的识别更具有重要意义。膀胱充盈状态下可在膀胱下方、子宫或阴道的两侧显示闭孔内肌和提肛肌。闭孔内肌占据小骨盆内前外侧的大部分。在耻骨上横切面图能清楚显示。并见由闭孔筋膜构成的该肌边缘，呈高回声。在后内侧阴道横切面的两侧尚可见另一弱回声区即为两侧的肛提肌。在耻骨上横切面向尾端扫查时，子宫下端或阴道两侧之结构，前外侧为闭孔内肌，后内侧为肛提肌，且愈向尾端扫查可因髋臼效应（effects of acetabulum）使充盈膀胱呈正方形（square）。与骨盆侧壁成一定角度纵向扫查可显示头端的闭孔内肌和尾端的肛提肌。小骨盆腔内其他两组肌肉即尾骨肌和梨状肌位于盆腔内头端更深处，常难以显示。

盆腔内的大血管，即髂外动、静脉。识别这些结构在定位诊断上有一定的意义。髂外动、静脉呈管状结构的无回声区，实时超声可显示动脉搏动。在膀胱高度充盈情况下，从腹正中线向髋部斜向扫查可见髂腰肌前方的管状结构，为髂外动、静脉，横切面时即于子宫底部两侧髂腰肌前方显示。但常因肠气干扰显示不清。髂内动、静脉在离腹正中线 3cm 左右纵向扫查时，即可显示其管状的无回声区，并可见平行的同侧输尿管回声，卵巢位于其前内侧，可作为定位卵巢的标志。卵巢后方的卵巢动、静脉因管腔太小，二维图像一般不易显示。

输尿管呈管状无回声结构，在小骨盆内通过充盈的膀胱在阴道水平上方，无论纵横切面均可显示，有明亮管壁回声，中心部无回声，位于卵巢后方和髂内动、静脉之前方。当实时超声检查时常可显示其蠕动，呈闪烁间歇性回声，在膀胱三角区内可见“射尿反应”（jet effect）。由于输尿管与卵巢和宫颈管紧密相贴，故当卵巢或子宫病变时，常可引起输尿管压迫致使其扩张和肾盂积水。

耻骨上正中线纵向扫查时，可在膀胱与直肠及乙状结肠之间显示子宫、阴道图像及其两侧的附件，包括输卵管、阔韧带、输卵管系膜和卵巢等盆腔内生殖器官。

在小骨盆内、阴道后方有固定与后腹壁的直肠，大约在小骨盆靠头端的 1/2，约在第 3 骶椎水平有乙状结肠，常因肠道内气体和粪便，使其管腔内呈散在的强回声，可随肠蠕动而活动。有时因肠内气体强回声和声影使肠壁显示不清。直肠内水囊检查有助于识别上述结构和后盆腔部的肿块。

此外，当膀胱充盈扩张时，盆腔腹膜内三个潜在的间隙均可在图像上显示。陶氏腔向尾侧伸展约占阴道上 1/4，它是最大的间隙，也是腹膜腔最低部位，当腹腔内有积液时是液体最易聚集的部位，同时在后盆腔病变的检查时该部位也具有重要临床意义。

二、正常子宫、输卵管和卵巢声像图表现及正常测值

1. 正常子宫的声像图和正常值　纵切面子宫一般呈倒梨形，子宫体（uterine body）为实质均质结构，轮廓线光滑清晰，内部呈均匀的中等强度回声，宫腔（uterine cavity）呈线状高回声，其周围有弱回声的内膜围绕。随月经周期内膜的变化，宫腔回声有所不同。宫颈（cervix uteri）回声较宫体稍高，且致密，常可见带状的颈管高回声。子宫颈阴道部即阴道的前后穹隆间常可呈圆形弱回声。横切面子宫近宫底角部呈三角形，体部则呈椭圆形。其中心部位尚可见宫腔内膜线高回声。通过子宫纵切面观察宫体与宫颈的夹角或其位置关系，可以了解子宫是否过度前倾曲或后倾曲。子宫下端的阴道，其内气体呈线状强回声，壁为弱回声，易于识别。

正常子宫的大小，常因不同的发育阶段，未产妇与经产妇的体型不同，而有生理性的差异。测量方法：当适度充盈膀胱后（以子宫底部能显示为度），先作纵向切面使子宫全貌显示清晰，测量宫体和宫颈的纵径以及宫体的前后径，然后进行横向扫查，自耻骨上缘向中上滑行，连续观察子宫横切面，测量子宫的最大横径，具体测量方法如下（图 8–1）。

（1）子宫纵径：宫底部至宫颈内口的距离为宫体长度。宫颈内口至宫颈外口（阴道内气体强回声光带顶端）的距离为宫颈长度。

（2）子宫前后径：纵向扫查时，测量与宫体纵轴相垂直的最大前后距离。

（3）子宫横径：横向扫查时，宫底呈三角形，其左右为宫角部位，此时测量子宫横径不易准确，故应探头稍下移，在两侧宫角下缘的子宫横断面呈椭圆形，使子宫侧壁显示清晰时，测其最大横径。

正常子宫大小取决于年龄和激素水平。成年未育妇女子宫纵径（又叫长径）7 ~ 8cm（包括宫颈），前后径 2 ~ 3cm，横径 4 ~ 5cm。已生育妇女的子宫稍大，纵径增加约 1cm，多产妇女增加约 2cm。绝经后子宫萎缩。青春期子宫体长约与子宫颈等长，生育期子宫体长约为子宫颈的一倍，老年期又成为 1 ：1（图 8–2、图 8–3）。

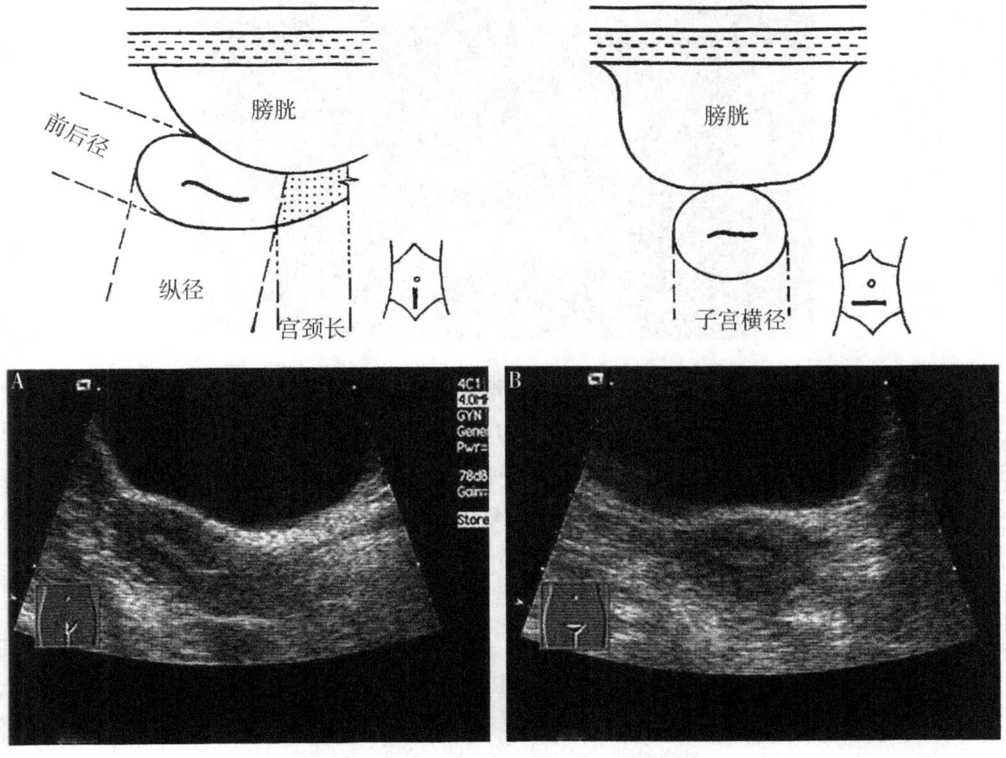

图 8–1　子宫超声测量方法示意图

A. 子宫纵断面上测量纵径和前后径；B. 子宫横断面上测量子宫横径（宽径）

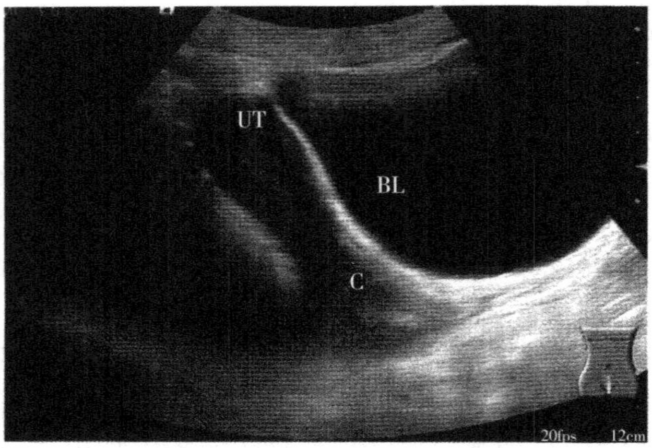

图 8–2　青春期子宫纵切面

声像图示宫体与宫颈等长；BL：膀胱；UT：子宫；C：宫颈

2. 输卵管及卵巢声像图和正常值　子宫两侧的附件包括输卵管、阔韧带、输卵管系膜和卵巢。横向扫查时可显示两侧子宫角延伸出的输卵管、阔韧带和两侧卵巢。输卵管自子宫底部蜿蜒伸展，呈高回声边缘的管状结构，其内径小于 5mm，一般不易显示。卵巢通常位于子宫体部两侧外上方，但有很多变异。后倾位的子宫两侧卵巢位于宫底上方。正常位置的卵巢，其后外侧可显示同侧的输尿管和髂内血管，可作为卵巢定位的标志。正常卵巢切面声像图呈杏仁形，其内部回声强度略高于子宫。成年妇女的卵巢大小约 4cm × 3cm × 1cm，并可按简化的椭球体公式，计算其容积，即（长 × 宽 × 高）/2，正常应小于 6ml。生育期妇女，卵巢大小随月经周期而变化，声像图可观察卵泡的生理变化过程，可用于监测卵泡的发育。

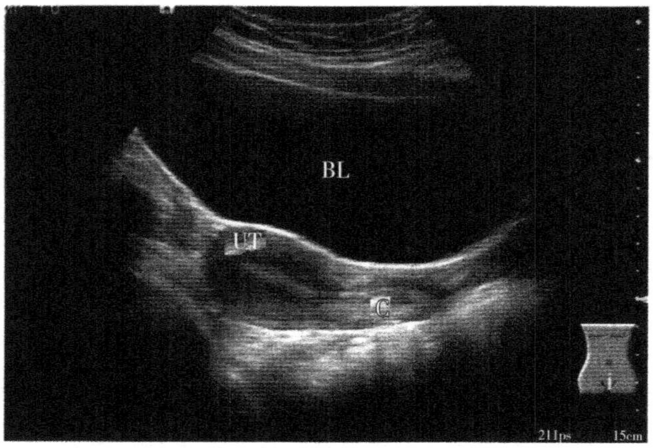

图 8–3　生育期子宫纵切面

声像图示宫体长约宫颈一倍；BL：膀胱；UT：子宫；C：宫颈

3. 月经周期中子宫、卵巢等声像图形态学的变化　当解释妇科内生殖器官声像图时，应特别强调了解正常生理改变的重要性，也就是女性生殖器官声像图的解释需要有对影响女性殖系统相互作用的内分泌学知识。子宫内膜周期性变化，不论卵子是否受精，一般分为下列三期（日期计算从月经第一天算起）：①月经期（第 1 ~ 4 日）；②增殖期（第 5 ~ 14 日）；③分泌期（第 15 ~ 28 日）。子宫内膜变化是卵巢的内分泌即雌激素和孕激素作用而出现。排卵前，卵巢以分泌雌激素为主，使内膜仅发生增殖性变化。在排卵后期，在雌激素、孕激素的联合作用下使子宫内膜发生特殊的分泌性变化，子宫内膜的声像图也有相应改变。增殖期内膜多呈线状回声，分泌期和月经期由于内膜水肿，腺体分泌，血管增殖，则表现为典型的“三线”征，即外层为高回声的内膜基底层，内层为低回声的内膜功能层，中央的条状高回声为宫腔黏液（或两层内膜结合线）。生育期妇女的双层内膜厚度约为 5 ~ 12mm，分泌期最厚可达 14mm。绝经期后妇女内膜变薄，小于 6mm。当有异位妊娠时，宫腔内蜕膜反应而形成高回声边缘的圆形无回声区（即假孕囊回声）。子宫内膜声像图变化与卵巢内卵泡发育的排卵过程相一致。卵巢在排卵期体积可增大，其内有卵泡的圆形无回声区，大小为 1 ～ 2cm。排卵时卵泡位置移向卵巢表面，且一侧无卵巢组织覆盖，并向外突出。排卵后进行黄体期，卵巢内的黄体可较卵泡直径稍增大，边缘皱缩不规则，内有细弱回声光点。此外，排卵期的子宫直肠陷凹内可显示小量的液性无回声区，可能系继发于卵泡的破裂后少量腹腔积血，发生率约 40%。这亦可能与月经间腹痛的病因学有关。

4. 卵泡发育的监测与意义　在卵巢生理功能的研究中，如何精确观测卵泡发育和估计排卵日期，一直是产科临床所关注的重要课题。既往，多依赖于基础体温和血及尿中激素水平的变化来估计排卵日期，但这些检查因不能直接反映卵泡形态学改变，而使临床应用受到限制。二维超声目前已成为监测卵泡发育的重要手段。可以根据超声图像的特征，判断有无卵泡发育以及是否成熟和排卵，连续的超声检查还能发现一些与激素水平变化不一致的特殊情况，如了解有无未破裂卵泡黄素化等情况。根据超声的图像特征可以判断卵泡的成熟度和是否已排卵。

（1）成熟卵泡的特点

①卵泡最大直径超过 20mm：根据国内有关文献报道，排卵前正常卵泡最大直径范围为 17 ～ 24mm，体积为 2.5 ～ 8.5ml，有学者报告卵泡 < 17mm 者为未成熟卵泡，多不能排卵。

②卵泡外形饱满呈圆形或椭圆形，内壁薄而清晰或可见内壁卵丘所形成的一金字塔形的高回声。有时尚可见优势卵泡周围有一低回声晕。

③卵泡位置移向卵巢表面，且一侧无卵巢组织覆盖，并向外突出。

（2）已排卵的指征（即进入黄体期）

①卵泡外形消失或缩小，可同时伴有内壁塌陷。

②缩小的卵泡腔内细弱的光点回声，继而卵泡壁增厚，并有较多的高回声，提示早期黄体形成。

③陶氏腔内少量液性无回声区，此种情况约占 50% 以上。

根据卵泡测值及形态改变，结合尿或血中黄体生成激素（LH）测值进行综合分析，有助于提高预测排卵的准确性。

关于卵泡增长速度一般文献报道为 1 ～ 3mm/d，临近排卵时增长快，可达 3 ～ 4mm/d，排卵前 5 小时可增长 7mm。

值得指出的是卵泡的大小固然与卵泡的成熟度有密切关系，然而，过度增大的卵泡常会出现卵子老化或闭锁现象，所以在不孕症的治疗中用药物刺激卵泡发育时，既要掌握成熟卵泡的标准，又要注意防止卵泡过度增大，在适当时候可以应用绒毛膜促性腺激素（HcG）促使卵泡最后成熟，这样有利于获得比较成熟的卵子。

以上观察研究对不孕症的治疗和人类生殖工程的研究均具有重要价值。

三、子宫、卵巢血流的监测与意义

子宫和卵巢血供状态可随年龄、生殖状态（绝经前、绝经期或绝经后期）和月经周期而变化。只有充分掌握这些生理性改变，才有助于对病理状态做出正确地判断。

子宫的血流灌注与雌激素和黄体酮的循环水平有关。在绝经前的妇女，随产次的增加，彩色多普勒检测可见血管数量的增加，显示较丰富的血流信号。绝经期的妇女则血管数量减低，这与雌激素水平低下有关。绝经后，子宫血管则更行减少。但若进行了激素替代治疗，则可使子宫血管无明显减少。

在进行频谱多普勒检测时，通过血流阻力指数（RI）和搏动指数（PI）等有关血流参数的测定，即可观察到随月经周期的明显变化。在分泌晚期和月经期 RI 和 PI 值增高（RI=0.88+0.1，PI=1.8 ± 0. 4），增殖期为中间值，而 RI，PI 减低是在分泌早、中期。妊娠后 RI 和 PI 在放射状动脉和螺旋动脉中明显降低。由于血流的低阻力使子宫肌层和黏膜层有丰富的血流灌注。在绝经后的妇女子宫动脉及其分支显示水平很低，即使能显示多无舒张期血流信号，呈高阻力状态。但若进行了激素替代治疗，多普勒频谱曲线形态可相似于绝经前状态。

卵巢血管供应取决于每侧卵巢的功能状态，通常亦可观察到其随月经周期的变化，卵巢要经历下列变化：滤泡增殖期、排卵期、黄体期和非活动状态。排卵前的卵泡有广泛的毛细血管网，而这些毛细血管网可能是通过前列腺素 E_2 循环水平的增加来调节。这种丰富的血管网可应用经阴道彩色多普勒超声显示。通常位于优势卵泡的周围区，在排卵前 2 ~ 4 天更易于显示。频谱多普勒检测时，RI、PI 值逐渐减低。在黄体生成激素（LH）达高峰时，RI、PI 值最低，呈低阻力状态。

黄体血管的生成和血流阻力与是否妊娠有较大影响。如果妊娠在排卵后的 48 ~ 72 小时，黄体便成为血管化，受孕后的 8 ~ 12 天（即末次月经的 22 ~ 26 天）围绕黄体的周围显示一很强的血管环。频谱检测该血管环，RI、PI 值很低，呈明显低阻力状态。这种表现持续至整个妊娠早期。如果未妊娠，黄体血管则呈中等至较低阻特征和较低的收缩期血流。阻力增加直至 RI 和 PI 最高值需至下一月经周期的第一天。

卵巢动脉主支显示高阻力的血流频谱曲线表现无功能或不活动状态。卵泡增殖期显示中等阻力，而黄体期则 RI 和 PI 值减低。

绝经期和绝经后期卵巢在彩色多普勒血流图显示非常少的血管和多普勒曲线显示为无舒张期的血流信号，呈高阻力指数。进行激素替代治疗的患者偶可检测到极低的舒张期血流频谱。

第二节　先天性子宫发育异常

一、子宫畸形的种类及形态学特点

依据内生殖器官的胚胎发生学异常，子宫先天性畸形可分为如下三类。

1. 中肾管发育不良所致的畸形

（1）双侧副中肾管发育不良所致的畸形：①先天性无子宫：由双侧副中肾管完全未发育所致。形态学表现：为无子宫，双卵巢可发育正常。②始基子宫：由两侧副中肾管汇合后短时间内即停止发育所致。形态学表现：子宫小，宫体厚度 < 1.0cm，无子宫内膜，双卵巢可发育。临床表现为无月经。③幼稚子宫：由两侧副中肾管汇合后在子宫发育至正常之前停止发育所致。形态学表现：子宫各径线小于正常，宫体与宫颈比例为 3 ∶ 2，有子宫内膜，但很薄。临床表现经量稀少。

（2）一侧副中肾管发育不良所致的畸形：主要有单角子宫（uterus unicornis）。由一侧副中肾管发育停止，而另一侧发育完全所致。停止发育的一侧可形成残角子宫。形态学表现：按未发育侧子宫发育情况与发育侧子宫之间的关系分可分为以下几种类型：①双角子宫（uterus bicornis）一侧为残角；②残角子宫（rudimentary uterine horn）发育不全，有宫腔，无宫颈，与发育侧单角子宫腔相通；③残角子宫发育不全，有宫腔，无宫颈，与发育侧单角子宫腔不通；④残角子宫为始基子宫（primordial uterus），发育不全的子宫无宫腔、无宫颈，以纤维束与发育侧子宫腔相连；⑤发育侧的单角子宫有一侧输卵管、卵巢与韧带，一侧子宫完全未发育。

2. 副中肾管融合不良所致的畸形

（1）双侧副中肾管完全未融合所致的畸形：双子宫（uterus didelphys）。全段副中肾管未汇合，形成完全分离的两个宫体、两个宫颈及两条阴道。

（2）双侧副中肾管部分融合不良所致的畸形：根据融合不良的程度，形态学表现如下：①双角双颈子宫：两个子宫体，两个子宫颈，一条阴道；②双角单颈子宫（uterus bicornis unicollis）：两个子宫体，一个宫颈，一条阴道；③弓型子宫（uterus arcuatu）：宫底中央凹陷，宫壁向宫腔突出如马鞍状，此型被认为是最轻型的双角子宫，子宫腔形态大致正常。

3. 双侧副中肾管融合后中隔吸收不良所致的畸形　双侧副中肾管融合后中隔吸收不良形成完全纵隔或亚纵隔子宫（complete uterus septu）。形态学表现：完全纵隔子宫，子宫纵隔达宫颈内口或外口；不完全纵隔子宫，子宫纵隔为部分纵隔，纵隔终止于子宫颈内口之上。

二、先天性子宫畸形的声像图表现

先天性子宫发育异常的超声诊断主要靠二维灰阶超声成像技术。三维容积超声成像可立体观察子宫的形态、内膜发育情况和宫腔的形态，对于准确诊断很有帮助。

1. 先天性无子宫（congenital absence of uterus） 无论在纵切、横切或矢状切面上均不能显示出子宫图像。因先天性无子宫常合并有先天性无阴道，扫查不到子宫的同时常见不到阴道回声。可见双侧卵巢回声。

2. 始基子宫（primordial uterus） 子宫小，宫体厚度 < 1.0cm，多数无宫腔线，无子宫内膜回声（图 8–4），双卵巢可见。

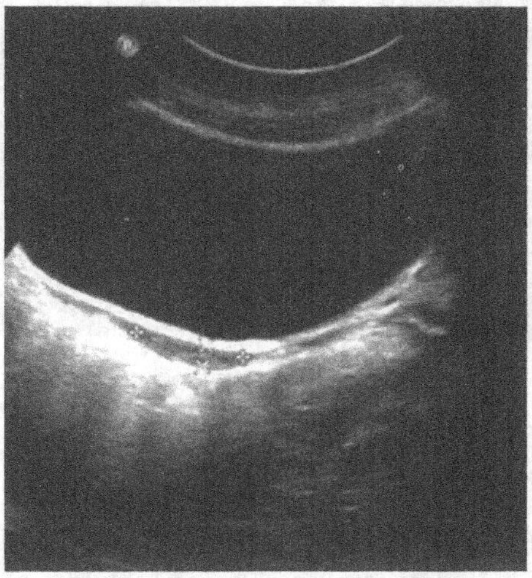

图 8–4 始基子宫二维灰阶声像

显示子宫小，无内膜回声，无月经

3. 幼稚子宫（infantile uterus） 子宫轮廓及回声正常，各径线 < 正常，宫体与宫颈比例失常，宫颈长度 > 宫体长度。可见内膜及宫腔线回声，但内膜很薄（图 8–5）。

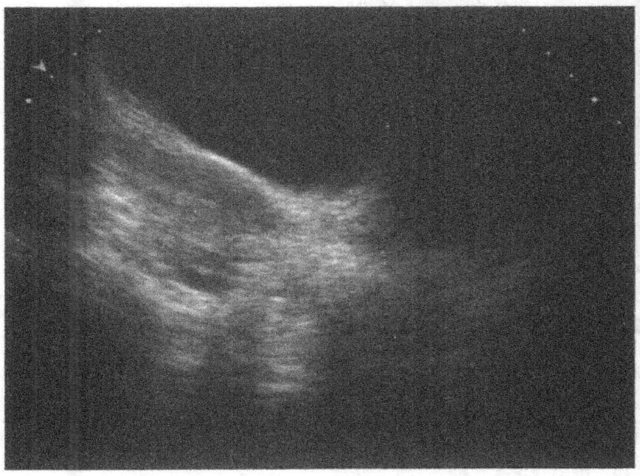

图 8–5 幼稚子宫二维阶声像

显示子宫小，内膜薄

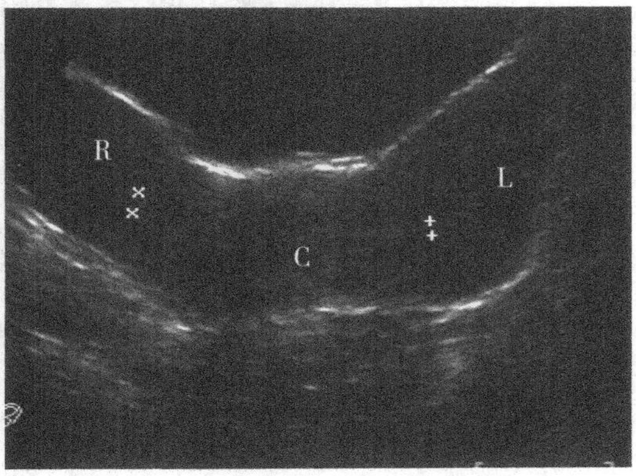

图 8–6 双角单颈子宫声像

子宫横切面：两个子宫腔，其间无组织相连，至宫颈处两团内膜合为一处

4. 单角子宫（uterus unicornis） 单角子宫呈牛角形，在发育完好的一侧可探及正常卵巢。子宫的另一侧可有中空或实性的条状物，可与子宫腔相通或不通。

5. 双子宫（uterus didelphys） 纵切能探及左右两个子宫体，两侧子宫体内分别可见子宫内膜回声，每个宫体有各自的宫颈和阴道或两个宫颈一个阴道，但阴道内有完全纵隔。横切子宫底处见两团子宫内膜且宫腔间无组织相连。卵巢发育正常。

6. 双角子宫（uterus bicornis） 双角单颈子宫横切见两个宫体成羊角状，相互分离，各自有独立的子宫内膜，两处内膜至宫颈或宫体中下段合为一处，并与一个宫颈相连，矢状切显示一条宫颈回声和一条阴道线相通（图 8-6）。

7. 纵隔子宫（uterus septus） 子宫横切宫底处增宽，浆膜面平滑、完整。探及两团子宫内膜回声，中间有与子宫肌层回声相似的组织分隔，光镜下该组织成分主要为纤维结缔组织和平滑肌组织。若该分隔将子宫体至子宫颈完全分成两部分，则为完全纵隔子宫（图 8-7），若纵隔仅将子宫体上段分隔成两部分，而子宫体下段合为一个是不全纵隔子宫（图 8-8）。

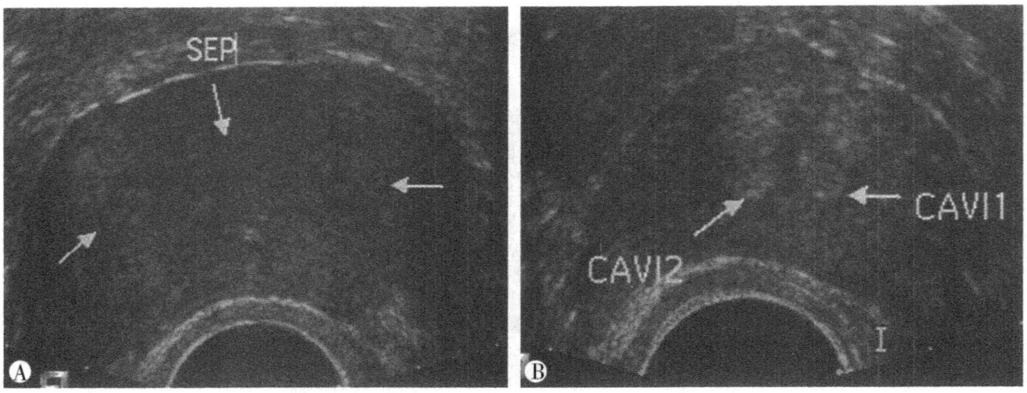

图 8-7　完全纵隔子宫声像

A. 子宫横切面：两个子宫腔，其间有与子宫肌层回声相似的组织相连，子宫轮廓如常；B. 子宫颈横切面：可见两处子宫颈腔

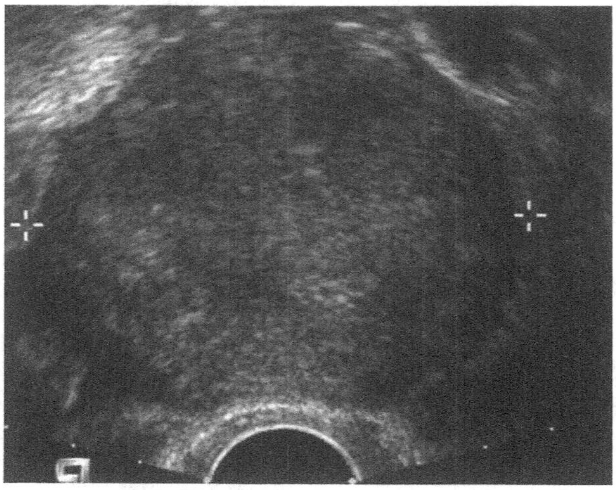

图 8-8　不全纵隔子宫声像

子宫横切面见两团子宫内膜，其间有与子宫肌层回声相似的组织相连，子宫轮廓如常

三、先天性阴道畸形

先天性阴道畸形（congenital vagina abnormal）主要有阴道发育不全（无阴道或阴道狭窄），阴道纵（斜）隔。阴道畸形的声像图表现如下：

1. 先天性无阴道或阴道狭窄（congenital absence of vagina） 于膀胱后方扫查不到阴道回声，或虽可探及部分阴道回声但阴道线不清晰或很细（图 8-9）。因先天性无阴道常合并先天性无子宫，故也常扫查不到子宫回声。

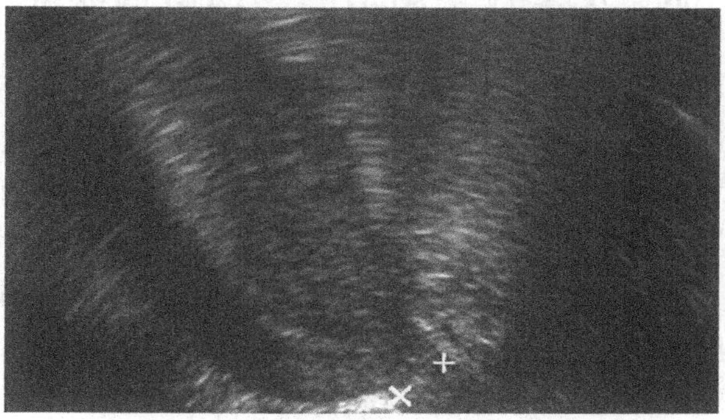

图 8-9 先天性阴道狭窄声像

显示阴道纵切面，显示上段明显狭窄（+×）

2. 阴道纵隔（longitudinal septum） 阴道纵隔时超声可探及两条阴道线回声，有时阴道纵隔将阴道分为大小不同的左右两部分，阴道隔紧贴小的一侧阴道壁，常规超声难于显示纵隔回声，超声阴道造影有助于诊断（图 8-10）。

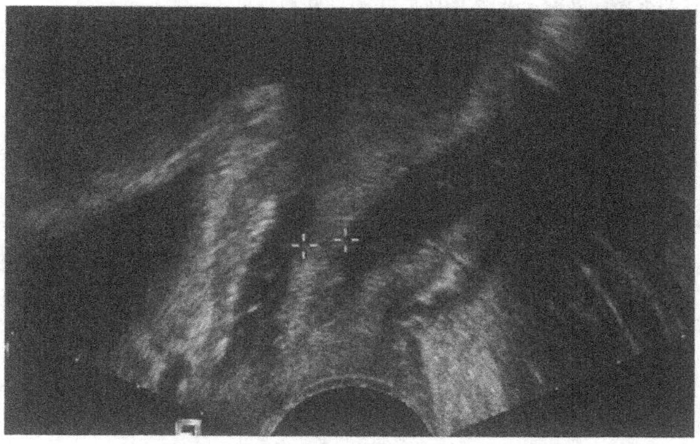

图 8-10 阴道纵隔声像

阴道腔内生理盐水造影图像，显示阴道内有中等回声分隔

3. 阴道斜隔（oblique vaginal septum） 超声显示阴道内中等回声，常合并斜隔腔内积血（图 8-11），需注意与卵巢囊肿相鉴别。

内生殖器官先天性畸形超声检查应注意：子宫畸形时常合并先天性泌尿系统畸形，尤其是肾发育不全及异位肾。故应注意检查肾脏。

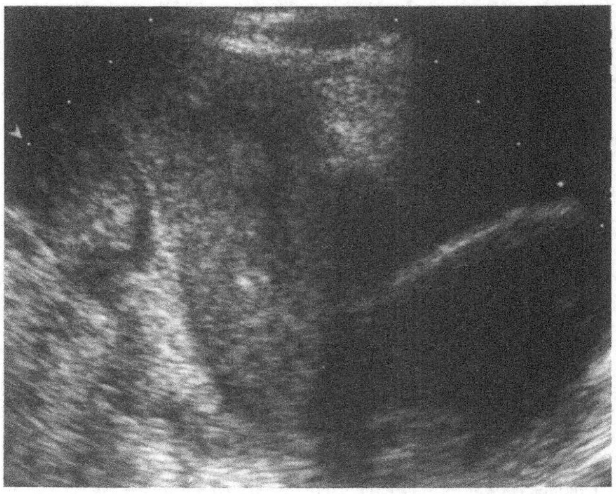

图 8-11 阴道斜隔声像

显示阴道上段积血

四、先天性生殖道畸形的鉴别诊断

二维灰阶超声检查生殖道形态可检出大多数的先天性生殖道畸形（congenital genital tract abnorm -alities），但需注意鉴别诊断：①不对称双子宫或单角子宫另一侧为残角子宫需注意与有蒂的浆膜下肌瘤及卵巢实性肿瘤相鉴别：残角子宫常呈等回声，如果残角子宫内有功能性内膜，可以周期性出血、聚集形成囊性结构，二维灰阶声像图显示为低回声区，但能发现双侧卵巢。如为始基角子宫，表现为回声较均匀的团块，内无内膜回声，常可探及同侧正常卵巢。卵巢肿瘤回声多不均匀，且常较大。有蒂的浆膜下肌瘤常位于子宫两侧，仔细扫查有时可探及与子宫体相连的蒂。②双角子宫需与纵隔子宫及双子宫相鉴别：纵隔子宫外形正常，两个子宫腔的内膜回声靠得很近，中间有较薄的纤维分隔将其隔开。双角子宫纵切面子宫轮廓基本正常，横切面子宫下段基本正常，在近宫底部横切面时子宫分为两部分，分别有内膜存在，子宫两部分间无组织相连。双子宫时盆腔内探及两个大小基本一致、形态规则、回声均匀的子宫，其体积可较正常子宫稍小，均可探及宫腔线。经阴道彩色多普勒超声在子宫的外侧分别可探及一条子宫动脉。两个子宫大小也可有差异，一侧子宫发育较好，另一侧子宫发育较小。

对于复杂或不典型的生殖道畸形，常规超声检查诊断困难时可行三维超声检查，三维超声可显示子宫的立体结构，对子宫畸形的诊断与鉴别诊断优于二维超声。

五、超声检查的临床意义

子宫畸形常无临床症状，患者可因原发闭经、不孕、习惯性流产、子宫自然破裂等原因就诊。超声能较准确地诊断某些先天性生殖道畸形，鉴别畸形种类，为临床诊断和决定治疗方式提供信息。如纵隔子宫和双子宫的鉴别，纵隔子宫可行宫腔镜纵隔切除，而双子宫的治疗则要手术切除一侧子宫。先天性子宫畸形如纵隔子宫或双角子宫合并妊娠时实施人工流产前准确诊断有助于指导临床操作。

第三节　子宫肌层病变

一、子宫肌瘤

病因：子宫肌瘤（uterine myoma）是由于雌激素刺激引起的子宫平滑肌的良性肿物，在育龄妇女中发病率高达 40%，是非孕子宫增大最常见的原因。

（一）病理特点

病理上，子宫肌瘤由梭形平滑肌呈涡轮状排列间以不等量的纤维结缔组织构成，周围的肌纤维被压迫形成假包膜。子宫肌瘤无合并变性时呈实质性肿物，可呈球形或不规则形，大小差别很大。小者数毫米，大者可 > 20cm。较大的肌瘤可发生变性，如脂肪变、囊性变，较少见的变性有红色变性及肉瘤样变。

（二）子宫肌瘤分类

依据肌瘤与子宫肌壁的关系，将肌瘤分为三类：①肌壁间肌瘤：肌瘤位于子宫肌层内，此型最常见，占 60% ~ 70%。②浆膜下肌瘤：肌瘤突出至腹膜面，约占 20%。当肌瘤完全突入阔韧带两叶之间，仅有一细带与子宫相连时，称为阔韧带肌瘤。③黏膜下肌瘤：突入至子宫腔内的肌瘤，约占 10%。

此外还有一种特殊类型的子宫肌瘤，为子宫静脉内平滑肌瘤病（intravenous leiomyomatosis of theuterus），是一种罕见的子宫良性肿瘤，组织学上起源于子宫平滑肌或子宫血管壁平滑肌向脉管腔内扩展。

脉管内平滑肌瘤虽为良性肿瘤但具有恶性肿瘤的生长特性，常见生长至盆腔静脉内、下腔静脉内，偶可见生长至右心房及左心内，形成肿瘤。

（三）临床表现

肌瘤较小时，多数患者无症状；肌瘤较大时，部分患者有腹痛、月经量大或压迫症状，黏膜下肌瘤患者常月经量多。脉管内平滑肌瘤的临床表现与一般的子宫肌瘤患者相同，主要是盆腔包块，子宫增大，经期延长或月经量多，也可表现为绝经后出血。部分患者可有下腹部痛。肿瘤生长至心脏内者可有胸闷，影响至心功能时可有呼吸困难。

（四）声像图表现

子宫肌瘤的声像图表现与肌瘤的位置、大小和有无继发性改变等因素有关。

1. 二维灰阶声像图表现

（1）肌壁间肌瘤（intramural myoma）：子宫增大或出现局限性隆起，致使子宫形态失常，轮廓线不规则，较大的肌瘤可使整个子宫呈一大的结节，难以分辨内膜结构。肌瘤结节可为单个，也可为多个（图8–12）。

无继发变性时回声较均匀，多为圆形或类圆形低回声或等回声，周围有时可见假包膜形成的低回声晕圈。肌瘤结节较大时，内部回声可不均匀，成旋涡状。有些肌瘤后方回声衰减或有声影，致使结节边界不清晰，不易准确测量其大小。肌瘤较大时可压迫和推挤宫腔，使子宫内膜回声移位或变形。当压迫膀胱时，可使之产生压迹与变形，严重时可引起尿潴留或排尿困难。

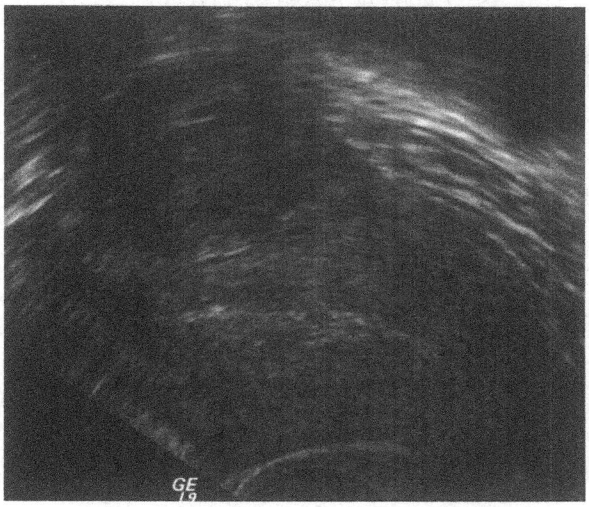

图 8–12 肌壁间肌瘤声像

后壁肌瘤，边界清晰，内部呈低回声

（2）浆膜下肌瘤（subserous myoma）：部分性浆膜下肌瘤超声可见子宫增大，形态失常，浆膜向外呈圆形或半圆形突出，有蒂的浆膜下肌瘤子宫部分切面大小、形态可正常，部分切面见由子宫肌层向外凸出的结节，有蒂与子宫相连。结节可呈低回声或不均匀回声，并发变性时，可呈现相应的声像图表现（图8–13）。阔韧带内肌瘤超声显示为子宫一侧实质性肿物，多为圆形或类圆形，阔韧带内肌瘤需注意与卵巢实性肿瘤相鉴别。

（3）黏膜下肌瘤（submucous myoma）：随肌瘤的大小不同子宫可增大或正常大小。当肌瘤部分突入黏膜下时具有肌壁间子宫肌瘤的回声特征，同时子宫内膜受子宫肌瘤推挤向宫腔对侧移位与变形。当肌瘤完全突入至子宫腔内时，声像图表现为子宫腔内实性结节，常为圆形，其凸入宫腔内部分表面覆盖子宫内膜，肌瘤蒂部子宫内膜回声中断，表面覆被以子宫内膜（图8–14）。

（4）宫颈肌瘤（cervical leiomyoma）：子宫颈唇部实性结节，边界清晰，多为圆形或类圆形，以低回声者为多。有时体积可较大，向后壁生长可达宫体上方。向前壁生长与子宫前壁峡部肌瘤不易鉴别。蒂较长的黏膜下肌瘤可脱垂至宫颈管或阴道内似宫颈肌瘤。

（5）脉管内平滑肌瘤（intravenous uterine leiomyoma）：无特征性表现。与一般的子宫肌瘤相似。表现为肌壁间中低回声区或低回声区，常合并子宫平滑肌瘤或腺肌病，术前常被诊断为子宫肌瘤。但当在子宫肌壁间发现低回声区并向子宫外盆腔内扩展时，应考虑该病的可能。

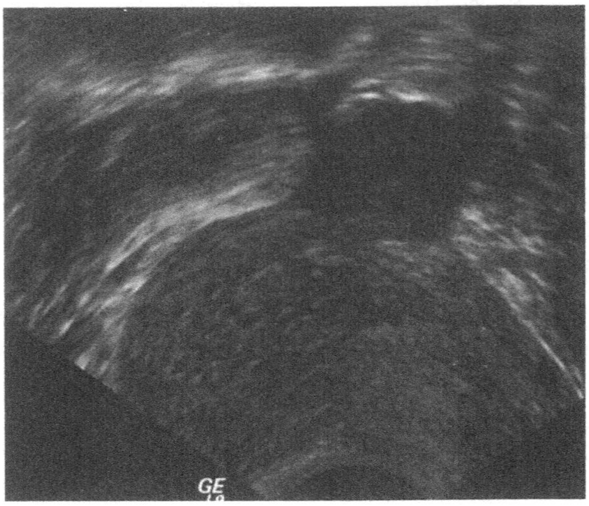

图 8–13　浆膜下子宫肌瘤声像

子宫后壁低回声结节，边界清晰

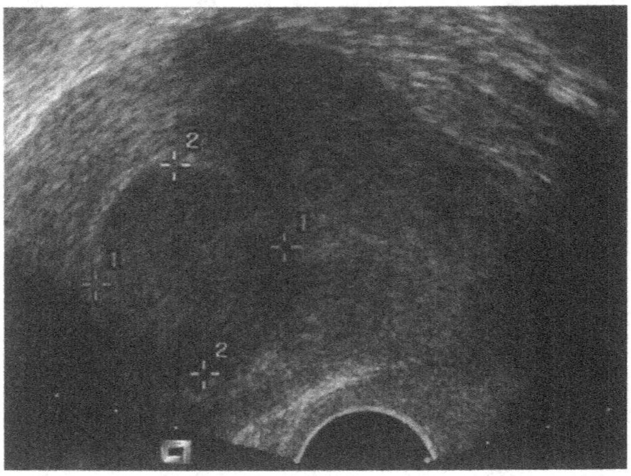

图 8–14　黏膜下子宫肌瘤声像

子宫腔内圆形低回声

（6）肌瘤并发变性（myoma degeneration）：肌瘤并发变性坏死时，结节内可出现圆形或不规则形低回声或无回声。肌瘤红色变性声像图表现与肌瘤液化相似，但怀孕的病史可资鉴别。肌瘤内伴钙化可显示为团状或弧形强回声，后方伴声影，怀孕常可使子宫肌瘤发生钙化，有时钙化可于肌瘤周边形成环形强回声，似胎头回声。肌瘤局限性脂肪变性亦表现为强回声，但后方无声影。肌瘤肉瘤样变时表现为短期内肌瘤生长迅速，回声较前减低或不均匀，CDFI 显示肌瘤内血液供应较前丰富。

2. 彩色血流显像表现　彩色多普勒检查可显示肌瘤内的血液供应状态。肌瘤常表现为富血管性。典型的子宫肌瘤血管呈环绕周围或半环状包绕肌瘤，多为高速中等阻力血流频谱，阻力指数（RI）多在 0.6 ± 0.1，有时在较大的肌瘤内及周边可探及 RI < 0.4 的低阻力血流频谱。不同月经周期子宫肌瘤内血液供应有变化，月经前期及月经期子宫肌瘤内血流信号较增殖早期丰富，血流阻力较增殖早期偏低。子宫黏膜下肌瘤的彩色多普勒检查有时可在肌瘤基底部探及来自子宫肌层的血管。

3. 三维超声成像　对黏膜下肌瘤和浆膜下肌瘤可显示肌瘤与子宫腔的关系，有助于定位诊断。

4. 静脉超声造影　造影剂由肌瘤周边向内部逐渐增强，在增强早期可见肌瘤与周围组织边界清晰。借此可与子宫腺肌病相鉴别。

（五）超声鉴别诊断

具有典型声像图表现的子宫肌瘤超声诊断无困难。不典型者需与以下病变相鉴别。

1. 子宫腺肌病　当子宫肌瘤较大，其内并发变性可见有小的无回声区。子宫呈对称性或不对称性增大，当子宫呈不对称性增大时，增厚的子宫肌壁可挤压内膜使其结构显示不清，但肌层回声弥漫性不均匀，无子宫肌瘤的被膜可资鉴别。彩色多普勒血流显像肌瘤常为周边环状血流，而子宫腺肌病的血流分布无规律，常在子宫肌层中央探及分布较紊乱的血流信号。当子宫腺肌病合并腺肌瘤时与子宫肌瘤不易鉴别。

2. 阔韧带肌瘤　须与卵巢实性肿瘤相鉴别，尤其当蒂较细长时。仔细扫查可发现阔韧带肌瘤与子宫间的关系，同时常可探及同侧卵巢。CDFI 在肌瘤蒂部探及血管蒂附着于子宫时，可断定肿物为阔韧带肌瘤。卵巢肿瘤回声常不均匀。当鉴别诊断困难时，经静脉声学造影可显示肌瘤与子宫的关系，有助于鉴别诊断。

3. 盆腔炎性包块　当慢性炎性包块与子宫粘连时可误诊为子宫肌瘤。炎性包块多位于盆腔后部，形态常不规则，内部回声不均匀，有时可呈囊实性，无被膜回声，包块与周围组织粘连严重。多切面扫查见子宫轮廓正常。

4. 子宫内膜病变　较大的子宫内膜息肉、过期流产残留胎盘的机化、局灶性子宫内膜癌等可与子宫黏膜下肌瘤相混淆。黏膜下肌瘤常呈圆形或椭圆形，表面光滑，彩色多普勒血流显像常显示周边血流信号，但在月经前期黏膜下肌瘤瘤体内可有较丰富血流信号，应注意鉴别诊断。内膜息肉常呈长圆形，回声较肌瘤高，内部常有小的无回声区。过期流产的残留胎盘呈高回声，病史可资鉴别。内膜癌常发生于绝经后，病灶形态多不规则或扁平斑块状，表面不光滑，呈菜花或锯齿状，基底多较宽，侵及子宫肌层时，内膜与肌层分界不平滑。CDFI 显示血流分布不均匀，频谱呈低阻力型。

5. 子宫畸形　双角子宫及残角子宫可误为子宫肌瘤。鉴别诊断见子宫畸形部分。

（六）超声检查的临床意义

超声对子宫肌瘤诊断符合率高，国内外报道均 > 90%。二维灰阶超声检查能清楚显示子宫各切面的形态与结构，显示出肌瘤的部位、大小、数目及有无继发性改变、肌瘤与子宫内膜或浆膜的关系，为临床选择治疗方案提供详细信息。如超声检查结果可帮助临床医生选择经阴道还是经腹子宫切除或经阴道子宫肌瘤剔除、经宫腔镜黏膜下肌瘤切除或经腹腔镜子宫肌瘤剔除。此外，二维超声和彩色多普勒血流显像动态观察可较早提示子宫肌瘤是否有恶变倾向，有助于临床决定是否需手术治疗及选择手术方式。

二、子宫肉瘤

（一）病因及流行病学

病因不清。子宫肉瘤（uterine sarcoma）较少见，据报道占子宫恶性肿瘤的 1.5% ~ 3.0%，多发生于绝经期前后的妇女，但现在也有年轻未婚女性患子宫肉瘤的报道。

（二）病理

原发性子宫肉瘤来源于子宫平滑肌组织或子宫肌层内的结缔组织。组织学类型包括内膜样间质肉瘤、恶性中胚叶混合瘤、子宫平滑肌肉瘤及子宫上皮样平滑肌肉瘤。子宫肉瘤恶性程度高，较早易发生血行转移。

（三）声像图表现

二维灰阶声像图：无明显特征性表现。可表现为子宫增大，形态不规则；肿瘤内回声紊乱，可有不规则的无回声区。正常子宫内膜结构回声消失，宫腔内出现稍低回声结构，与周围肌层分界不清（图 8-15）。

彩色多普勒血流显像表现：子宫肉瘤内常见有较丰富的、分布无规律的低阻力动脉血流信号。

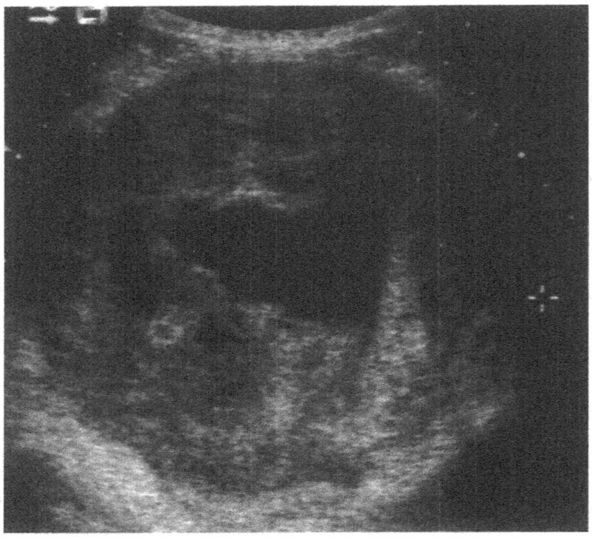

图 8-15　子宫肉瘤声像

显示子宫内等回声病灶，内回声不均，有多处无回声

三、子宫腺肌瘤

（一）病因及流行病学

子宫腺肌病是由有功能的子宫内膜腺体细胞及间质细胞异位至子宫肌层内而引起的一种良性病变。病变可为弥漫性，也可为局灶性，好发于子宫后壁。当病灶形成局灶性圆形结节时，称为子宫腺肌瘤。

此病多见于 30 ~ 50 岁经产妇女，约 50% 患者合并子宫肌瘤。临床症状有子宫增大、盆腔疼痛、痛经及月经过多。

（二）声像图表现

二维灰阶声像图：子宫弥漫性增大或呈球形增大，轮廓清晰，肌层回声弥漫性不均匀，呈放射状，肌壁间可有不均匀的低回声区或大小不等的无回声区。子宫内膜与肌层界限常不清晰。也可表现为子宫肌层不对称性增厚，前壁或后壁肌层增厚，病变区域较正常子宫肌层回声稍低，或成放射状回声衰减（图 8-16）。子宫腺肌瘤表现为边缘欠规则的圆形低回声，无包膜，子宫可呈局限性隆起或非对称性增大。子宫腺肌瘤可引起子宫肌层囊肿，超声显示为肌层环形、有明确边界的无回声区。当子宫腺肌病合并子宫肌瘤时与子宫腺肌瘤难于鉴别。

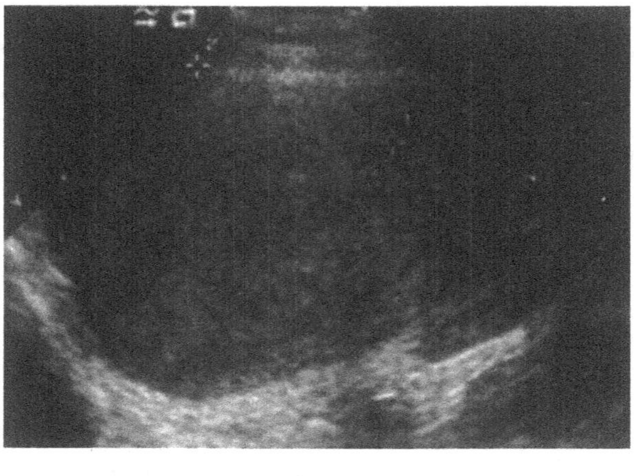

图 8-16　子宫腺肌病二维灰阶声像

子宫不对称性增大，后壁明显增厚，回声减低，有小无回声区

彩色多普勒超声：显示血流分布紊乱，动脉血流阻力指数中等，无肿块周围环状血流环绕现象，此点与子宫肌瘤结节的血流分布不同。

经静脉声学造影：注射造影剂后子宫肌层呈弥漫性增强无明确边界。

（三）超声鉴别诊断

子宫肌瘤：超声检查可从子宫均匀性增大，或前后壁不对称，有小的无回声区做出鉴别诊断。子宫肥大症：超声显示为子宫各径线明显增大，但形态无明显改变，前后壁肌层均增厚，厚度＞2.5cm，但回声均匀。子宫内膜显示清晰，无明显变化。彩色多普勒超声检查常无异常发现。

（四）超声检查的临床意义

超声检查能够显示与子宫腺肌病病理改变相应的子宫声像图。对有典型图像特征者，能做出诊断，对决定治疗方案有帮助。但对子宫腺肌瘤和子宫肌瘤鉴别诊断有困难。经静脉声学造影对诊断有帮助。

第四节　子宫内膜病变

一、子宫内膜增生

（一）病因及流行病学

子宫内膜增生症（endometrial hyperplasia）是内膜腺体和间质的异常增殖，同正常增殖期的内膜相比，子宫内膜增生症伴有腺体和间质的比例失调。子宫内膜增生症可由于单纯雌激素替代治疗、持续的无排卵、多囊卵巢及一些能够生成雌激素的卵巢肿瘤，如颗粒细胞瘤等引起。好发于育龄期妇女。

（二）病理

镜下可分为伴有不典型细胞的增生和不伴有不典型细胞的增生，两种类型又可依据腺体量分别分为单纯增生和复杂增生。单纯增生腺体呈囊性扩张，有丰富的细胞间质包绕。复杂增生腺体拥挤，间质少。伴有不典型细胞的增生中，有25%的概率发展成内膜癌。不伴有不典型细胞的增生中发生内膜癌的概率约2%。

（三）声像图表现

二维灰阶声像图：典型的子宫内膜增生表现为子宫大小、形态正常或宫体稍大，肌层回声正常，内膜均匀性增厚，回声增强，常呈椭圆形，与肌层边界清晰，也可呈局部或非对称性增厚，囊腺性增生内可见无回声区（图8-17）。多数学者认为内膜厚度＞10mm（包括前后壁内膜）才可诊断子宫内膜增生，但目前尚无统一的超声诊断标准，如内膜明显增厚＞15mm诊断不困难。

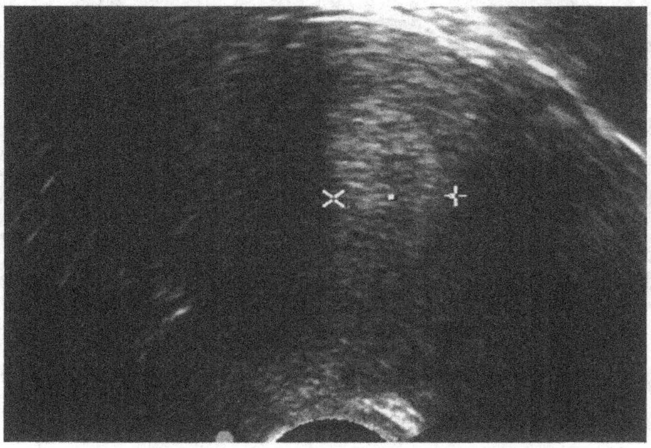

图8-17　子宫内膜增生二维灰阶声像

内膜明显增厚，呈椭圆形，与肌层分界清晰

彩色多普勒血流显像：无特征性表现。采用彩色血流敏感性较高的仪器可于内膜内探及点状血流信号。

二、子宫内膜癌

（一）病因及流行病学

子宫内膜癌（endometrial carcinoma）的病因不十分清楚。可能的发病机制有无黄体酮拮抗的雌激素的长期刺激造成子宫内膜的增生性改变，导致癌变。也有老年人绝经后雌激素水平不高而发生子宫内膜癌。子宫内膜癌可能的高危因素有：无排卵，不育，肥胖，晚绝经，多囊卵巢综合征，卵巢肿瘤，如能产生雌激素的颗粒细胞瘤和卵泡膜细胞瘤，外源性雌激素等。子宫内膜癌又称子宫体癌，是女性生殖道常见的恶性肿瘤，占女性生殖道恶性肿瘤的 20% ~ 30%。好发于老年妇女，绝经后妇女发患者数占总发患者数的 70% ~ 75%，围绝经期妇女占 15% ~ 20%，< 40 岁占 5% ~ 10%。临床表现主要为不规则或绝经后阴道出血；异常的阴道排液，排出液常为血性或浆液性，恶臭；肿瘤晚期可出现下腹痛。

（二）病理

子宫内膜癌是原发于子宫内膜的上皮性恶性肿瘤，其中多数是起源于内膜腺体的腺癌。依据大体病理表现分为三型：①弥漫型：癌组织遍及子宫内膜大部分或整个子宫内膜，使内膜明显增厚、可有不规则的局部突起，癌组织可向肌层浸润。②局限型：病变累及部分子宫内膜，可伴有肌层浸润，子宫体可轻度增大。③息肉型：癌肿呈息肉状凸向子宫腔，癌组织侵及的范围较小。

（三）声像图表现

二维灰阶声像图：癌症早期癌组织局限于子宫内膜内时，子宫形态及大小可正常或体积稍增大，内膜增厚不明显，肌层回声均匀，与内膜分界清晰。子宫内膜原位癌因局部内膜增厚不明显超声诊断很困难。

肿瘤中晚期，子宫增大，内膜不规则增厚，内部回声不均匀。依据癌组织有无肌层浸润及浸润的程度，内膜与肌层间界限可清晰或不清晰，无肌层浸润时，肌层回声无明显改变。病灶侵蚀肌层后，肌层回声不均。如宫旁有病灶侵蚀，在子宫旁探及偏低回声肿块，形态不规则，与肌层分界不清，内部回声不均。当癌肿缺血坏死时，病灶内部出现不规则低回声区（图 8–18A）。局限型时，宫腔内病灶呈稍高回声或低回声，与肌层分界不清。据研究，绝经后妇女，内膜厚度 < 5mm 者内膜癌的可能性小，随着内膜增厚的程度增加，内膜癌的危险性增大。

肌层浸润深度的测量是从子宫内膜与肌层间的界线到肿瘤侵蚀肌层深度的边缘，浸润深度分为未浸润，浸润 < 50%，浸润 > 50%。癌组织未侵及肌层，内膜与肌层间分界清晰，低回声晕连续、光滑；癌组织已突破内膜与肌层间的界限，但限于子宫肌层厚度的内 1/2 时为浸润 < 50%，超过子宫肌层厚度的 1/2 时为浸润 > 50%。

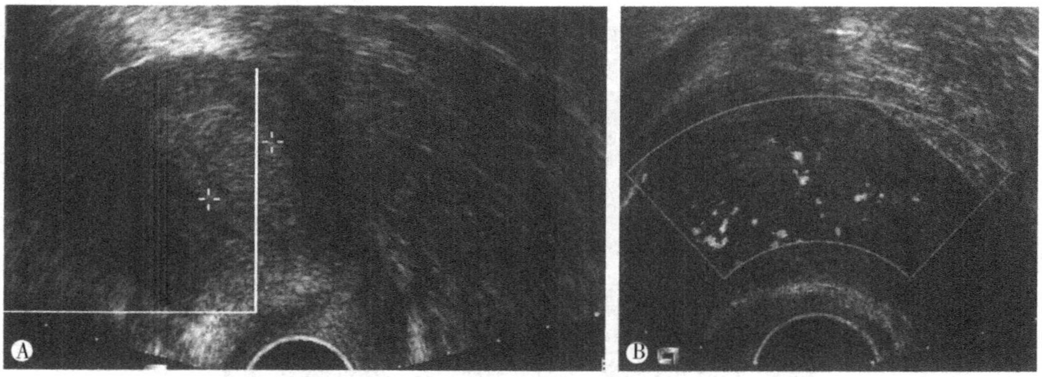

图 8–18 A. 子宫内膜癌二维灰阶声像图，内膜增厚，形态不规则，回声不均匀；B. 子宫内膜癌彩色血流显像，显示内膜癌组织内丰富的分布不规律的血流信号，肌层受浸润部位血流丰富

彩色血流显像：大部分内膜癌肿瘤内部或周边可见彩色血流信号，呈中到低阻力，部分病灶区血管扩张、分布紊乱（图 8–18B）。

子宫颈的累及是根据子宫颈管增宽，内有回声不均的团块来确定。

三、子宫内膜息肉

（一）病因及流行病学

病因不清楚。子宫内膜息肉是妇科较为常见的良性病变，发病率较高，据国内资料统计约为 5.7%。可发生于任何年龄，好发于 50 ～ 60 岁。临床症状主要为子宫不规则出血或月经过多，在生育期妇女可造成不孕，也有些患者无任何临床症状。

（二）病理

组织学上子宫内膜息肉是由过度增生的内膜组织表面覆盖以上皮组织构成，内部有不等量的内膜腺体、间质与血管。可有蒂，也可基底较宽，约 20% 为多发，少见有恶变。有的息肉蒂很长，息肉脱出至宫颈口。

（三）声像图表现

二维灰阶声像图：子宫增大不明显或略大，宫腔线消失或变形，宫腔内见中～高回声结构，可为单个或多个，大小差别很大，小者数毫米，大者数厘米，常呈舌形、带形或椭圆形，基底部子宫内膜连续，是与黏膜下子宫肌瘤的重要鉴别点（图 8–19A）。结节边界清晰，亦可位于颈管内或宫颈外口。当息肉较大时常见宫腔内团状中等回声，其内常可见点状无回声区，系由腺体扩张所致，内膜线显示不清，这种病例与子宫内膜癌不易鉴别。如无合并子宫肌瘤等病变，子宫肌层厚度和回声无异常发现。

彩色血流显像：在较大的息肉蒂部可探及滋养血管，呈中等高阻力的动脉血流或低速的静脉血流信号（图 8–19B）。

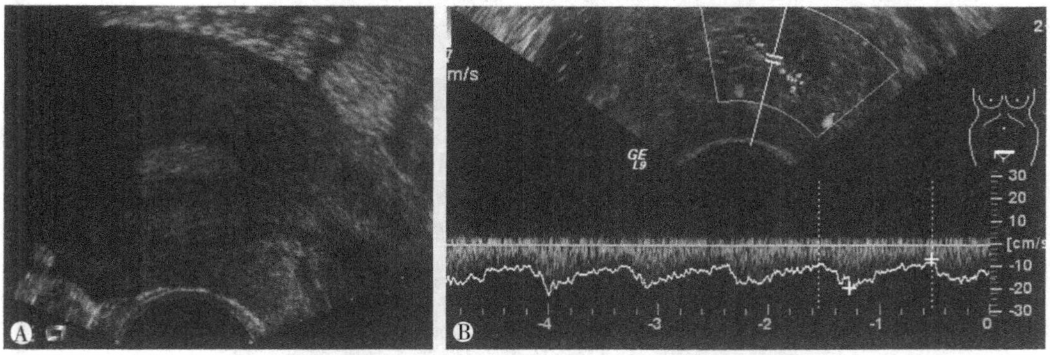

图 8–19　子宫内膜息肉声像

A. 二维灰阶声像图，宫腔内团状中等回声，内有大小不等的无回声区，内膜与肌层分界清晰；B. 子宫内膜息肉彩色血流显像，息肉蒂部条状血流信号深入至息肉内，脉冲多普勒呈中等阻力频谱

子宫腔超声造影：对于较小的子宫内膜息肉，子宫腔声学造影对明确诊断很有帮助。无回声的生理盐水可在病灶周围形成一界面，使病灶被清晰显示。

四、子宫内膜萎缩

（一）病因及流行病学

绝经后随着卵巢功能衰退，雌激素水平降低，卵巢激素的靶器官子宫内膜逐渐萎缩。内膜厚度 < 5mm。子宫内膜萎缩（endometrial atrophy）是绝经后子宫出血最常见的原因。

（二）病理

内膜腺体扩张，细胞呈多角形或脂肪变，细胞间质纤维化。

（三）声像图表现

二维灰阶声像图：依雌激素低落的程度不同，子宫内膜的厚度有所差别，内膜厚度可以明显变薄，为线状高回声，双层厚度 < 5mm，甚至内膜线显示不清。部分病例可有局部内膜钙化，形成的强回声后方伴声影。宫腔内常伴有积血或积液形成的无回声。

五、子宫内膜炎

子宫内膜炎（endometritis）常发生于刮宫后或与盆腔炎症同时存在。

声像图表现：子宫可增大，外形正常，内膜明显增厚、不规则，回声不均匀，宫腔内可有液性回声或气体的高回声。

六、宫腔粘连

宫腔粘连（intrauterine adhesion）常发生于创伤后或术后，是不孕和习惯性流产的常见原因。常规超声诊断困难。子宫腔声学造影对明确诊断很有帮助。造影时见宫腔内有桥状粘连带或薄薄的膜，较宽的粘连可妨碍宫腔扩张。

七、宫腔内积液、积脓和积血

（一）病因及流行病学

宫腔内积液、积脓和积血（hydrohystera，pyometra，hemometra）可由宫颈粘连、先天性生殖道畸形、宫颈肿瘤、炎症等原因引起。

（二）声像图表现

二维灰阶超声：均表现为宫腔内无回声区或低回声。积脓和积血无回声区内可见散在点状中等回声（图 8-20）。经阴道超声在无症状妇女宫腔内发现少量积液属正常表现。

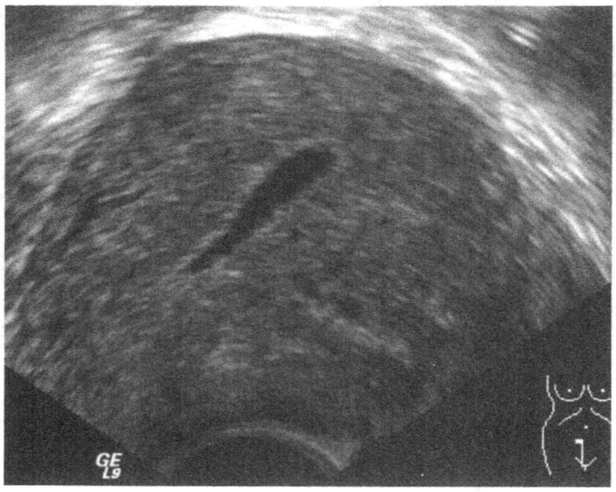

图 8-20　宫腔内积液二维灰阶声像

宫腔分离，内呈无回声区

八、子宫内膜病变的超声鉴别诊断

超声发现的子宫内膜增厚可见于子宫内膜增生症、分泌晚期子宫内膜、育龄期妇女长期无排卵所致的子宫内膜增生过长、异位妊娠引起的子宫内膜分泌反应、子宫内膜息肉及子宫内膜癌。典型的内膜增生声像图上表现为内膜均匀性增厚，与肌层分界清楚，内膜内小的无回声区提示为囊腺型内膜增生。

当内膜增厚且回声欠均匀但临床无症状时，需注意与内膜息肉相鉴别。有些正常月经周期妇女，分泌晚期内膜厚度可达 12mm。当子宫内膜过度分泌时，由于内膜不同区域分泌状况不同步，可造成局部内膜的增厚、突起，形成与子宫内膜息肉相似的声像图表现，当经过月经期，子宫内膜脱落后，上述表现即消失。病理学上将此类由成熟子宫内膜构成的息肉样病变称之为功能性息肉。这类息肉具有周期性改变（增生期、分泌期及蜕膜反应），可随月经脱落，在分泌晚期行超声检查时，与非功能性息肉不易鉴别。临床病史及月经情况有助于鉴别诊断。如被检查者的周期为分泌期，平素经期及经量正常，应嘱其月经过后复查超声，以减少误诊概率。较大的子宫内膜息肉需与黏膜下肌瘤相鉴别。内膜息肉基底部内膜连续，黏膜下肌瘤基底部内膜连续中断，肿物表面覆盖以子宫内膜。

子宫内膜癌须与子宫内膜增生、子宫内膜息肉、黏膜下肌瘤及子宫内膜炎相鉴别。内膜癌80%发生于绝经后。绝经后妇女未用雌激素替代治疗的情况下，内膜厚度通常 < 5mm。在这组人群中，子宫出血常是由于子宫内膜萎缩所致。在绝经后妇女，内膜增厚、表面不光滑，并有子宫出血或阴道排液等临床表现时，要考虑内膜癌的可能性。发生在育龄期或围绝经期妇女的内膜癌，超声鉴别诊断困难。经阴道超声可以较准确地测量内膜厚度及观察内膜形态，对鉴别诊断有帮助。内膜息肉表面多光滑，基底部内膜线清晰，内膜与肌层界限清楚；子宫内膜增生内膜均匀性增厚，子宫内膜癌时内膜常显示非均质性增厚，其内呈现不规则息肉状团块，局部回声减低或增强。

彩色多普勒超声检查内膜内血流供应状态对鉴别病变的良恶性有帮助。正常分泌期子宫内膜内和内膜增生者的内膜内可探及点状低速、中等阻力血流信号，子宫内膜癌病灶内有较丰富的低阻力血流信号，是其特征。但由于子宫内膜癌缺乏特征性声像图表现，最终诊断需依赖诊断性刮宫。

九、超声检查的临床意义

子宫内膜病变的早期诊断主要依靠诊断性刮宫或宫腔镜组织学活检。但超声作为无创性的检查手段对病例的初步诊断具有重要意义。经阴道超声能清晰显示内膜的结构及回声，可较准确地测量内膜的厚度并检出很小的病变，对有无病变和病变的性质给予较准确的提示，如提示有无进一步刮宫检查的必要。三维超声成像能够立体显示内膜形态，对内膜病变和宫腔内病变的鉴别诊断有意义。超声还可对内膜癌的肌层浸润程度和病变范围做出判断，对临床手术前选择手术方式和治疗方案有指导意义。而刮宫只能对子宫内膜癌明确诊断，不能提示癌组织所累及的范围和深度。

第五节　子宫颈病变

子宫颈位于膀胱后方，盆腔底部，经腹壁超声检查常显示不满意。经阴道途径扫查可得到满意图像。

一、子宫颈囊肿

（一）病因及流行病学

子宫颈囊肿（纳氏囊肿，Naooth cyst）常同慢性宫颈炎有关，是常规超声检查最易见到的囊肿。囊肿大小差异较大，可从数毫米至数厘米。可单发，也可多发。较小的囊肿无特殊临床意义，多发较大的囊肿可致子宫颈增大。

（二）声像图表现

二维灰阶声像图：子宫前唇或后唇内圆形或类圆形的无回声区，无明显的壁，后方回声增强。囊肿并发出血或感染时，囊内无回声区内可出现细密点状中等回声（图 8-21）。当囊肿并发感染造成宫颈粘连或囊肿较大压迫宫颈管造成狭窄时，宫腔内可出现少量积液。

彩色血流显像：病灶内无血流信号。

静脉超声造影：当囊肿并发感染或出血时，囊内有回声，不易与实性肿物相鉴别时，超声造影病灶内无增强可证实其为囊性。

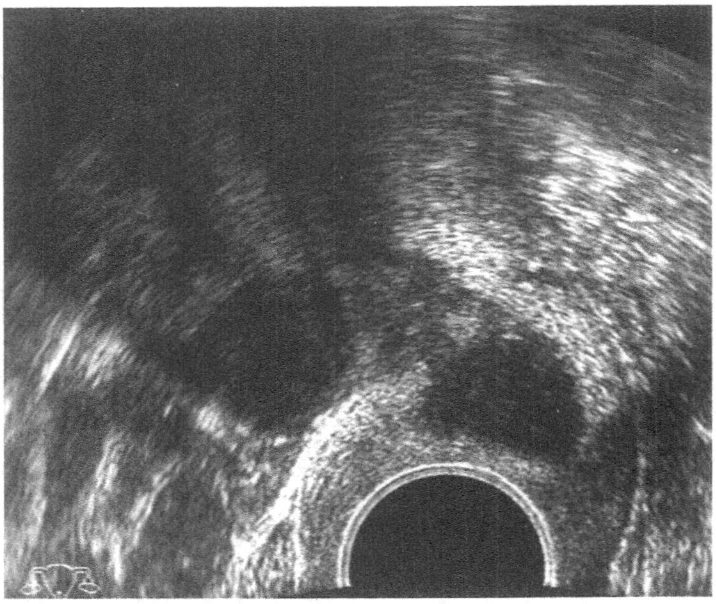

图 8-21 子宫颈囊肿二维灰阶声像

子宫颈多发囊肿，囊肿边界清，壁薄，内部透声好

（三）超声检查的临床意义

可显示囊肿的大小、数目、有无并发症如出血等。当囊肿过大出现临床症状时，可在超声引导下穿刺抽吸治疗。

二、子宫颈息肉

（一）病因及流行病学

子宫颈息肉（cervical polyp）是由于子宫颈长期受到刺激造成宫颈内膜组织增生性改变所致。多见于 40 ~ 60 岁经产妇女，多无症状，也可有白带增多或点滴状阴道出血。子宫颈息肉是宫颈点状出血最常见的原因。

（二）病理

多为单发，呈扁圆或长圆形，粉红色，表面光滑，质地柔软，有蒂与宫颈管或峡部黏膜相连，故活动度较大。

（三）声像图表现

二维灰阶声像图：子宫颈管内中等回声结构，常呈椭圆形。由于息肉回声与子宫颈管内膜回声相似，较小的子宫颈息肉超声诊断困难。

彩色血流显像：对诊断宫颈管内息肉帮助不大。

超声生理盐水造影：子宫腔声学造影时将导管置于宫颈管外口稍上方，使宫颈管内有少量液体可使息肉显示清晰。

（四）超声检查的临床意义

当宫颈息肉绝大部分脱出至宫颈外口时，直视下即可确诊，无须超声诊断。当息肉较小或蒂较短，息肉位于子宫颈管内时或息肉过大须与宫颈黏膜下肌瘤相鉴别时，超声检查对临床有帮助。超声可判断息肉大小、位置，其内血液供应状况，根据回声特点及结节形态可与子宫颈肌瘤相鉴别。

三、子宫颈癌

（一）病因及流行病学

宫颈癌是女性肿瘤中仅次于乳腺癌的第二个最常见的恶性肿瘤。好发于 20 ~ 50 岁妇女。目前较明确的病因有人乳头瘤病毒（HPV）感染，与性生活有关的一些因素等。

（二）病理

子宫颈癌可有鳞癌、腺癌及其他的恶性肿瘤。早期癌阴道镜下子宫颈有粗糙发红或颗粒状区域，表面略隆起，触之易出血。肿瘤生长明显时以外生性生长为主的肿瘤呈乳头状、息肉状或蕈伞状。以内生性为主的肿瘤瘤组织向周围和深部浸润，外突不明显。如坏死明显，肿瘤表面可出现溃疡。

（三）声像图表现

二维灰阶声像图：早期的子宫颈癌超声无明显发现。当肿瘤形成明显结节时，宫颈增大，形态如常或失常，于病变部位见低回声或中、高回声结构，边界常不清晰，形态多不规则。

彩色血流显像：肿块内见丰富的血流信号，常呈高速低阻的动脉血流频谱。

（四）鉴别诊断

晚期宫颈癌须与子宫颈肌瘤、宫颈妊娠及恶性滋养细胞肿瘤相鉴别。宫颈肌瘤形态多规则，血流呈肌瘤周边环状。宫颈妊娠及恶性滋养细胞肿瘤有停经史或妊娠史可资鉴别。

（五）超声检查的临床意义

子宫颈癌临床容易诊断，尤其子宫颈原位癌或病变早期超声检查无阳性发现。其诊断靠宫颈细胞学检查及阴道镜下组织活检。病变发展到晚期子宫颈形态及内部回声发生变化时，超声检查对其浸润程度有诊断价值。

第九章

产科超声

第一节　正常妊娠声像图

一、妊娠解剖生理

（一）产科和超声检查中的某些重要术语

1. 妊娠龄（月经龄）　根据受孕前末次月经的时间推算，从月经第一天算起。一般比胚胎实际发育时间多 14 天左右，一个正常成熟胎儿的妊娠龄约为 40 周。

2. 胎龄（受精龄）　是胚胎发育的确切时间，在胚胎学中，胎儿的胎龄按受精龄推算，即从精子和卵子结合的时间算起，一个正常成熟胎儿的胎龄约为 38 周。确切胎龄一般是不可知的，除非人工受精。粗略估计是按末次月经推算的月经龄减 2 周即为胎龄。

3. 胚胎　指受精后的前 8 周（即月经龄的前 10 周）的胚胎，此时期也称为胚期。也就是在第 10 周以前的超声报告时称之为胚胎。

4. 胎儿　指受精 8 周后即第 9 周 0 天开始到 38 周（即月经龄的第 11 周开始到孕 40 周），是各组织器官的生长与进一步分化阶段。也就是第 11 周 0 天以后超声报告时称之为胎儿。

5. 蜕膜　卵子受精后，子宫内膜腺体肥大，内膜增厚，此时的子宫内膜称为蜕膜。按孕卵着床部位分为底蜕膜：囊胚与子宫肌层之间的部分。包蜕膜：覆盖在囊胚外面的部分。真蜕膜（壁蜕膜）：宫腔其余的部分（图 9–1）。

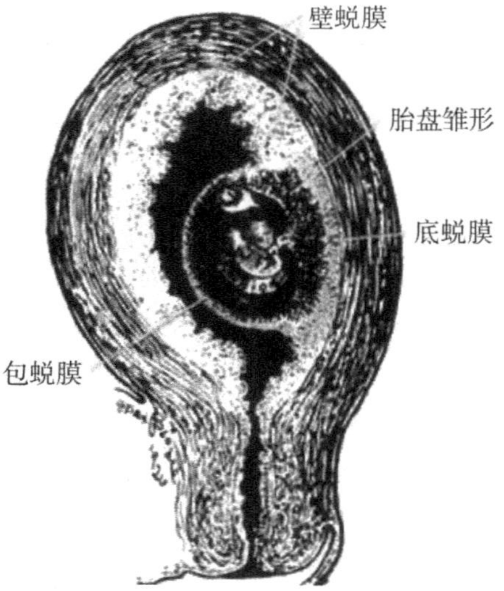

图 9–1　子宫蜕膜示意

6. 绒毛膜　囊胚表面的乳头状突起。胚胎早期，绒毛均匀分布于整个绒毛膜表面。随着胚胎生长发育，与底蜕膜接触的绒毛因血供充足，反复分支，生长茂盛，变成了丛密绒毛膜，它与底蜕膜共同组成胎盘。

7. 临床对妊娠的分期

（1）早期妊娠：妊娠 12 周末以前称为早期妊娠。

（2）中期妊娠：第 13 周开始到第 27 周末称为中期妊娠。

（3）晚期妊娠：第 28 周开始及其后称为晚期妊娠。

（二）胚胎发育与声像图显示

人胚胎在母体内生长发育约 38 周，可分为 3 个阶段：孕卵、胚胎、胎儿。孕卵（胚前期）：从受精开始到第 2 周末二胚层胚盘的出现。此期超声不能显示。胚胎期：孕卵着床后称为胚胎，为器官发育期。各器官开始分化发育，易发生各种畸形。此期为月经龄 5 ～ 10 周。超声可显示早期孕囊。胎儿期：月经龄第 11 周到第 40 周。超声可看到胎头、胎体、肢体等结构。此期后胎儿畸形发生率减少，但胚胎期形成的畸形，在此期逐渐表现出来。

二、正常妊娠声像图

（一）早期妊娠

1. 早期妊娠超声图像

（1）正常妊娠 4.5 ～ 6 周超声图像：早早孕时，超声表现为子宫增大，子宫内膜增厚，内膜内宫腔线的一侧见圆形增强回声区，中央有小囊状液性暗区，为极早期的妊娠囊，妊娠囊的一侧邻近子宫腔回声线，但子宫腔回声线无挤压、移位，有人将此称为“蜕膜内征”（IDS）（图 9–2）。值得注意的是有时宫外孕的假孕囊也酷似蜕膜内征，因此，应用此征诊断早孕要谨慎，应进行追踪以显示卵黄囊或胚芽来确诊。经阴道超声扫查一般在停经 31 ～ 35 天时能清晰显示早期妊娠囊。随着妊娠囊的增大，它对子宫腔的压迫越来越明显，形成特征性的“双环征”（图 9–3）。妊娠囊的宫腔侧表现为两条强回声线，最靠近妊娠囊无回声区的强回声线由平滑绒毛膜与包蜕膜所形成，在其外的另一强回声线由壁蜕膜，两强回声线之间低回声为宫腔，其内常有微量液体而呈低回声。检出“双环征”或妊娠囊内见到卵黄囊或胚胎可确定早孕。

妊娠囊内的卵黄囊最早能被超声检查出的时间大约在妊娠 5 周，显像为环形结构，囊壁薄呈细线状强回声，中央为无回声，透声好。胚胎学称之为继发卵黄囊，由于原发卵黄囊超声不能检出，因此，超声学将这一结构简单称为卵黄囊。卵黄囊正常直径小于 6mm（图 9–4）。妊娠 10 周后萎缩不见。卵黄囊的大小及存在对于诊断早孕胚胎存在以及先兆流产的预后有一定的临床意义。发现卵黄囊可以肯定为宫内妊娠并有胚胎存在，早早孕时虽然暂时未见到胎心搏动，但卵黄囊清晰，大小正常，可推断胚胎良好。腹部超声扫查能看到妊娠囊和卵黄囊的时间大约比阴道超声要晚 1 周。

通常超声能看到一个卵巢的黄体，其显像可有不同，可以是单纯囊肿，也可以是厚壁或复杂囊肿，或是低回声结构。典型的黄体直径在 2 ～ 3cm（图 9–5）。

（2）正常妊娠 6 ～ 10 周超声图像：经阴道超声扫查大约在孕龄 6 周时可以见到胎儿心跳。最初表现为卵黄囊的一侧局部增厚的强回声小结构闪动(图 9–6)。2 ～ 3 天内即可在清晰可见的胚胎内见到心跳。在顶臀长小于 5mm 以前，正常胎心率不应少于 100 次 / 分，顶臀长 5 ～ 9mm 时胎心率至少 120 次 / 分。最初超声显示胚胎为均质的结构。至 7 ～ 8 周时，能分别看到头和躯干，上下肢肢芽长出，而且可以看到颅内囊性结构，相当于发育中的菱脑，8 周时胚胎初具人形。第 9 周，四肢更明显，躯干开始增长和变直，同时可出现明显生理性中肠疝（图 9–7），表现为自前腹壁突入脐带根部的一个软组织块，其最大直径一般都小于 7mm。至 10 周时 CRL 为 30 ～ 35mm，胚胎已具人形，能显示手和足。这时仍可见到卵黄囊。在妊娠囊内可见到薄而光滑弧形结构的羊膜包绕着胚胎或胎儿。在羊膜囊内及羊膜与绒毛膜之间可见到无回声液性暗区。至妊娠 9 ～ 10 周胎盘可以辨认，显示为均匀回声的结构，包绕着妊娠囊的一部分(图 9–8)。

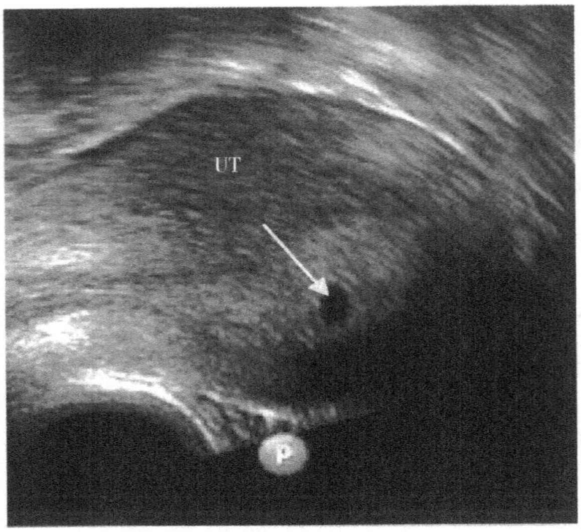

图 9-2 早早孕声像
箭号：早早孕孕囊

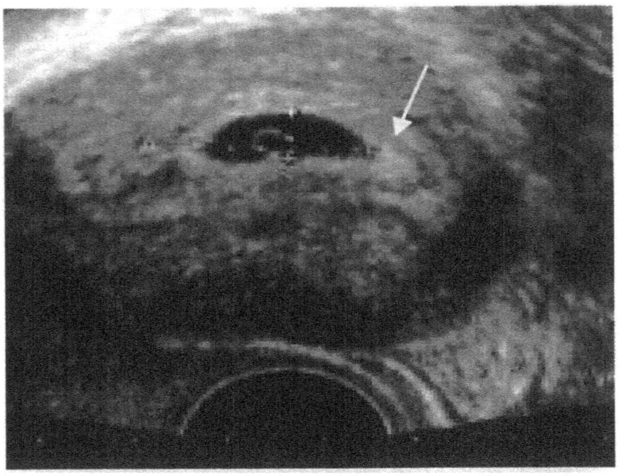

图 9-3 早孕双环征
箭号：妊娠囊外周的低回声环

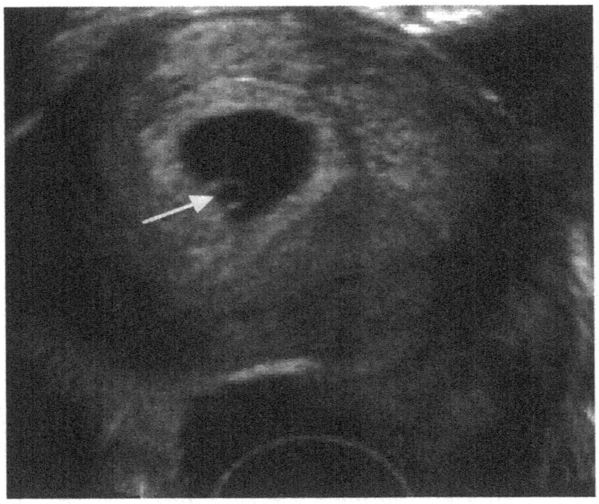

图 9-4 妊娠 40 天
囊内见卵黄囊（箭号）

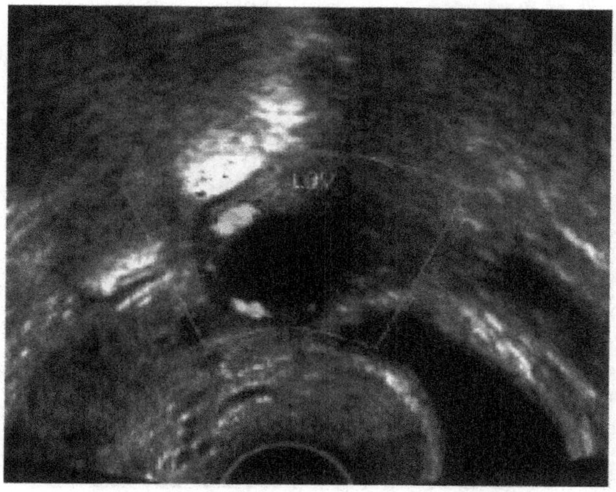

图 9-5 黄体

表现为单纯囊肿，可见环状黄体血流

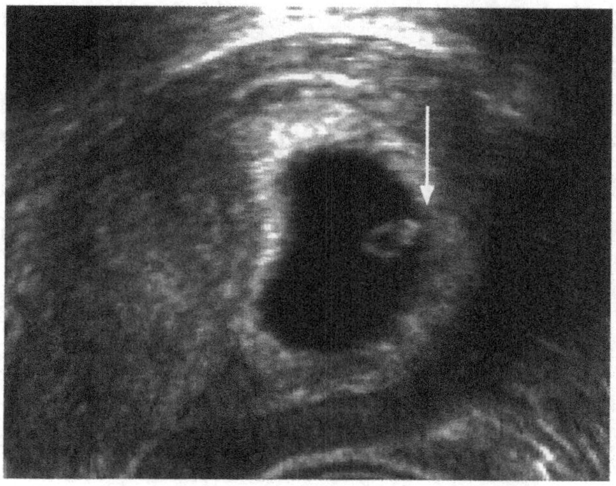

图 9-6 妊娠 42 天

经阴道超声孕囊内见胚芽（箭号），实时观察其内见闪动

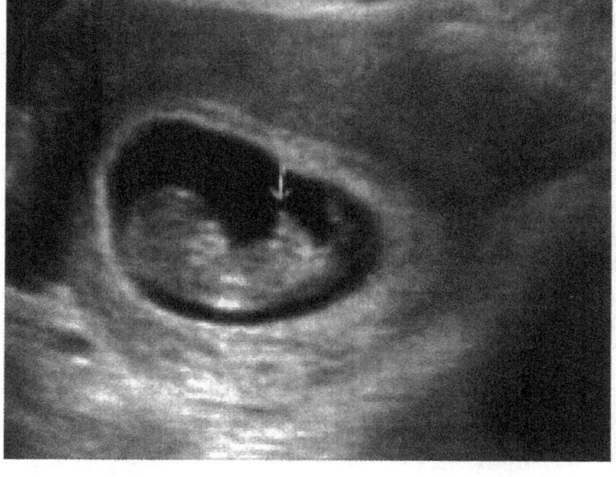

图 9-7 生理性中肠疝

停经 9 周超声显示生理性中肠疝（箭号）

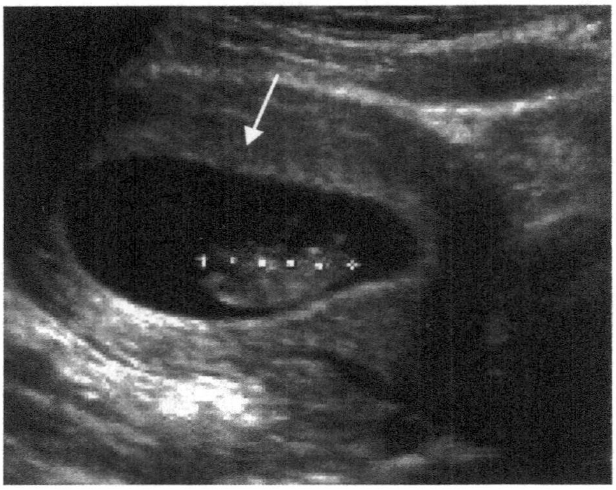

图 9-8　胎盘

停经 9 周 3 天超声显示胎盘为均匀回声结构（箭号）

妊娠 7 ～ 12 周，测量头臀长是估计妊娠龄大小的最准确的方法。头臀长反映孕龄，孕龄（天）=CRL（mm）+42。误差 3 ～ 7 天。测量顶臀长时注意事项：①适用于 7 ～ 12 周。②测量时不能包括卵黄囊。③取胎儿躯体最长、最直的正中矢状切面图，测量最长径线，最好取三次测量平均值。

（3）正常妊娠 10 ～ 13 周超声图像：妊娠 10 ～ 13 周时超声显像可以清楚地区分胎儿的头、躯干和肢体。第 11 ～ 12 周，生理性中肠疝回复到腹腔内（图 9-9）。至 13 周末，多数胎儿结构可以辨认，如心脏的四个腔、胃、膀胱和四肢、骨骼和面部等（图 9-10）。妊娠囊内仍可见到羊膜，已接近绒毛膜。胎盘显示为中等回声结构，包绕着妊娠囊上的一部分。

2. 胎儿 NT 的测量　胎儿颈后部有一透明层。在早孕期，不论颈后皮下的积水带有否分隔、是否局限于颈部，均一律使用透明层（translucency）一词。到了中孕期，透明层通常会消退，但在少部分个案中，会变为颈水肿或水囊瘤。颈项透明层（nuchal translucency，NT）增厚（图 9-11）与 21- 三体综合征、特纳综合征及其他染色体异常，以及多种畸胎及遗传综合征有关，但 NT 的形态则不重要。

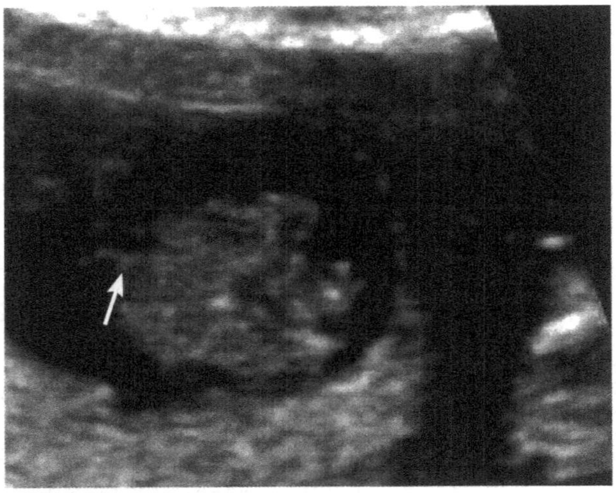

图 9-9　妊娠 12 周

胎儿腹壁脐带插入部（箭号），中肠疝回复至腹腔

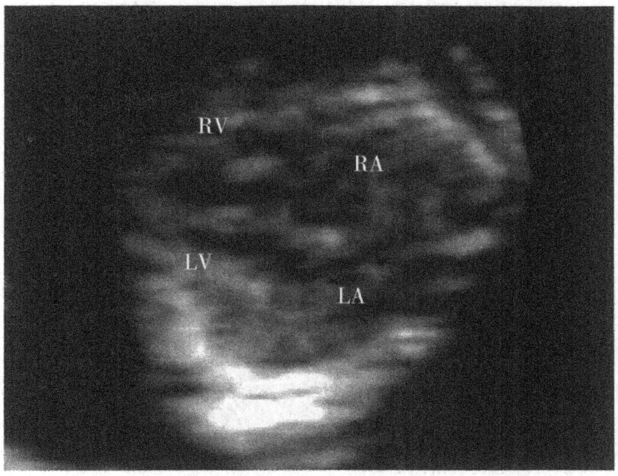

图 9-10　妊娠 13 周胎儿

声像图显示四腔心

量度胎儿 NT 厚度的最佳孕期为 11 周至 13 周 6 天。头臀长应不小于 45mm，及不大于 84mm。在量度胎儿NT时，所使用的超声仪器必须具备高分辨率、影像回转功能及能提供准确至0.1mm量度的光标尺。经腹超声检查可成功量度 95% 胎儿的 NT（图 9-12）；其余的则需进行经阴道超声。经腹与经阴道扫描的结果相近。在量度 NT 时，应将影像尽可能放至最大，使影像只包括胎儿头部及上胸，及令光标尺的轻微移动只会改变量度结果 0.1mm。在进行影像放大时（不论是定格前或后），必须将补偿功能调低，这能避免误将游标尺放在线条模糊的边界，而低估了 NT 厚度。与量度胎儿头臀长时一样，量度 NT 应先取得良好的胎儿中矢切面图、并在胎儿在自然姿势下进行。若胎儿颈部过度伸展，可令量度高估0.6mm；颈部屈曲则可令量度低估 0.4mm。由于在这妊娠期，胎儿的皮肤与羊膜在声像图中均显示为一层薄膜，因此必须小心分辨两者。方法是可待胎儿因自然活动而远离羊膜时拍摄声像图，或可请孕妇尝试咳嗽和（或）轻拍孕妇腹部，令胎儿弹离羊膜。应在皮肤与颈椎上的软组织之间距离最阔的透明地带量度。游标尺应放在定义 NT 厚度的界线——横标尺不应放于颈部积水上，而应放置在白线的边界，直至两者融合而横标尺不易被察看到。在扫描时，应量度多于一次，并记录多次量度中所得的最大数值。在 5% ~ 10% 的个案中，胎儿颈部会被脐带围绕，令 NT 的量度结果偏高。在这些情况下，脐带上与脐带下的 NT 厚度会不同。

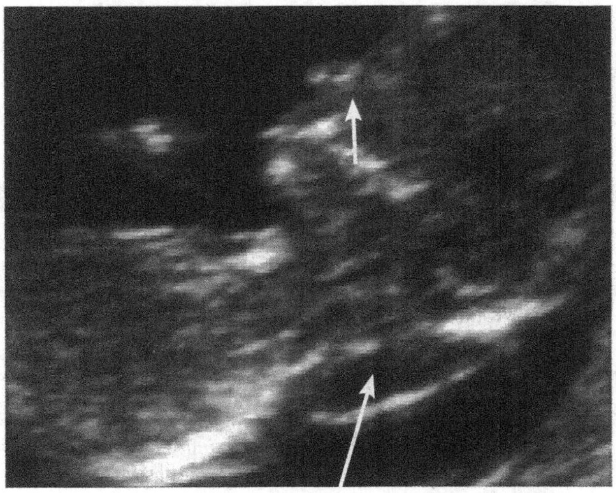

图 9-11　NT 异常

21- 三体胎儿在 12 周的声像图，显示 NT 增厚（长箭号），缺失鼻骨（短箭号）

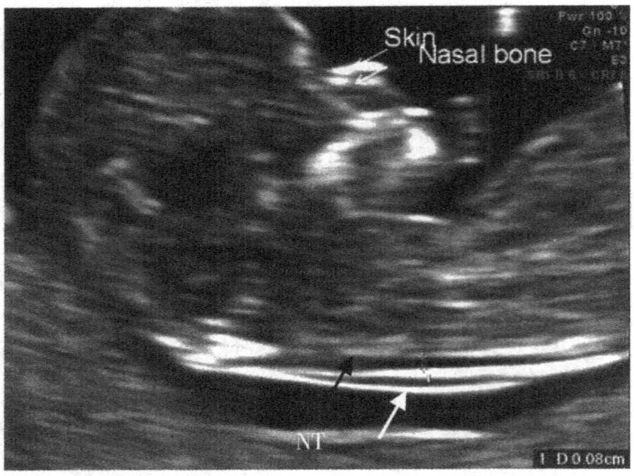

图 9–12　NT 测量

12 周正常胎儿 NT 测量，白箭号指示为羊膜

3. 检查技巧

（1）探头选择：经腹超声扫查时一般用 3 ~ 5MHz 探头。经阴道超声常用的探头频率为 5 ~ 8MHz。

（2）扫查方法：经腹部扫查时，适度充盈膀胱（标准：以子宫纵切面为标准，膀胱无回声区将子宫周围肠管推开，恰能清晰显示包括子宫底在内的子宫长轴完整轮廓）。扫查按一定的顺序，一般先采用纵切面，以子宫矢状面为中心，探头向两侧滑行，然后探头转动 90° 改为横切面扫查，从上到下或从下到上平行切面连续扫查。经阴道扫查时需排空膀胱，子宫前倾曲时，探头置于前穹隆，后倾曲时，探头置于后穹隆。扫查时先找到子宫，然后对子宫作纵切面、横切面扫查。

（3）检查技巧：在行早孕检查尤其是早早孕检查时一定要全面扫查子宫，包括宫颈、宫角的扫查，以免遗漏。经阴道扫查时，中位子宫图像不清晰时，可用一只手在受检者耻骨联合上稍加压，使子宫稍固定于后倾位，则可获得较满意图像。

（4）点评：早孕期检查重点确定是否宫内孕，孕囊的结构是否正常，胚胎的数目，胚胎是否存活，发育与停经天数是否相符，有无形态异常。对早孕的超声检查最多不能超过 3 ~ 5 分钟，尤其对胎儿眼部照射时间应更短。彩色多普勒和脉冲多普勒强度大于 B 超 10 ~ 100 倍，要充分考虑这一因素，注意可能产生的生物效应。

（二）中晚期妊娠

至中期妊娠胎儿的脑、颅骨、脊髓、脊柱和面部的结构已经完全形成。当然，在妊娠中晚期这些器官和结构还要继续有形态上的发育和增长。

1. 胎头

（1）颅脑解剖：中枢神经系统起源于胚盘外胚层的神经板。妊娠 5 周神经管头侧开始增大，分化成 3 个原始脑泡：前脑泡、中脑泡和后脑泡。6 周时脑泡继续发育，前脑泡分化为端脑和间脑；中脑泡没有变化；后脑泡演变为后脑和末脑。妊娠 8 周末，大脑中央出现线状的大脑镰。随后脉络丛出现，充满了整个侧脑室。后脑内的两侧小脑半球在妊娠 8 周开始出现，10 周左右在中线处融合，形成完整的小脑。大脑的基本结构在妊娠 12 ~ 15 周已形成。而胼胝体、小脑蚓部、脑沟、脑回等结构在 15 周后继续发育。胼胝体在 18 ~ 20 周发育完全。小脑蚓部在 18 周左右发育完全。虽然在妊娠 20 周开始可看到外侧裂、顶枕裂，但大脑其他的脑沟、脑回结构要在 28 周才可以看到。颅骨在妊娠 10 周开始骨化，11 ~ 12 周骨化完成。

（2）颅脑的超声检查：用三个主要图像来评价胎儿颅骨及其内容物，一个是侧脑室的显像，一个是丘脑显像，一个是颅后窝显像。正常颅骨是椭圆形的、完整的，两颅骨之间的颅缝可显示正常的间隙。

①侧脑室水平横切面：从颅顶切面稍向下横切平移，颅骨环变大，呈椭圆形，中间见脑中线及部分丘脑，两侧在中线 1/2 处见无回声的侧脑室，前角较靠近脑中线，后角偏离脑中线向两侧分开（图 9–13）。

13周以前，侧脑室内被高回声的脉络丛填充，以后逐渐退化。这一平面是测量侧脑室的标准平面，测量侧脑室时将电子游标放在接近脉络丛顶端的侧脑室处，垂直于侧脑室的中轴测量该处侧脑室的横径。整个孕期侧脑室的最大宽度一般 < 10mm，不超过15mm。

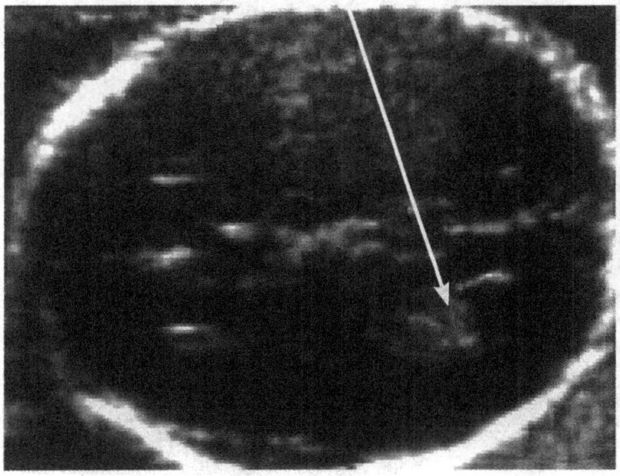

图 9–13 侧脑室平面

侧脑室后角（箭号）

②丘脑水平横切面：侧脑室平面向下平移为头颅最大平面，中线不连续，在脑中线的前1/3处，呈长方形的暗区为透明隔腔，正常时不超过10mm。中央可见中线两侧对称的卵圆形的低回声结构，即丘脑，两侧丘脑中间有时可见小裂隙为第三脑室。正常宽度小于2mm。丘脑平面为测量双顶径和头围的平面（图9–14）。

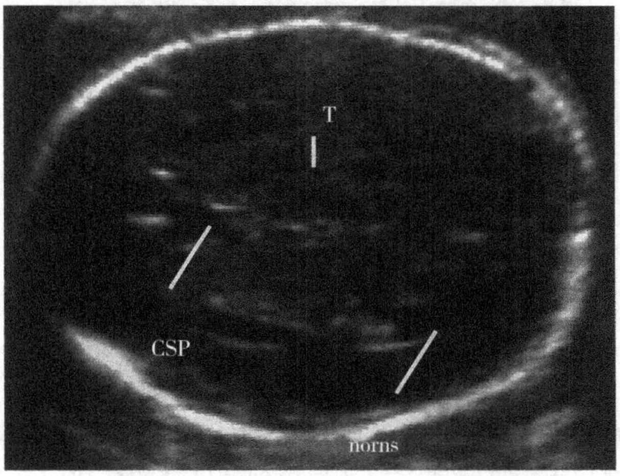

图 9–14 丘脑水平横切面

CSP：透明隔腔；T：丘脑；homs：侧脑室后角

③小脑横切面：在获得丘脑平面后声束略向尾侧旋转，即可获得此切面。颅后窝的横切面图可评价小脑、第四脑室和小脑延髓池。正常小脑后部外形像花生的侧面，小脑半球呈低回声，圆形位于较强回声的小脑蚓部的两侧（图9–15）。小脑延髓池为小脑蚓部和枕骨之间的液性间隙。其正常前后范围小于10mm。在评价小脑延髓池时必须特别小心，要在近乎横向稍冠状面的平面上成像。若图像平面冠状角大于15°，小脑延髓池可能出现人为的扩大。第四脑室是一个小的液性间隙，位于小脑蚓部的前面，中脑的后面（图9–16）。

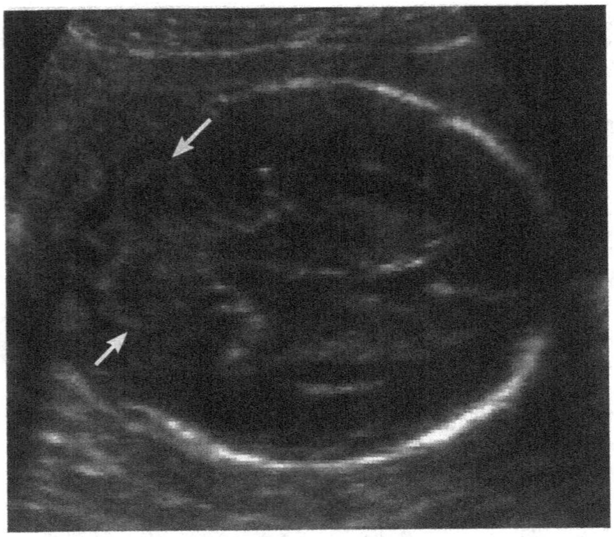

图 9–15　小脑

颅后窝横切面显示正常小脑的外形，箭号指示两侧的小脑半球，中间较强回声为小脑蚓部

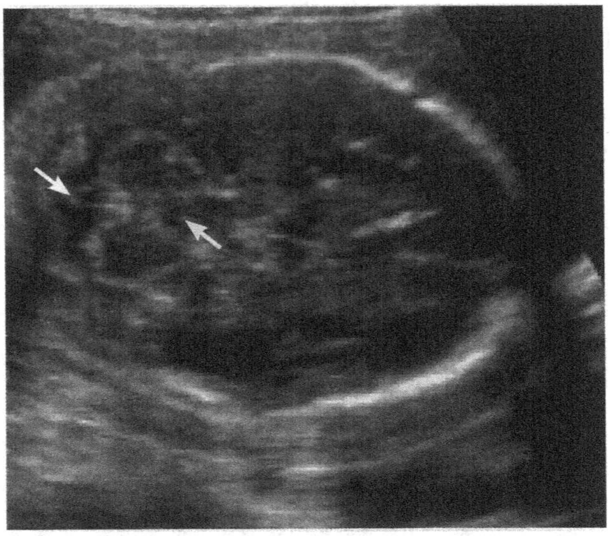

图 9–16　小脑延髓池和第四脑室

颅后窝横切面显示充满液体的小脑延髓池，第四脑室内有少量液体

（3）检查技巧：经腹部超声检查一般多取从颅顶到颅底部的横切面来观察，扫查时结合颅脑的正常解剖分辨颅内各结构。胎儿头颅扫查时早、中期脑实质回声较低，尤其是早期几乎呈无回声，易被误认为侧脑室增宽、脑积水，应调高仪器的增益来鉴别诊断。

（4）点评：胎儿神经系统发育非常复杂，其发生、发育过程中超声图像有明显阶段性的变化，要熟悉和掌握颅脑各发育阶段的解剖和检查切面。

2. 胎儿脊柱

（1）脊柱解剖：脊柱是由椎骨、骶骨和尾骨借韧带、椎间盘和椎间关节连接而成的，位于背部中央，构成人体中轴。椎骨包括有颈椎 7 块，胸椎 12 块，腰椎 5 块，尾椎 3 ~ 5 块。每块椎骨有 3 个骨化中心，即两个后骨化中心和一个前骨化中心。椎体呈圆柱形，椎弓呈弓状位于椎体后方，并共同围成椎孔，各椎骨的椎孔连接起来构成椎管，容纳脊髓。

（2）脊柱声像图：妊娠 12 周后胎儿脊柱显示清晰。矢状切面：脊柱呈两行排列整齐的串珠状平行光带（图 9–17A）。横切面：该切面最能显示脊柱的解剖结构。此切面脊柱呈三个分离的圆形或短棒状强回声小光团，两个后骨化中心较小且向后逐渐靠拢，呈∧形排列（图 9–17B）。冠状切面：在近腹侧的冠状切面上可见整齐排列的 3 条平行光带（图 9–17C），中间一条反射回声来自椎体，两侧的来自椎弓骨化中心。在近背侧的冠状切面上，脊柱仅表现为由椎弓骨化中心组成的两条平行光带。冠状切面成像在每个平面均可见到 2 个后面骨化中心。无论哪种切面成像，两个骨化中心之间均是 1 ∶ 1 的对应关系。脊柱每一侧都应该是直的，有正常的胸椎后凸和腰椎前凸。

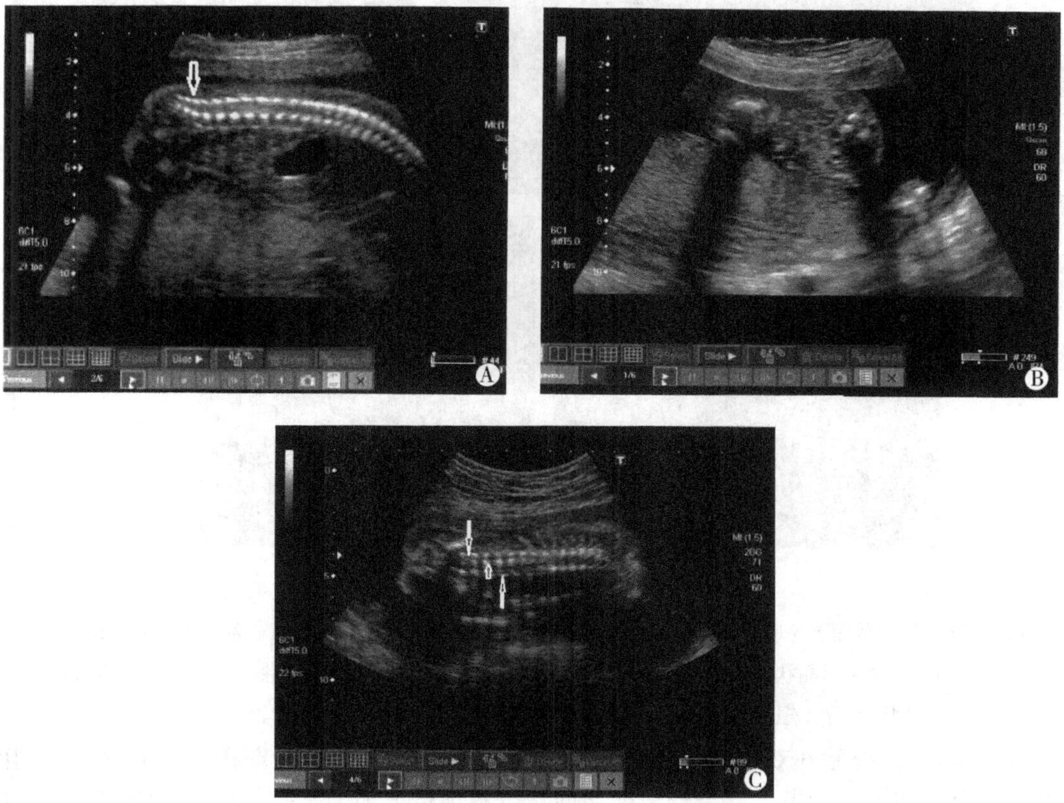

图 9–17　胎儿脊柱

A. 脊柱纵切面图像，显示后面平行排列的骨化中心，骶尾部略向后翘（箭号）；B. 脊柱横切面图像，显示脊柱三个骨化中心，两个后骨化中心呈八形排列；C. 脊柱冠状切面图像，显示 3 条平行光带，中间来自椎体（短箭号），两侧来自椎弓（长箭号）

（3）检查技巧：在胎儿俯卧位时脊柱扫查较容易，胎儿躯体运动时有助于脊柱的全面显示，所以在胎儿扫查时不必拘泥于扫查顺序。胎儿臀位时脊柱尾部显示较困难，可以坐骨骨化中心为标志表明到达脊柱末端，同时，注意观察小脑形态，胎儿小脑形态异常和（或）后颅窝池消失时，常伴有脊柱裂。

（4）点评：对胎儿脊柱的超声检查要尽可能从矢状切面、横断面和冠状切面进行观察，从而可以更准确地了解胎儿脊柱及其表面软组织的情况。

3. 胎儿面部

（1）面部声像图：胎儿面部扫查可通过冠状切面、横切面、矢状切面来全面扫查。冠状切面是评估胎儿鼻、唇的最佳切面。正常上、下唇显示为回声连续的结构（图 9–18B）。横切面是评估眼、上牙槽突和下牙槽突的最佳切面。20 周以上正常眼内距约等于眼眶左右径（眼距）。双眼可显示晶体，晶体内部为无回声，如果晶体内出现强回声，则应怀疑有先天性白内障可能（图 9–18C）。上、下牙槽突及其内的乳牙显示为回声连续的结构，可以排除牙槽突裂的可能（图 9–18D，图 9–18E）。正中矢状切面上胎儿颜面部表现为有一定曲度的平滑曲线，从上至下依次为前额、鼻、上唇及上颌、口裂、下唇及下颌，正常下唇与颏形成的曲线呈“S”形或反“S”形（图 9–18A）。矢状切面能显示面部的整体轮廓，对于诊断小下颌和前额肿物等畸形特别有用。旁正中矢状切面可以显示胎儿耳朵。

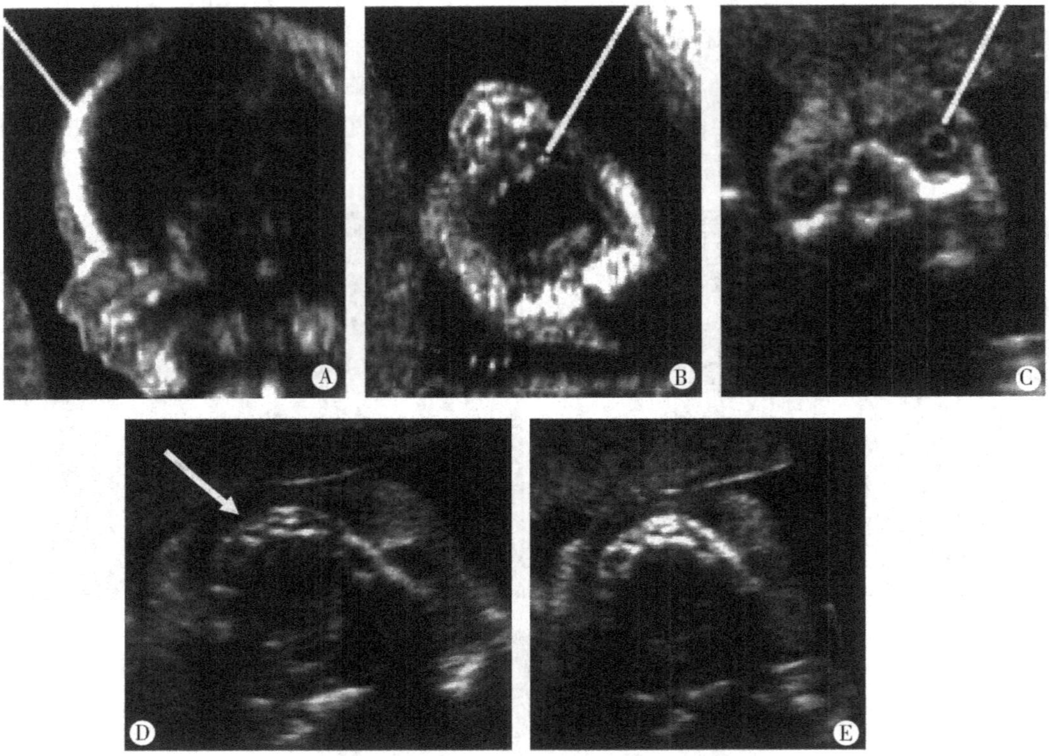

图 9-18 面部声像

A. 矢状切面显示面部轮廓正常，箭号示前额；B. 冠状切面显示正常鼻、唇，箭号示上唇；C. 双眼球横切面，箭号示晶状体；D. 上牙槽突横切，显示内外表面弧形强回声带（长箭号），内部排列整齐的低回声乳牙（短箭号）；E. 下牙槽突横切面

（2）检查技巧：获得胎儿双顶径标准切面后，将探头旋转 90° 即可获得胎儿面部冠状切面。顺着面部的曲线旋转探头即可显示鼻、唇结构。横切面：以双顶径平面为基础，探头逐渐向颅底方向移动，可获得面部横切面。继续向下扫查，可以显示上唇、上牙槽突、下牙槽突。矢状切面：从横切面将探头旋转 90° 即可获得。此切面只能显示胎儿鼻骨而不应显示眼眶结构。有时脐带附着在上唇会造成唇裂的假象，在胎儿张嘴或胎动时可见脐带从唇部移开。用彩色多普勒也可以显示脐带内的血流信号。

（3）点评：胎儿颜面部的扫查，矢状、冠状、横切面三个相互垂直的正交切面均非常重要，每个平面都从不同的侧面提供胎儿面部的信息，相互佐证。胎儿颜面部畸形是一种体表畸形，一经出生，畸形就明确无误地表现出来，因此要求产前诊断准确可靠，尽可能减少假阳性与假阴性的诊断。

4. 胎儿心脏

（1）心脏的胚胎发生

①心管的发生：妊娠 5 周，口咽膜头侧的生心区内出现一腔隙状围心腔，以后将发育成心包腔。围心腔腹侧形成一对长条的生心索。生心索中空形成腔隙，形成左右两条纵管，称为心管。左、右心管逐渐向中央靠拢，胚胎第 22 天，左、右心管融合成一条心管，发育成心脏。

②心脏外形的变化：随着胚胎的发育，心管从头侧向尾侧依次形成心球、心室和心房。随后在心球的头侧出现动脉干；尾侧出现静脉窦，接受来自脐静脉、卵黄静脉和总主静脉的血液。由于心管的生长，特别是心球和心室的生长比心包快，心球和心室朝右腹尾方弯曲，心管弯曲成一个“U”字形的球室襻，而心房和静脉窦则朝左背头弯曲，进而变成“S”形的心脏（图 9-19）。

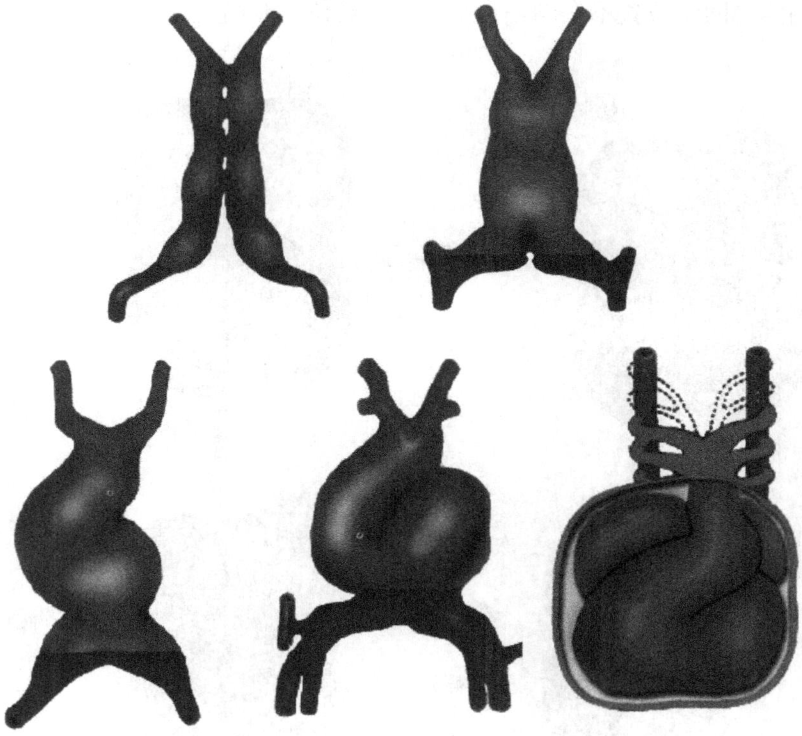

图 9-19　心脏外形的变化

从两心管发生→两心管融合→“U”形→“s”形→心脏外形形成

③心脏内部的分隔

A. 房室的分隔：房室管背侧和腹侧的心内膜下组织增厚形成背、腹心内膜垫。第 5 周，背、腹心内膜垫靠拢融合，形成心内膜垫。将房室管分隔为左右房室管。左右房室管的心内膜下组织再局部增厚，形成左侧的二尖瓣和右侧的三尖瓣。

B. 心房的分隔：在心内膜垫发生的同时，心房背侧壁的正中线处发出一个半月形的原发隔。原发隔向心内膜垫方向生长，隔的下缘与心内膜垫之间形成原发孔。随着原发隔的增长，其上形成一个大的继发孔。与此同时，原发孔的下缘与心内膜垫融合，原发孔闭合。第 5 周末，原发孔右侧、心房顶部腹侧壁又发生一个半月形的继发隔。后者向心内膜垫方向生长，从右侧逐渐覆盖继发孔。继发隔游离缘的下方留有一卵圆孔。继发孔与卵原孔上下交错。原发隔由左侧下方覆盖卵圆孔，成为卵圆孔瓣。出生前，由于右方压力高于左房，右心房的血液可经卵圆孔流入左房，但左房的血液不能流入右房。

C. 心室的分隔：胚胎第 4 周末，在心室底壁的心尖处发生一半月形的肌性隔膜，为室间隔肌部。室间隔肌部向心内膜垫方向生长，与心内膜垫之间留有一个半月形的孔，称为室间孔。胚胎第 7 周末，左右心球嵴尾端及心内膜垫形成一薄膜封闭室间孔而形成室间隔的膜部。

胚胎发育的第 5 周，在心球和动脉干内面形成一个螺旋状走行的主动脉肺动脉隔，将心球和动脉干分隔成两条互相呈螺旋状缠绕在一起的管道，即主动脉干和肺动脉干。心球逐渐并人心室壁。主动脉和肺动脉开口处的心内膜下组织增厚形成半月瓣（图 9-20）。

妊娠 10 周左右，胎儿的心脏结构已基本发育完全。

（2）心脏声像图：心脏平面的横切面图显示胸腔呈圆形，心脏位于其正中稍偏左侧，肺部为均匀回声结构（图 9-21）。

①四腔心切面：心脏的四个腔以胸腔横切面成像最佳（图 9-22）。主要位于左侧胸腔内，约占胸腔的 1/3，心尖指向左前方，在此切面上测量心胸比值，面积比正常值为 0.25 ~ 0.33，右心室正好位于胸骨后面，左心房位于降主动脉和脊柱的前面。心房的大小及其壁的厚度与心室相似。左心室比右心室更呈圆锥形，内壁更光滑。卵圆孔位于两心房之间，显示为房间隔上瓣膜样的开口。孕 28 周后，右心室较左心室略大。房室间隔与二三尖瓣在心脏中央形成“十”字交叉，二三尖瓣关闭时“十”字更清晰，

但二、三尖瓣在室间隔的附着位置不在同一水平，二尖瓣位置略高。

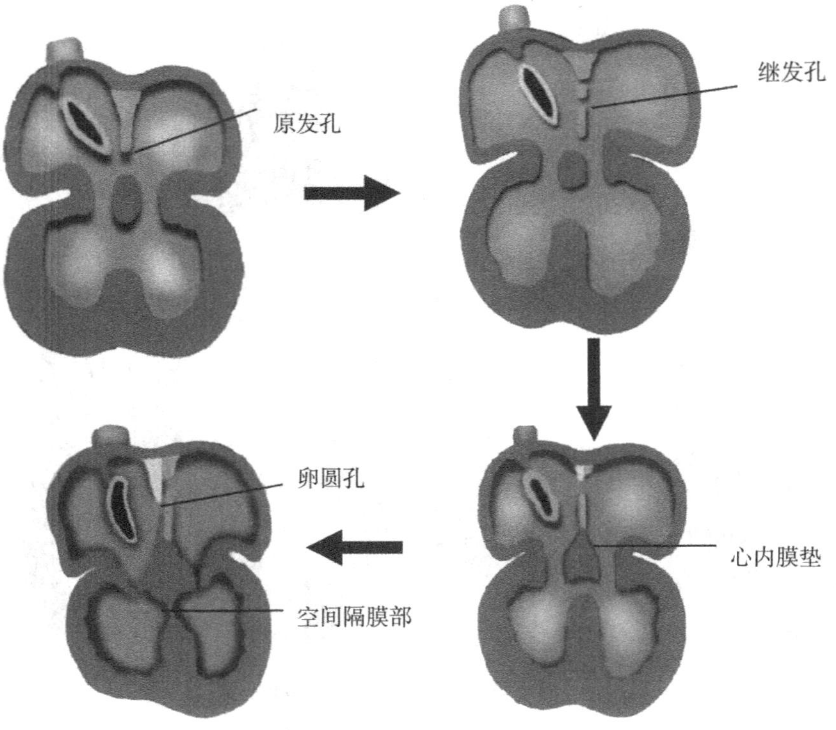

图 9-20　胎儿心脏内部分隔

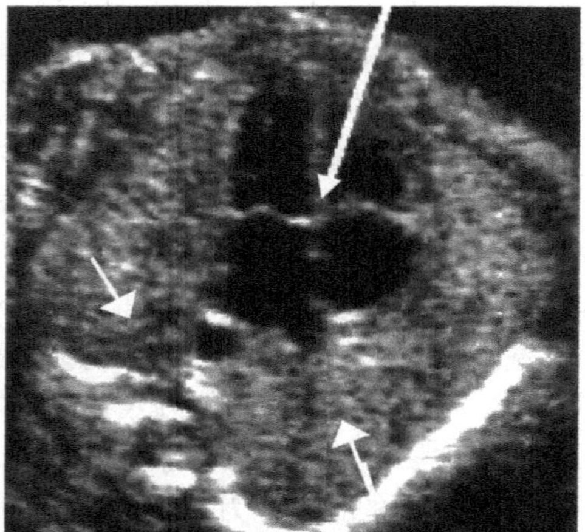

图 9-21　胸腔

心脏四腔平面横切面图，显示均匀回声的肺组织（短箭号）包绕心脏（长箭号）

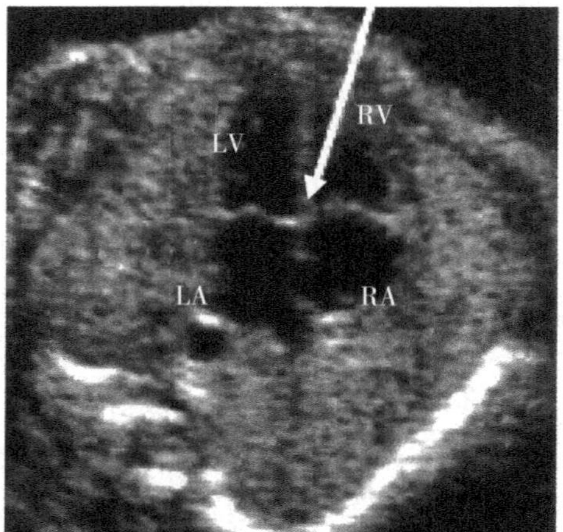

图 9-22　胎儿四腔心切面

胎儿心尖四腔切面显示左右心室基本相等，心脏中央“十”字交叉（箭号）存在，左方后方圆形结构为降主动脉

②左心室流出道切面：心室斜切面图上成像最佳，可显示左心室长轴和主动脉根部，可看清室间隔的全长，室间隔应是完整的，并与主动脉前壁相连接（图 9-23）。此切面容易观察到室间隔膜部情况。

③右心室流出道切面：显示肺动脉分出的右肺动脉和动脉导管（图 9-24），可以观察到右室流出道与左心室流出道相互交叉。

④三血管切面：从左向右依次显示肺动脉、升主动脉及上腔静脉，其管径也由大到小，彩色显示肺动脉与升主动脉血流方向一致，流向降主动脉（图 9-25）。

⑤大血管长轴切面：长轴切面可显示主动脉弓和动脉导管弓，主动脉弓呈“手杖”形状（图 9-26），

导管弓呈“曲棍球”形状。右心房纵切面可显示上下腔进入右心房。

正常胎儿心率在 120 ~ 160 次 / 分，心律规则，在妊娠早期及中孕早期心率可偏快，胎动时心率加快。胎心搏动偶有不规则，有早期收缩现象，如果胎心结构正常，多数是功能性的。

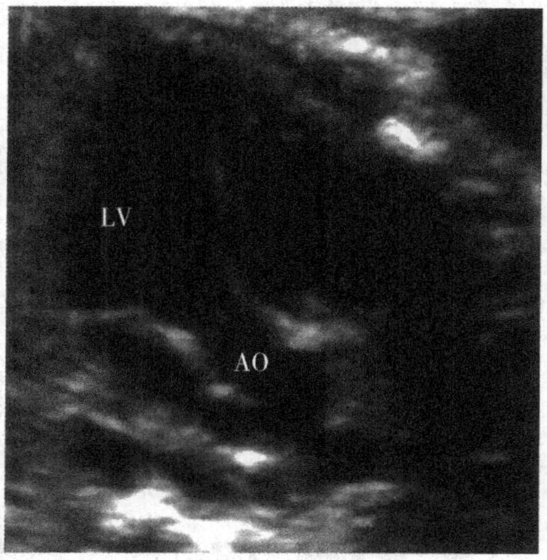

图 9–23 左心室流出道

心脏斜横切面图显示主动脉起自左心室（LV），室间隔连接主动脉（AO）前壁

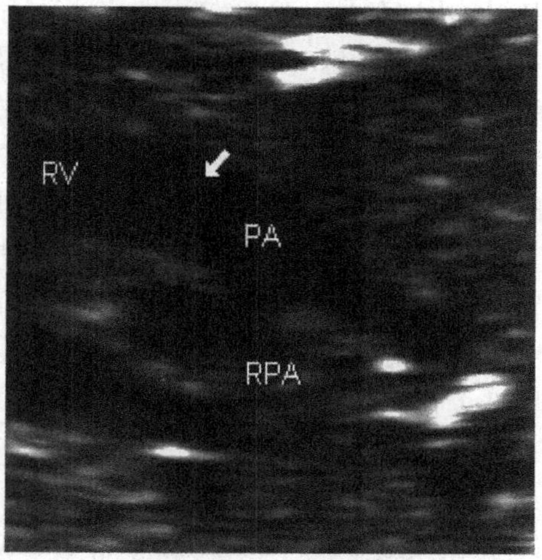

图 9–24 右心室流出道

心脏四腔上方横切面图显示肺动脉（PA）起自右心室（RV），分出动脉导管和走行在升主动脉后面的右肺动脉（RPA）。箭号所指为肺动脉瓣

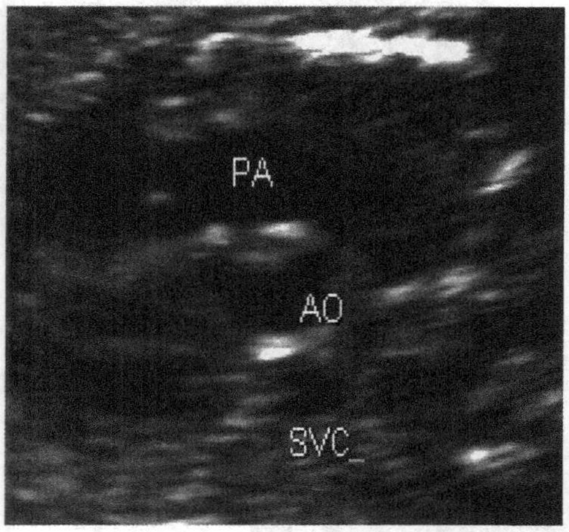

图 9–25 三血管平面声像

PA：肺动脉；AO：主动脉；SVC：上腔静脉

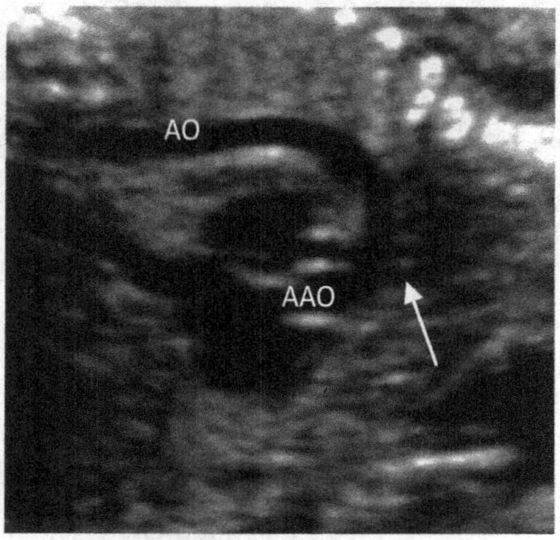

图 9–26 主动脉长轴切面声像

AAO：升主动脉；AO：降主动脉；箭号所指为主动脉弓上血管分支

（3）检查技巧：在确定胎方位后，首先横切胎儿腹部，判断肝脏、胃泡、下腔静脉和腹主动脉的位置关系，如果正常，则确定心房为正位。然后，探头上移，在横膈略上方横切胸腔，可获得胎儿四腔心切面，此切面可观察到心脏四个腔室，房室间隔与房室瓣及其形成的“十”字交叉图像，确定左右心房和左右心室以及房室连接关系、肺静脉与左心房的连接关系。此时，探头声束平面向胎儿头侧略倾斜，可依次获得五腔心切面和右室流出道与肺动脉切面，同时，在实时动态下偏斜探头动态观察，可清楚显示左心室与主动脉的连接关系，右心室与肺动脉的关系以及主动脉与肺动脉起始部形成的交叉图像，此交叉不能在同一平面上显示，因而应在实时动态下观察。如果心脏四腔心切面以及探头向头侧偏斜所获得的心室流出道切面正常，则绝大多数先天性心脏病均能做出排除性诊断。

（4）点评：胎儿心脏结构复杂，对检查者要求较高，但只要检查者在超声检查过程中遵循一定的顺序及观察思维方法，对重要切面逐一显示而不遗漏，就可以检查出绝大多数的先天性心脏病。

5. 胎儿腹部

（1）正常胎儿腹部声像图：腹部轮廓应是圆形，边缘光滑，在左上腹能见到有液体平面的胃，右上腹可见到肝脏，常能见到肝脏下的胆囊（图 9–27）。腹围测量标准平面及方法（图 9–28）：横切面；圆形；脐静脉显示后 1/3 段（图 9–29）；胃泡显示；肾脏不显示；腹围图像放大至少占屏幕 50% 以上；测量游标放置处：双直径法（前后径、横径）或椭圆测量法（腹部皮肤外缘）。

脐带在脐部进入胎儿腹部（图 9–29），腹壁的各个部位应当是完整的。

腹部横切面图可见到肾位于腰椎两侧（图 9–30），纵切面图可见每个肾形结构都有包膜回声及肾窦回声。有时可在肾盂内见到少量液体，肾盂前后径应 < 10mm，宽度 > 15mm 时视为异常，应注意泌尿道梗阻。正常情况下，胎儿输尿管不能显示。晚期妊娠在肾实质内可见到低回声的肾髓质锥体。胎儿肾上腺位于肾上极内前方，纵切面近似三角形，周边的肾上腺皮质呈低回声，中央的髓质呈高回声。胎儿肾上腺的大小与胎龄呈正相关。

膀胱是胎儿盆腔或下腹部的无回声结构（图 9–31），12 周后开始显示。膀胱未排尿时较大，排尿后变小，正常膀胱每 20 ~ 45 分钟充盈和排气 1 次，正常膀胱直径在 50mm 以内，过大的膀胱需动态观察有无缩小。

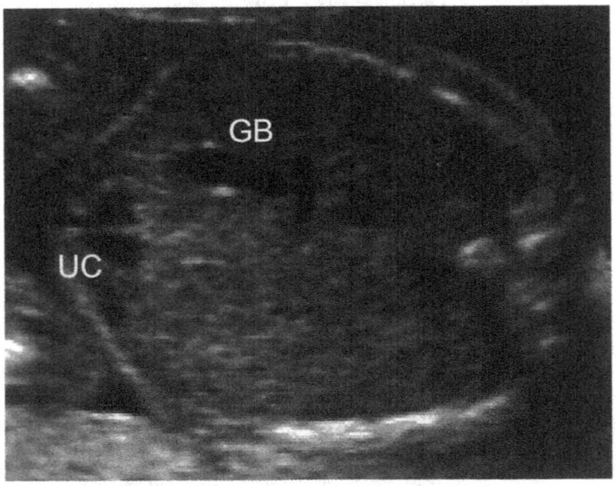

图 9–27　胆囊

腹围平面向下斜横切面，胆囊（GB）与脐血管（UC）同一平面显示，呈梨形

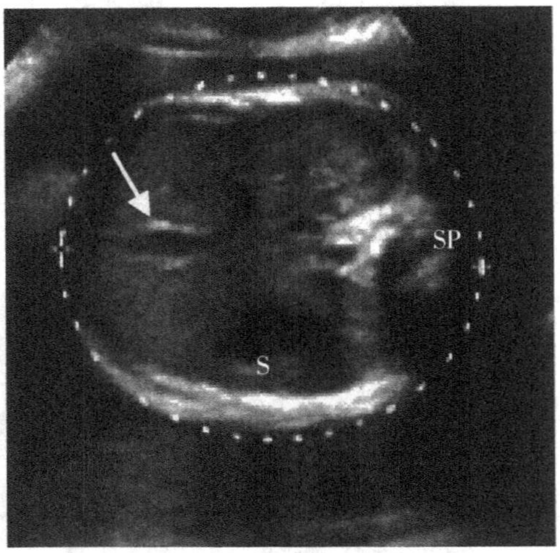

图 9–28　腹围测量

胃泡（S）和肝内脐静脉平面（箭号）腹部横切面可见脐静脉连接到左门静脉，SP：脊柱

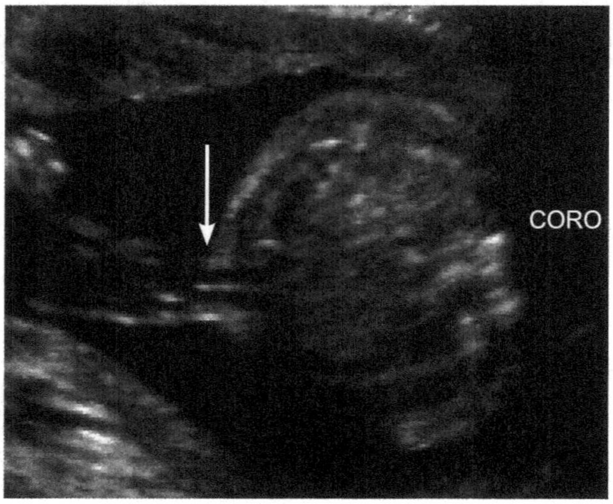

图 9–29　脐带附着

脐带附着平面的胎儿腹部横切面（箭号）显示完整的前腹壁

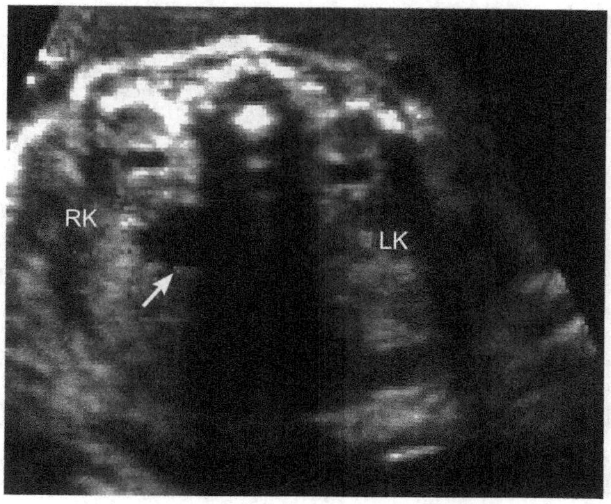

图 9-30 肾脏

腹部横切面肾脏位于腰椎两侧，肾盂内少量液体，LK：左肾；RK：右肾箭号为低回声肠管

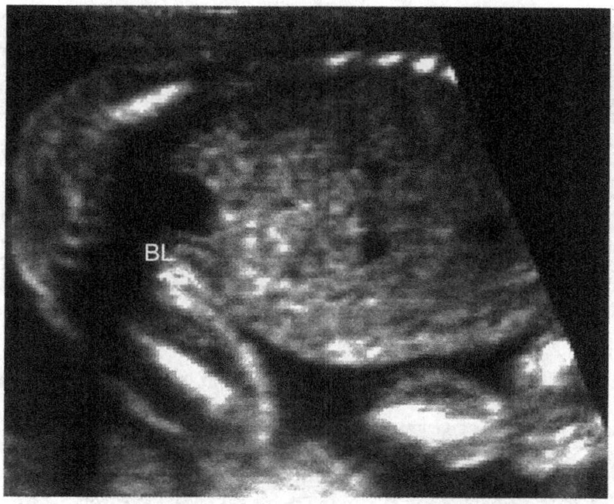

图 9-31 膀胱

胎儿腹部纵切面显示图显示盆腔和下腹部的膀胱（BL）

肠管和肠系膜大多在下腹部，其回声比肝脏强，比骨骼低。除非近足月，正常胎儿的肠襻很难看到，近足月时，可在胎儿腹部看到既有强回声又有低回声的结肠外周部(图 9-32)。越近足月结肠的横径越宽，但结肠的宽度应 < 20mm，过宽应注意肠管的异常或畸形的存在。

（2）检查技巧：胎儿腹部扫查时要进行纵切面、横切面、冠状切面等多切面扫查，扫查过程中要结合脏器的解剖位置、脏器的回声以及血流信息综合判断。有时由于胎儿体位影响，检查不满意时可以改变孕妇体位或等待胎儿活动后再扫查。

6. 四肢

（1）正常胎儿四肢声像图：至中期妊娠时胎儿所有上、下肢长骨的骨干应骨化完成。前臂的尺骨、桡骨、下肢的胫骨、腓骨（图 9-33）、上臂的肱骨、大腿的股骨都很容易确定。尺骨较桡骨长，上端粗大，下端细小，与小指同侧。而桡骨相反，上端细小，下端粗大，与拇指同侧。胫骨的近端较腓骨的近端粗大得多。两根骨骼是平行的，不会出现交叉现象。股骨测量平面及方法（图 9-34）：尽量水平（与水平面夹角 < 45°）；完全清晰显示骨头两侧末端；股骨长轴图像放大至少占屏幕 50% 以上；测量游标放置处：外侧—外侧（两端骨平面中点）。胎儿手常是握拢的，胎儿活动时常见胎儿手张开（图 9-35），胎足（图 9-36），常与胫骨和腓骨平面垂直。

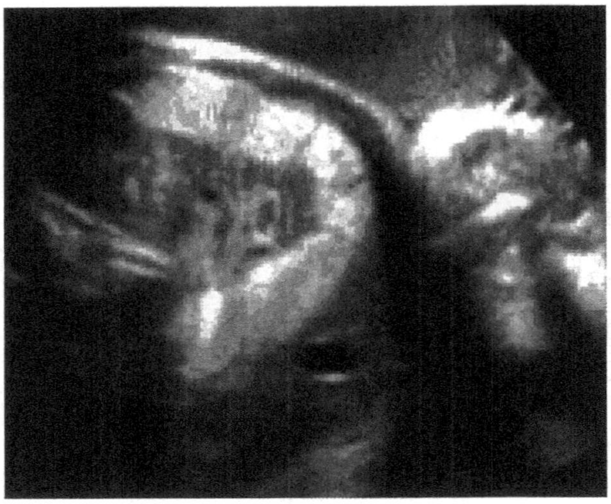

图 9-32　肠管

足月妊娠胎儿腹部外周可见结肠内容物呈增强致密光点

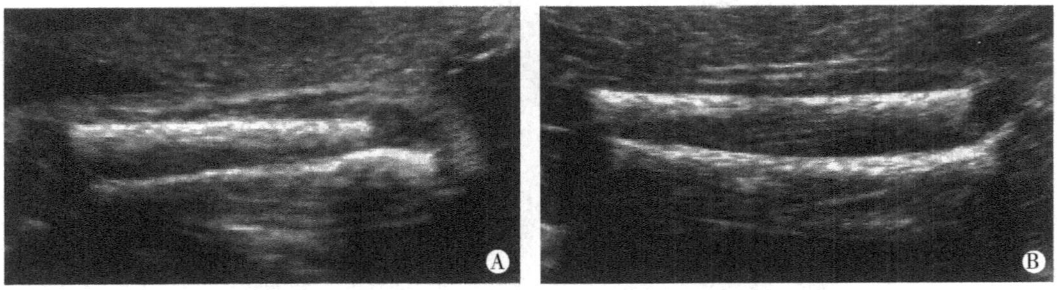

图 9-33　前臂和小腿的长骨

A. 前臂成像显示桡骨（上）和尺骨（下）；B. 小腿成像显示胫骨（上）和腓骨（下）

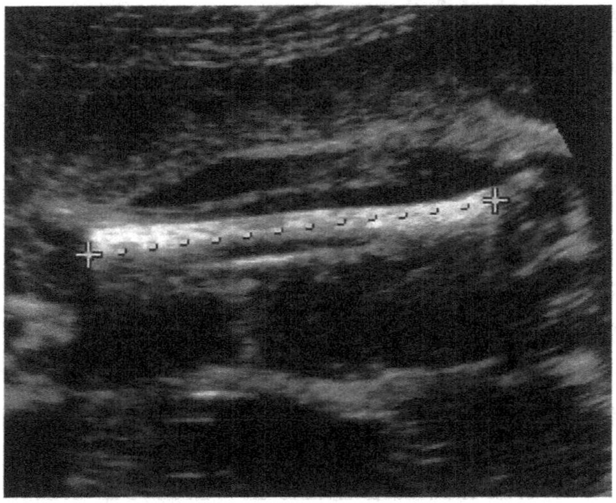

图 9-34　股骨测量

妊娠 26 周胎儿，电子游标标志骨化的股骨干两端，测量股骨的长度

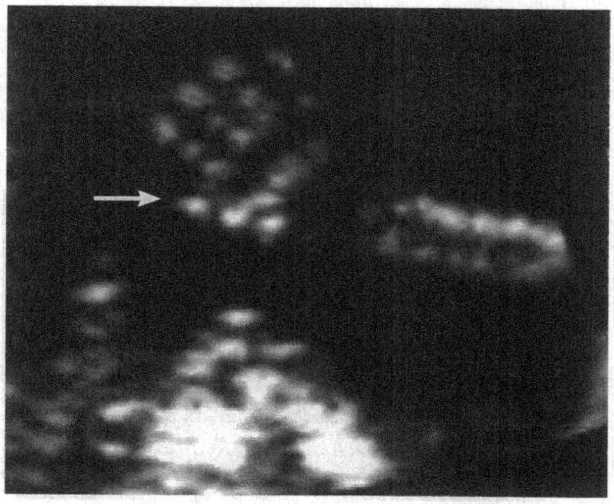

图 9–35 手

手张开，可见每个手指 3 个指骨，拇指 2 个指骨（箭号）

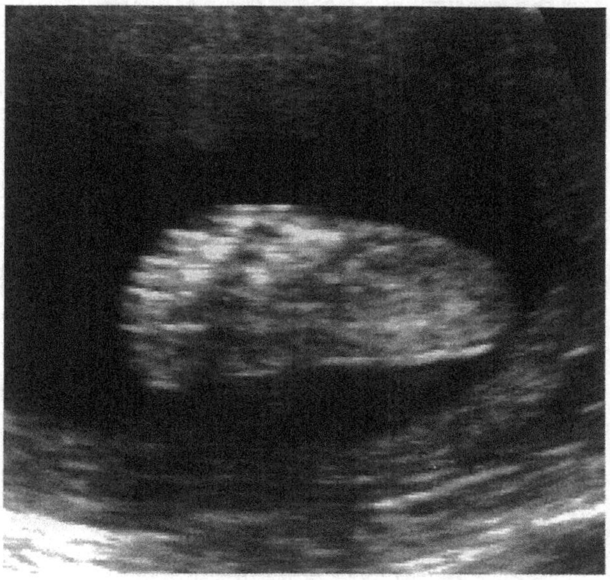

图 9–36 足

足成像显示其正常形状及 5 个足趾

（2）检查技巧

A. 上肢骨的扫查：在胎儿肩胛骨的稍外侧旋转探头可显示肱骨，沿肱骨长轴找到肘关节，再向远端追踪显示尺桡骨及手。

B. 下肢骨的扫查：沿胎儿脊柱向下纵向扫查直到骶骨，此时常可见一侧股骨，再慢慢转动探头显示股骨全长。确认股骨后顺着股骨向下找到膝关节，膝关节下方即为胫腓骨，继续追踪至双足。注意关节的连接及活动。

（3）点评：只要羊水适中，胎儿的四肢显像较好。检查者检查时一定要遵循连续性，一侧肢体检查完后再检查另一侧肢体，双胎妊娠时胎儿肢体较多，更应如此，以免遗漏。

（三）中晚期妊娠的非胎儿性结构

1. 脐带

（1）临床特征：脐带含有血管，用以沟通胎儿与胎盘间的血运。脐带最外面的一层膜是羊膜的延续，膜内充满华通胶和脐血管，正常脐带有一条静脉和两条动脉。脐动脉与胎儿盆腔内的髂内动脉连接。胎儿心脏收缩时脐动脉的血自胎儿流向胎盘，经脐静脉流回到胎儿体内，经左门静脉再经过静脉导管进入下腔静脉。

（2）声像图特征：只要不是严重的羊水过少，均可见羊水里的脐带自胎盘伸到胎儿（图 9–37）。脐带在胎儿和胎盘的附着部位大多都能看清。利用彩色多普勒可加强对脐带的观察。脐带横切面可见到一个大的和两个小的光环，大的代表脐静脉，小的代表脐动脉。脐血管在胎儿体内的延伸可通过彩色多普勒显像，尤其是两条脐动脉于胎儿膀胱两侧，更易显示（图 9–38）。脐动脉频谱多普勒显示搏动血流，在整个胎儿心动周期内正常前向的血流是连续不断向前流动的，随妊娠进展收缩期与舒张期的比值呈下降趋势，正常是妊娠 26 ~ 30 周 < 4，30 ~ 34 周 < 3.5，在 34 周以后 < 3。

2. 胎盘

（1）病因病理：胎盘是胎儿和母体循环系统沟通的器官，它将氧和营养物质从母体输送到胎儿，并将胎儿的废物送回到母体。胎盘由多个绒毛叶组成。脐带正常附着差不多是在胎盘中央部位。自脐带附着部位脐动脉和脐静脉沿胎盘表面走行，然后分出多个分支穿入绒毛小叶。

（2）声像图特征：中期妊娠胎盘超声显像为外周妊娠囊上的一部分均匀回声结构（图 9–39）。若无胎儿声影遮挡，均可看清脐带胎盘附着部位。晚期妊娠常可见到胎盘内的钙化（图 9–40），晚期妊娠后期钙化可环绕绒毛小叶。

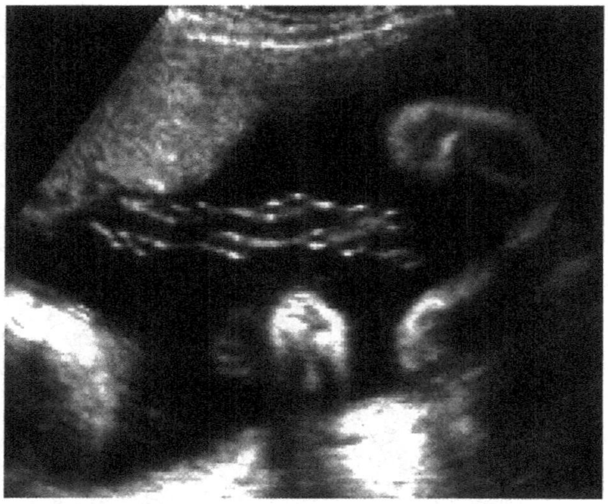

图 9–37 脐带

图示脐带的胎盘附着处

3. 羊水

（1）临床特征：羊水充满羊膜腔并包绕着发育中的胎儿，为胎儿提供生长空间，防止胎儿受到外来创伤。在早期妊娠和中期妊娠的前期，羊水来自羊膜渗入的液体。大约妊娠 16 周以后，羊水主要来自胎儿尿。在这期间，羊水量取决于其产生和消耗的动力学平衡：胎儿排尿产生羊水，胎儿吞咽和胃肠道吸收而消耗羊水。

（2）声像图特征：中期以前正常羊水是无回声的，晚期妊娠可见有回声的胎脂颗粒在羊水内飘动。超声评价羊水量常选用以下方法。主观评价：对羊膜囊整体扫查后，检查者要按照相应孕周羊水总量是否在正常范围来判断。单个最深羊水池测量：在羊水最深区域，垂直测量羊水最大深度。正常在 3 ~ / cm。四象限羊水指数：通过孕妇脐部经由横向和矢状而将子宫分为四个象限，在每个象限测量最大羊水深度，并计算四个测量值的总和，就是羊水指数，羊水指数正常值是 8 ~ 18cm。

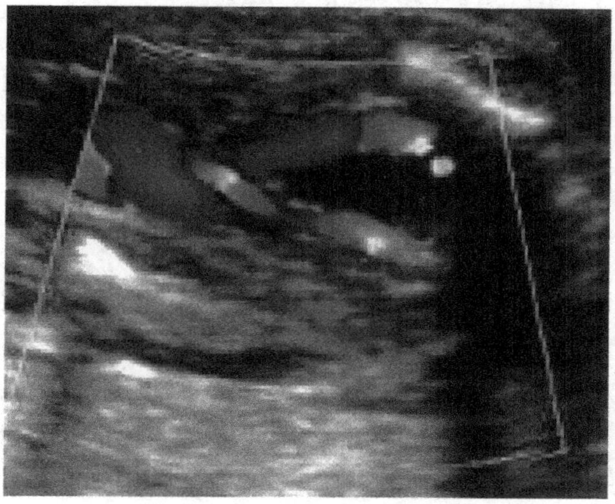

图 9-38 脐动脉

CDFI 清晰显示膀胱两侧的两条脐动脉

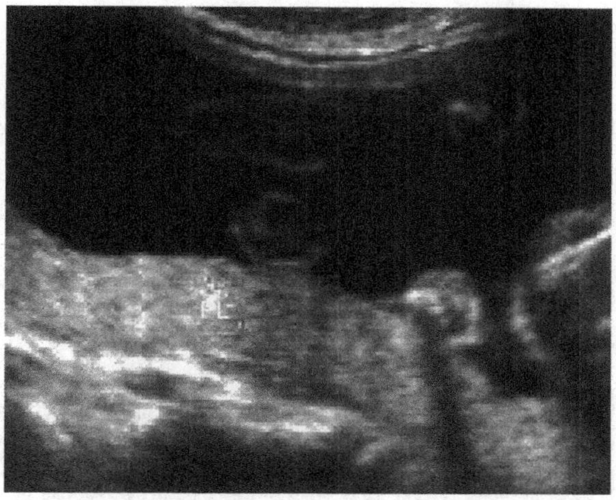

图 9-39 20 周胎盘

胎盘图显示为均匀回声结构

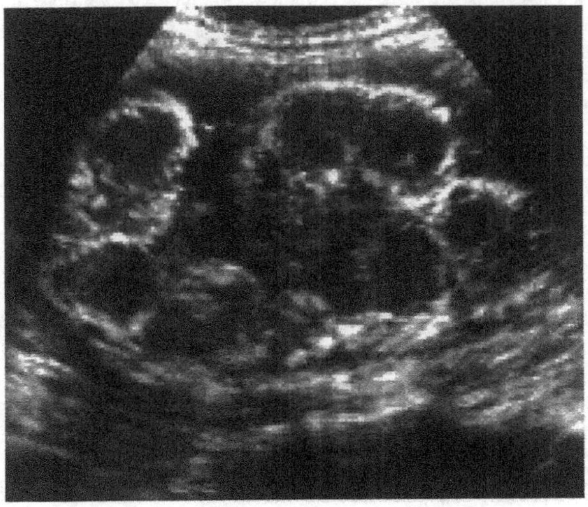

图 9-40 晚期妊娠胎盘

胎盘声像显示环状强回声

第二节 流产

妊娠不满 28 周自行终止者，称为自然流产。终止于 12 周以前称为早期流产，发生在 12 周后称为晚期流产。早期流产为一发展过程，可分为先兆流产、难免流产、不完全流产、完全流产、胚胎停育。

一、病因病理

根据妊娠的不同阶段和发展过程，临床症状不同。先兆流产：子宫颈口未开，妊娠物未排出，仍有可能继续妊娠。难免流产：阴道流血增多，腹痛加重，宫颈口已扩张，临床诊断并无困难，超声检查的目的是了解妊娠物是否排出完全。不全流产：妊娠囊已排出，宫腔内仍残留部分组织物及血块，初期阴道出血较多，妇科检查宫颈口可见活动性出血或组织物堵塞。不全流产组织物残留时间较长时，表现为不规则少量阴道流血，妇科检查没有阳性体征。如果组织物残留时间过长，可并发感染，临床上出现发热、白细胞增多等表现，为感染性流产。完全流产：阴道出血停止，宫颈口闭合，子宫缩小。胚胎停育是指胚胎已经死亡但未自然排出，也属于难免流产。

二、声像图特征

根据各种不同的类型，声像图表现有所不同。

1. 先兆流产

（1）超声表现：宫腔内见妊娠囊，孕囊位置正常，可见胎心搏动，胚胎大小符合孕周。宫颈内口紧闭。胚囊与子宫壁之间可见少量液性暗区（绒毛膜下血肿）（图 9–41）。

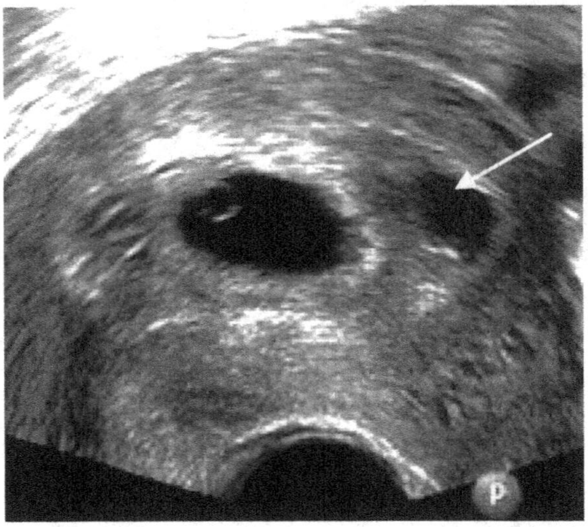

图 9–41 先兆流产

子宫纵切面图显示胚囊外的液性暗区（箭号），孕囊位置、卵黄囊形态正常

（2）鉴别诊断

①难免流产：孕囊变形，孕囊位置下移或无胎心搏动，宫颈口已开。

②双胎妊娠：先兆流产伴宫内局限性液性暗区时需与双胎妊娠鉴别，双胎妊娠可见两个孕囊声像，形态规则，呈圆形或类圆形，周边可见强回声环，囊内可见卵黄囊、胚芽。先兆流产时宫内的局限性液性暗区形状呈新月形，周边为子宫内膜回声，暗区内无卵黄囊、胚芽。

2. 难免流产

（1）超声表现：可见剥离征象，宫颈口已开，妊娠囊下移达子宫下段或颈管内，胚胎可存活，也可无胎心搏动。

（2）鉴别诊断：宫颈妊娠：宫颈妊娠时，宫颈膨大，与宫体比例近 1 ∶ 1，甚至大于宫体，宫腔内膜增厚并蜕膜化，宫颈内口闭合，胚芽可见胎心搏动。

3. 不全流产

（1）超声表现：子宫小于孕周，宫腔线粗细不均，宫腔内可见不规则斑状、团状高回声（图 9–42），彩超示宫腔内不均质高回声区内无血流信号，但相邻局部肌层内可见丰富的血流信号，为低阻力的类滋养层周围血流频谱。

（2）鉴别诊断

①子宫黏膜下肌瘤：形状呈类圆形，边界清楚，CDFI 检查可见环绕周边走行的血流信号。

②子宫内膜息肉：形状呈类圆形，边界清楚，常为高回声，CDFI 可见血流信号自蒂部走向团块中心。

③子宫内膜炎：宫腔线连续，内膜增厚，回声增强，并见少量液性暗区。

④子宫内膜癌：内膜不均匀增厚，常呈局灶状，可伴宫腔内积液，侵犯肌层时与肌层分界不清，CDFI 检查子宫内膜内或内膜基底部可见条状或点状彩色血流信号，RI 小于 0.4。

4. 完全流产　超声表现：子宫大小接近正常，宫腔内膜已呈线状，宫腔内可有少许积血声像。

5. 胚胎停止发育

（1）声像图特征：经阴道超声显像见不到胚胎心跳和以下任一项来确立：①声像图显示胚胎的长度超过 5mm（图 9–43）。②已确知妊娠囊至少在 6.5 孕周以上（孕龄确定依据以前的超声检查及体外受精胚胎移植时间）。怀疑有胚胎停育而不能确定诊断的超声所见有以下几点：①平均妊娠囊直径 > 8mm，而见不到卵黄囊。②平均妊娠囊直径 > 16mm 而见不到胚胎。③ β –HcG 在 1 000mIU/ml 而见不到妊娠囊。怀疑有胚胎停育时，应进行超声随访，以明确诊断。

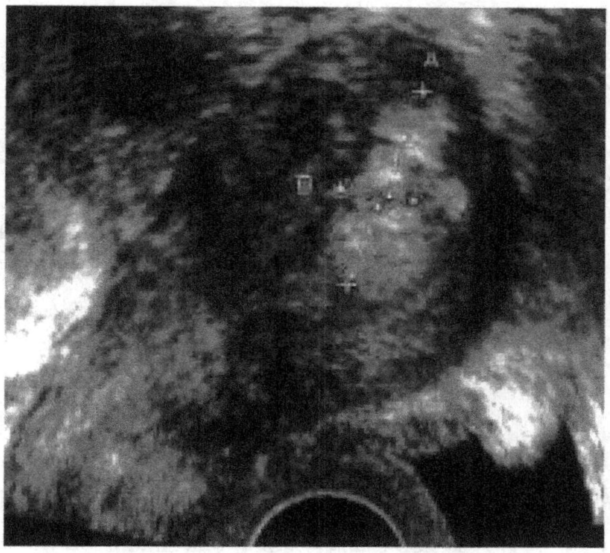

图 9–42　不全流产

人流术后一周，仍有阴道流血来诊，子宫正常大小，宫腔内可见不均质高回声团，与子宫肌层分界清，CDFI 检测无明显血流信号

（2）检查技巧：可经腹或经阴道扫查，经腹扫查时，被检查者适当充盈膀胱，检查者将探头置于下腹部，对子宫进行系列纵切面及横切面扫查，扫查后位子宫时，探头可适当向足侧偏斜，避免声束与宫腔平行造成回声失落。经阴道扫查时，被检查者排空膀胱，探头置入阴道紧贴宫颈及阴道穹隆，重点观察宫腔内有无孕囊，孕囊位置、形态，孕囊内有无胚芽及胎心搏动，宫颈是否闭合，最后扫查双侧附件区。

（3）点评：超声能向临床提供重要的辅助诊断信息，如妊娠囊的位置、形态、胚胎的大小及是否存活、宫颈口闭合等情况，以便临床医生对患者流产类型做出快速正确的诊断及处理，如先兆流产可行积极保胎治疗，难免流产及不全流产应及时清除宫腔内容物，而完全流产则可以避免不必要的清宫。

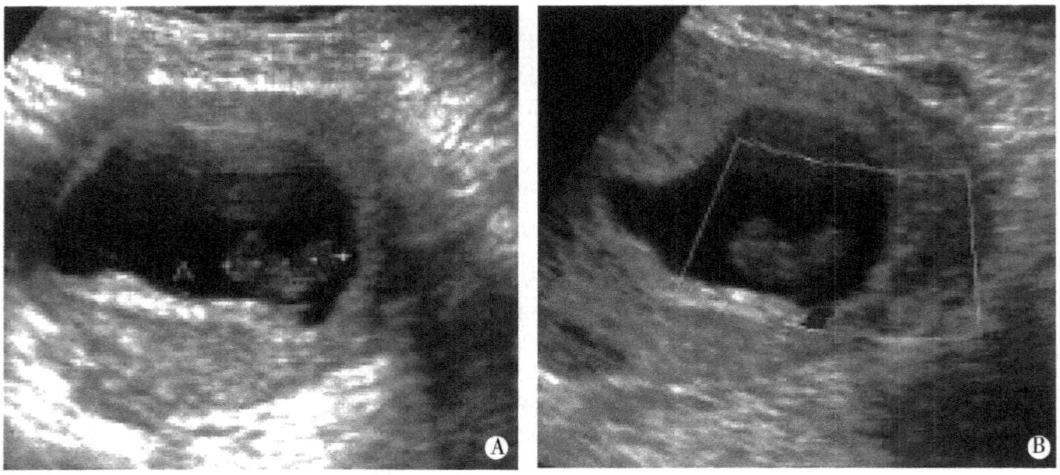

图 9-43 胚胎停止发育

A. CRL22mm，未见胎心搏动；B. CDFI 未见胎心闪烁

第三节 异位妊娠

异位妊娠是指受精卵种植在子宫体腔以外部位的妊娠。在所有妊娠中，0.5% ~ 1% 是异位妊娠，以输卵管妊娠最为多见，约占 95%，其中以输卵管的峡部和壶腹部最多。

输卵管有瘢痕的妇女或是通过辅助生殖技术怀孕的妇女，异位妊娠的危险度增加。由于盆腔炎症疾患发病率升高以及辅助生殖技术的增多，异位妊娠发病率增加。

患者可出现停经、阴道淋漓出血、腹痛，内出血也不少见。未破裂的输卵管妊娠无明显腹痛；流产型有腹痛但不剧烈；破裂型腹痛较剧烈，伴贫血；陈 1 日性输卵管妊娠不规则阴道流血时间较长，曾有剧烈腹痛，后呈持续性隐痛。体征：腹部压痛或反跳痛，宫颈举痛，宫体增大，宫旁可触及包块。

一、输卵管妊娠

（一）声像图特征

（1）宫腔内无胎囊，内膜增厚，可出现假妊娠囊（异位妊娠妇女宫腔内的血液或分泌物称为假妊娠囊。它与真妊娠囊的区别在于其内部没有卵黄囊及胚胎，囊的周围也没有双环征回声）。

（2）附件区包块：当宫外孕未破裂时，可表现为类妊娠囊的环状高回声结构，内为小液性暗区（图 9-44）。有时可见妊娠囊，囊内可见有胎心搏动的胚胎或卵黄囊（图 9-45）（停经 6 周以上）。在类妊娠囊的周围可记录到类滋养层周围血流频谱。宫外孕破裂时，附件区包块根据病程长短可表现为实性或囊、实性混合回声。经腹扫查不如经阴道扫查清晰，彩超有助于判断胚胎是否存活，存活胚胎可见小囊内有闪烁的血流。

（3）有时患者腹腔内见大量的游离液体。

（4）彩色或频谱多普勒扫查时，附件包块周围的血流常常是高速低阻的血流。不过，多普勒对于异位妊娠的诊断意义不大，因为，无论有无多普勒血流特征，在“拟诊病例”中超声显示附件包块和子宫内没有妊娠囊的图像，诊断异位妊娠的概率已经高达 90%。

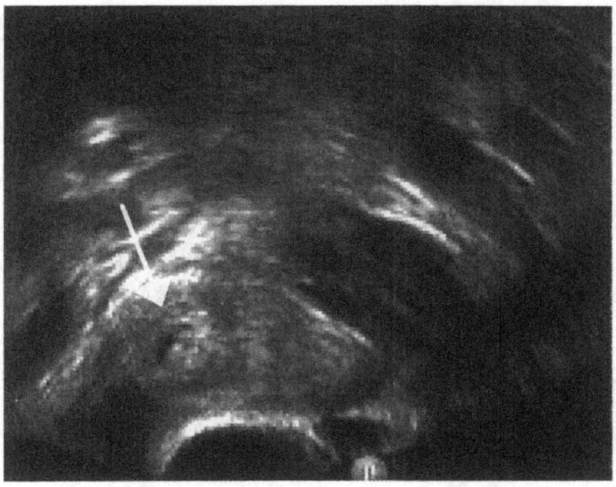

图 9-44 异位妊娠之输卵管光环

卵巢内侧见一包块，包块内见环状高回声结构（箭号）

（二）鉴别诊断

1. 宫内早早孕 早早孕时子宫稍增大，内膜明显增厚，宫内未见明显妊娠囊声像，与输卵管妊娠的子宫声像表现一致，但附件区无明显包块回声，动态观察，宫内可出现孕囊声像。

2. 黄体破裂 黄体破裂一般无停经史，腹痛突起。超声表现子宫未见明显增大，子宫内膜无明显增厚，宫内未见明确妊娠囊，患侧卵巢增大，部分附件区可见低回声包块，对称卵巢正常，盆腹腔可见积液。有时声像图上很难鉴别，可通过仔细询问病史，及血 β-HcG 检查协助诊断。

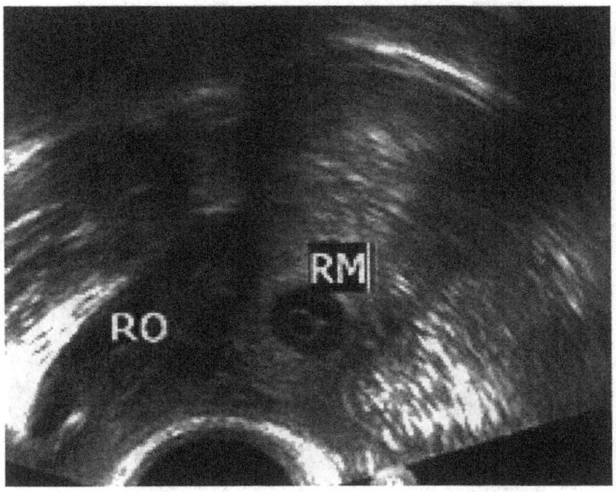

图 9-45 异位妊娠胚胎存活

右侧附件区包块（RM），其内见妊娠囊，囊内见卵黄囊、胚芽及胎心搏动。RO：右侧卵巢信号

（三）检查技巧

建议采用经阴道检查法，提高早期异位妊娠的检出率。先获取宫颈正中矢状切面，排除宫颈妊娠，再获取宫体矢状切面及横切面了解宫腔情况，然后探头向两侧摆动，在宫旁显示双侧卵巢声像，并在双侧附件区仔细寻找类妊娠囊结构或肿块。有时卵巢内黄体与卵巢外肿块鉴别困难，可用手推压腹部或移动探头，卵巢外肿块与卵巢间有相对运动。对于辅助生殖技术的患者，扫查发现宫内妊娠时，仍应仔细扫查双侧卵巢旁，排除宫内宫外同时妊娠。

（四）点评

当一个生育年龄的妇女出现盆腔疼痛和阴道出血，妊娠试验又是阳性行超声检查时，超声的解释应考虑临床表现。在临床拟诊病例有复杂附件包块时最有可能是异位妊娠，但是对于妊娠试验阴性的病例同样的超声所见却不能诊断异位妊娠。多普勒对异位妊娠诊断意义不大。

二、输卵管间质部妊娠

输卵管间质部妊娠是妊娠物种植在输卵管的壁内部分，即输卵管通过子宫角的部分。这是一种少见的异位妊娠，在辅助生殖技术妊娠的妇女中其发病率比自然怀孕的妇女要多。

（一）临床特征

输卵管间质部肌层较厚，妊娠可维持至 14 ～ 16 周才发生破裂。临床表现多为妊娠 14 ～ 16 周时突然腹痛，伴有脸色苍白、手脚冰冷、大汗淋漓等休克症状。妇科检查：子宫不对称性增大，一侧宫角明显突起。

（二）声像图特征

子宫增大，内膜增厚，宫腔内无孕囊结构，一侧宫角向外膨大突出，其内见妊娠囊。妊娠囊的侧方或上方肌层极少或根本就没有肌层。子宫内膜线在角部呈闭合状，与包块无连续关系（图 9–46）。彩色多普勒在妊娠囊的周围可看到丰富血流信号。

（三）鉴别诊断

间质部妊娠和偏心位置的子宫内妊娠可能有诊断上的困难，但是对它们的鉴别诊断特别重要。最能鉴别它们的超声图像是妊娠囊周围肌层的显像。若是偏心部位的妊娠囊，周围始终都包绕着正常厚度的肌层（5mm 或更厚），即为子宫内妊娠；若是包绕妊娠囊的肌层极少或根本没有，则诊断为输卵管间质部妊娠。

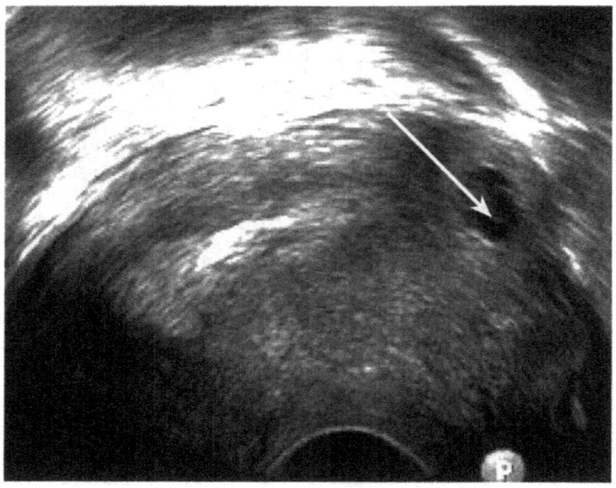

图 9–46　输卵管间质部妊娠

左侧宫角外侧可见一包块回声（箭号），包块内可见孕囊结构，包块外侧未见明显子宫肌层回声，包块与子宫内膜未见明显连续关系

（四）检查技巧

经阴道超声行子宫纵切面及横切面扫查，在横切面图上比较左右宫角的对称性，如果一侧宫角向外膨大突出，内见孕囊结构，孕囊周围肌层极少则应考虑输卵管间质部妊娠。

（五）点评

输卵管间质部妊娠破裂会造成大出血，甚至危及生命。由于临床上较难诊断间质部妊娠，故超声辅助诊断变得十分重要。超声可以较早地做出诊断，指导临床及时处理。

三、子宫颈妊娠

子宫颈妊娠即妊娠物种植在宫颈。这种妊娠在自然怀孕中非常罕见。种植在宫颈内的妊娠囊可以生长到早期妊娠的中期，由于包绕妊娠囊的子宫颈部分随妊娠囊的增长而过度伸展，患者出现疼痛及阴道流血，若不迅速处理严重出血足以威胁孕妇的生命。

（一）临床特征

有停经史、早孕反应、阴道流血，起初为血性分泌物或少量出血，继而出现大量阴道流血。出血多为孕 5 周开始，在孕 7 周至 10 周出血常为多量出血。

（二）声像图特征

宫颈径线增大，妊娠囊位于子宫颈内，囊内常有卵黄囊及胚胎（图 9–47）。CDFI 显示宫颈肌层血管扩张，血流异常丰富，可见滋养层周围血流，宫颈内口关闭。早早孕时期，宫颈可不明显增大。

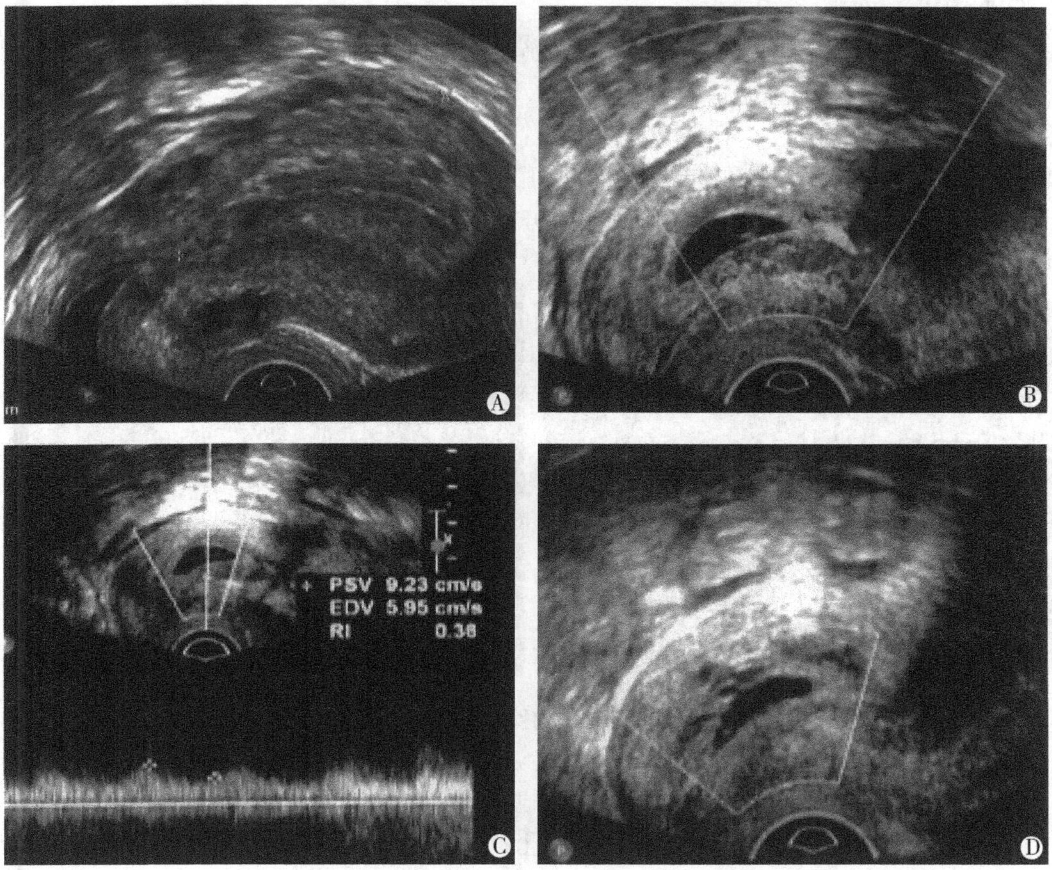

图 9–47　宫颈妊娠

A. 经阴道超声扫查，宫腔内未见孕囊，子宫内膜增厚，宫颈内口闭；B. 经阴道超声扫查，宫颈管膨大，其内见妊娠囊，囊内见卵黄囊及胚芽，CDFI 宫颈肌层内血流信号异常丰富；C. PW 显示滋养层周围血流频谱；D. 宫颈妊娠介入治疗后第二天，妊娠囊形态欠规则，囊内回声不清晰，滋养层周围血流消失

（三）鉴别诊断

子宫颈妊娠容易与进行中的自然流产相混淆。鉴别通常是根据子宫颈内的妊娠囊的显像做出诊断。子宫颈内有一个完整的、卵圆形的或是周围有厚厚的轮状回声的囊，高度提示子宫颈妊娠。若是囊内见到胚胎的胎心搏动，则子宫颈妊娠的诊断更加可靠。相反，若是囊塌扁，周围没有或几乎没有轮状回声，囊内也没有胚胎或是仅有死亡的胚胎，多半应诊断为进行中的自然流产。在不能确定诊断的时候，过一天再重复扫查有可能做出清楚的诊断，显像没有改变者为子宫颈妊娠，若是妊娠囊不显像或是显像有明显的改变，则表明是进行中的自然流产。

（四）检查技巧

在行超声检查时，对宫颈纵横切面扫查一般都能做出诊断。在不能明确诊断的时候，过一天再重复扫查有可能做出清楚的诊断。

（五）点评

临床早期诊断宫颈妊娠比较困难，超声是诊断宫颈妊娠的重要辅助手段。

四、剖宫产术后子宫瘢痕处妊娠

剖宫产术后子宫瘢痕处妊娠是一种宫内异位妊娠，胚胎着床于剖宫产子宫的瘢痕处，由于此处无正常的子宫肌层和内膜，绒毛直接侵蚀局部血管，局部血流异常丰富，如不警惕，宫腔操作时极易大出血，危及生命。

（一）临床特征

患者有剖宫产病史，有停经、早孕反应及阴道流血等。临床症状与宫颈妊娠及难免流产相似，容易误诊。

（二）声像图特征

孕早期表现为宫腔及颈管内无孕囊，宫颈管为正常形态，内外口闭，子宫峡部可向前突出，可见妊娠囊声像或杂乱回声结构，该处子宫肌层变薄，CDFI 检查局部肌层血流信号异常丰富，可记录到高速低阻的血流频谱（图 9–48）。

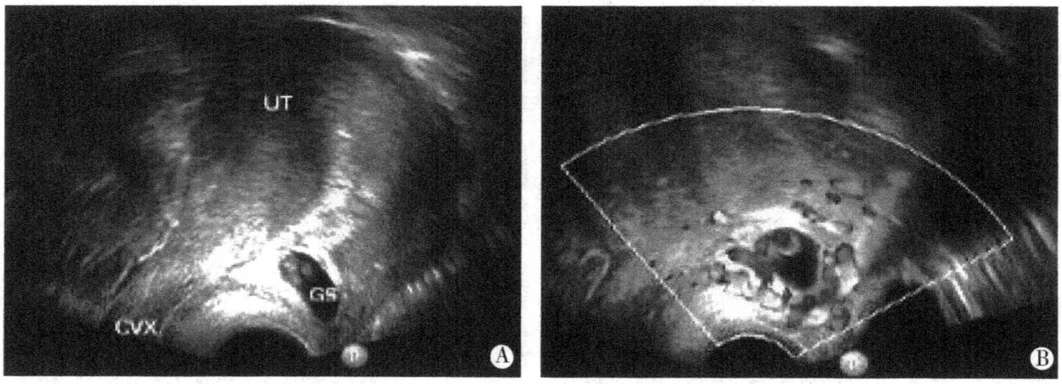

图 9–48　瘢痕处妊娠

剖宫产术后一年，停经 47 天，尿 HcG（+），经阴道超声检查，子宫稍增大，剖宫产切口处可见孕囊声像，其内可见胚芽及胎心搏动，该处子宫肌层变薄，宫颈管为正常形态。CDFI 检测局部肌层血流信号异常丰富（UT：子宫；CS：妊娠囊；CVX：宫颈）

（三）鉴别诊断

1. 难免流产　宫腔内孕囊变形，妊娠囊下移达子宫下段或颈管内，宫颈内口可处于张开状态，孕囊周围肌层厚度正常，CDFI 检查无异常血流信号。

2. 宫颈妊娠　宫颈膨大，宫颈管内见孕囊结构，宫颈内口闭合，子宫峡部不突出。

（四）检查技巧

对于有剖宫产病史，临床拟早孕患者行超声检查时，如果发现孕囊位置位于峡部，应警惕瘢痕部位妊娠。重点观察前壁肌层的厚度及局部肌层血流信号的情况。如果肌层菲薄，肌层血流信号异常丰富，应考虑此病。

（五）点评

剖宫产术后瘢痕处妊娠时胚胎着床于瘢痕处，此处无正常肌层及内膜，绒毛直接侵蚀局部血管，局部血流异常丰富，如不警惕，行人工流产时极易大出血、穿孔甚至危及患者生命。准确地超声诊断对临床处理起到决定性的作用。

五、残角子宫妊娠

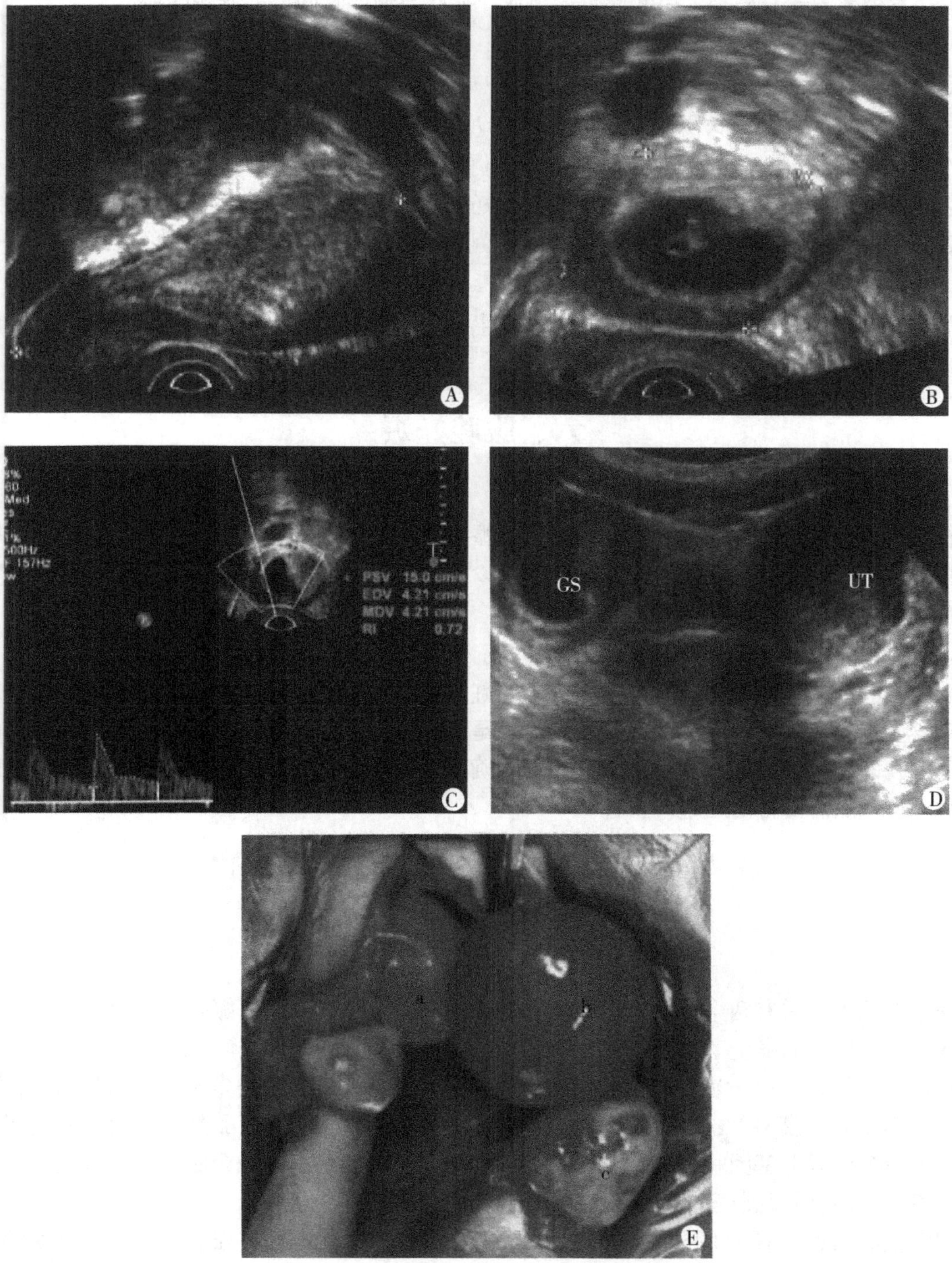

图 9-49 残角子宫妊娠

A. 经阴道超声扫查宫腔内未见妊娠囊；B. 子宫右侧包块，其内见妊娠囊，囊内见胚芽及胎心，妊娠囊外有低回声肌层包裹；C. CDFI 妊娠囊外低回声内探及子宫动脉频谱；D. 经腹部超声扫查，包块距离子宫较远；E. 术中见残角子宫妊娠（b），右侧卵巢增大，内见黄体（c），残角子宫与子宫（a）间见索带相连

（一）临床特征

残角子宫为先天发育畸形，由于一侧副中肾管发育不全所致。残角子宫往往不与另一侧发育较好的子宫腔相通，但有纤维束与之相连。残角子宫妊娠是指受精卵种植于子宫残角内生长发育。残角子宫妊

娠受精方式可能有两种情况：一是精子经过对侧输卵管外游至患侧输卵管内与卵子结合而进入残角；一是受精卵经对侧输卵管外游至患侧输卵管而进入残角着床。残角壁发育不良，不能承受胎儿生长发育，常于妊娠中期发生残角子宫破裂，引起严重内出血，症状与输卵管间质部妊娠相似。

（二）声像图特征

子宫稍增大，宫腔内见增厚的蜕膜回声，子宫一侧见一包块，内有妊娠囊，可见胚胎或胎儿，囊外有肌层回声，包块与子宫紧贴或有蒂相连（图 9–49）。

（三）检查技巧

对于临床拟早孕行超声检查时，如果宫内未见妊娠囊，应重点扫查左右盆腔，范围尽可能大，如果在子宫一侧见到球形包块，包块内见孕囊回声，孕囊周围见低回声的肌层回声即可诊断。

（四）点评

残角子宫妊娠少见，如果不及时诊断，继而发生残角破裂会导致大出血，甚至危及患者生命。超声检查可早期发现残角子宫妊娠，确诊后应及早手术，切除残角子宫。

六、腹腔妊娠

（一）临床特征

腹腔妊娠是一种罕见的妊娠囊种植在腹腔的妊娠。这类妊娠的发生有两种途径，一种是妊娠囊直接种植在腹腔，另一种是异位妊娠先发生在输卵管，以后由于输卵管妊娠破裂或者妊娠囊从输卵管伞端排出，妊娠囊再种植于腹腔。

（二）声像图特征

在早期妊娠的前、中期，超声不可能区分腹腔妊娠和其他异位妊娠。在早期妊娠的晚期或更晚一些的时候，只要显示子宫外有存活的胎儿就高度提示是腹腔妊娠。因为输卵管妊娠不可能达到如此巨大的妊娠。由于腹腔妊娠可以接近子宫底部，必须仔细确定子宫的轮廓，才能确定妊娠囊是在子宫的外面。有时为了明确这一点需要行阴道超声扫查。

第四节　多胎妊娠

一次妊娠宫腔内同时有两个或两个以上胎儿时称为多胎妊娠，双胎妊娠多见。由于辅助生殖技术发展广泛开展。多胎妊娠的发生率明显增加。

多胎妊娠的成因有二：一是由于超过一个卵子排出并受精而成。这类多胞胎儿的基因各异，并且都具有独立的羊膜（多羊膜型）、绒毛膜及胎盘（多绒毛膜型）。第二类多胎妊娠是由单一受精卵形成的胚胎质分裂为两个或以上基因相同的胎儿。这类多胞胎儿则可能共享同一个胎盘（单绒毛膜）、同一羊膜囊（单羊膜），甚至胎儿器官，视分裂在何时出现。

以单卵双胞胎而言，有 1/3 胚胎质在受精三天内分裂，每个胎儿各有独立的胎盘及羊膜囊（双绒毛膜双羊膜）。若胚胎在受精第四天或以后才分裂，胎儿各自有其羊膜囊但共享一个胎盘（单绒毛膜双羊膜型），单绒毛膜型胎盘可能带有互通双胎的血管。若在第九天或以后分裂，则会造成单绒毛膜单羊膜胎盘；而在第十二日以后分裂，则可能会造成连体双胞胎。

一、多胎妊娠声像图

妊娠 6 周前超声还不能清楚地检出胚胎及其心跳，可以通过计数妊娠囊（图 9–50A）和卵黄囊的数目来判断妊娠的数目。大多数情况是每一个妊娠囊内都有和胚胎个数一样多的卵黄囊。妊娠 6 周以后则以计数有心跳的胚胎（或胎儿）数来确定胎儿的个数（图 9–50B）。随着孕周增加，各个胎儿分辨清楚，检查各胎儿时分别从胎头沿脊柱追踪观察头、颈、胸、心脏、腹部、肢体，分别测量，注意胎儿间有无胎膜相隔，胎儿间有无联系，排除联体双胎。

通过声像图追踪发现，妊娠 6 周以前检出的妊娠个数可能少于或多于实际妊娠的个数（图 9–51）。早期声像图计数的妊娠个数可能多于以后妊娠的个数，这是由于会有 1 个或更多个胚胎不发育，甚至连同其妊娠囊也被吸收的缘故。早期的声像图计数少于以后的妊娠个数，这是因为早期的妊娠囊大小有差异，在超声图上有的能看到有的还不能看到的缘故。

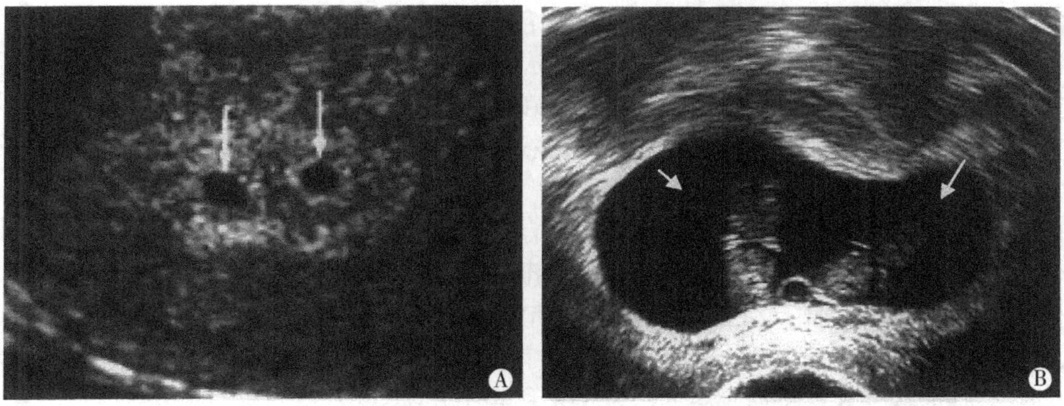

图 9–50　双胎妊娠

A. 妊娠 5 周，子宫横切面声像图显示 2 个妊娠囊，囊内未见卵黄囊及胚胎，囊之间有厚隔膜；

B. 妊娠 8 周子宫横切面声像图显示 2 个胎儿，每一胎儿都有羊膜包绕（箭号），仅有一个妊娠囊

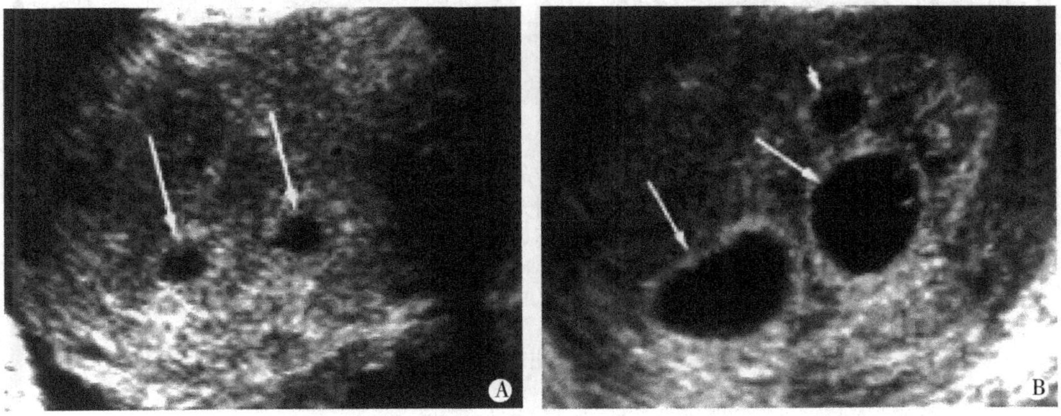

图 9–51　三胎妊娠

A. 孕 5 周时声像图显示子宫内为两个妊娠囊，囊内未见卵黄囊及胚胎（箭号）；B. 10 天后仍能见到原来的妊娠囊（长箭号），并能见到第三个较小的妊娠囊（短箭号），三个妊娠囊内均见到有胎心搏动的胚胎，后来的声像图显示三个胚胎正常发育，并分娩三个正常的新生儿

二、产前判断绒毛膜性的重要性

（1）妊娠临床结局的主要决定因素是绒毛膜性，而非同卵 / 异卵性。

（2）在单绒毛膜双胎中，流产、临产死亡、早产、胎儿生长迟缓及胎儿畸形的发生率远高于双绒毛膜双胎。

（3）若单绒毛膜双胎的其中一个胎儿死亡，另一胎儿有很大机会突然死亡或出现严重神经受损。

三、超声多胎妊娠绒毛膜性的判断

要验证是单卵或双卵双胞，唯一方法是 DNA 纹印鉴证，而这要借助羊膜腔穿刺、绒毛取样或脐带穿刺等侵入性检查。而判断绒毛膜性，则可透过超声检查胎儿性别、胎盘数目及双胎间之隔膜而得知。

异性别双胞胎必然是双卵双胎，因此亦必是双绒毛膜双胞胎；然而，约 2/3 的双胞胎的性别相同，这种情况下，单卵或二卵双生均有可能。同样地，若双胞胎各有独立分开的胎盘，则胎盘必为双绒毛膜性。然而，在大部分双胎中的两个胎盘融合，故不能单靠此分辨胎盘的绒毛膜性。

在双绒毛膜双胎中，双胎间之隔膜包含一层绒毛组织，夹在两层羊膜之间；而在单绒毛膜双胎中，隔膜间并没有这层绒毛层。判断绒毛膜性的最佳方法和时间，是在孕 6 ~ 9 周进行超声检查。若在双胎之间观察有一层厚膜分隔，该厚膜便为绒毛层，可确定是双绒毛膜，否则便是单绒毛膜。这层厚隔会渐渐变薄，形成双胞膜的绒毛成分，但在膜底部则仍然保持厚度，成三角形状或“人”字状，这种超声特征又叫“双胎峰”（图 9–52）。

在 10 ~ 13 周以后超声检查双胞胎间隔膜底部有否出现“人”字状，亦能可靠地分辨绒毛膜性。但随孕周增长，平滑绒毛膜会消退，“人”字状便渐渐变得难以辨认，至 20 周时，只有 85% 的双绒毛膜妊娠会出现“人”字状。故此，在 20 周及其后没有发现“人”字状并不构成单绒毛膜的证据，亦不能排除双绒毛膜或二卵双生的可能性。相反，由于没有单绒毛膜妊娠会在 10 ~ 13^{+6} 周扫描后出现“人”字状，因此在任何时候发现这特征，均可作为双绒毛膜的证据。

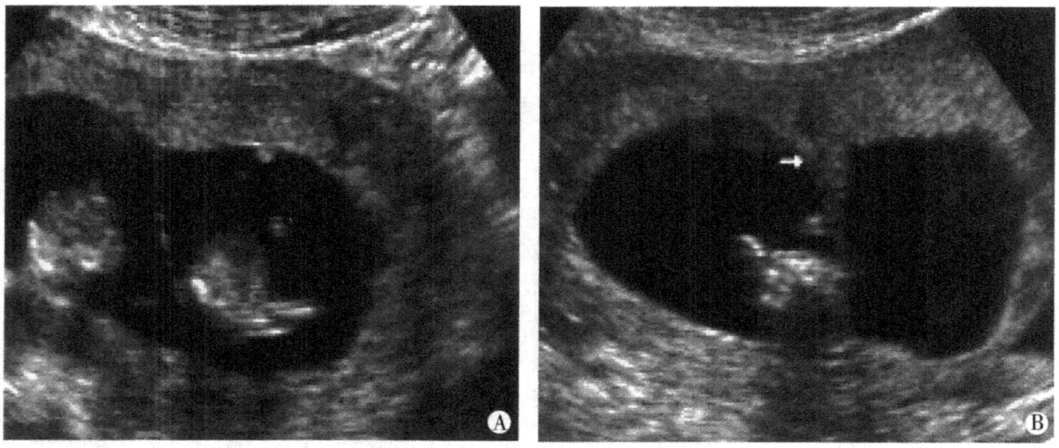

图 9–52　孕 13 周单绒毛膜（A）和双绒毛膜（B）双胎声像

在双绒毛膜妊娠中，隔膜底部出现“人”字状声像即“双胎峰”

四、多胎妊娠的并发症

（一）双胎体重生长不协调

1. 临床特征　双胎之间（可发生在双卵双胎或单卵双胎中）生长不协调的定义为双胎体重相差 20% 以上。据报道可发生于 23% 的双胎妊娠。

2. 声像图特征

（1）双胎体重相差 20% 或以上可提示双胎体重生长不协调：双胎体重相差百分比的计算方法：（A – B）× 100%/A，A 为体重较重的胎儿，B 为体重较轻的胎儿。

（2）比较双胎的腹围可相对较准确地预测双胎体重生长不协调：24 周后双胎腹围相差 20mm 或以上，对预测双胎体重生长不协调的阳性预测值为 85%（图 9–53）。

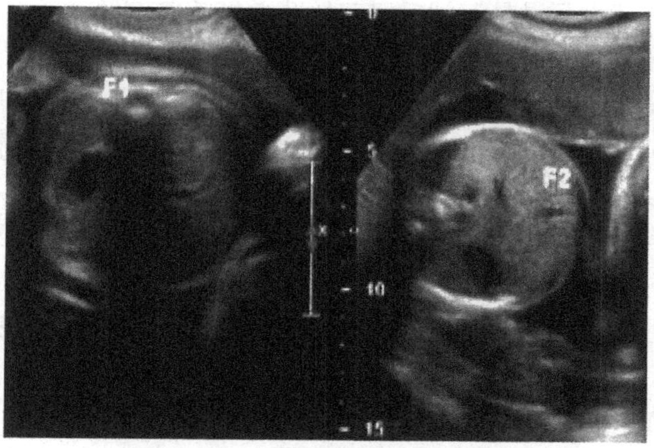

图 9-53 双胎体重生长不协调

F1：胎儿 AC278mm；F2：胎儿 AC229mm

（3）超声发现体重较小的胎儿羊水过少也是危险因素：体重和羊水均不协调的双胎的预后较单纯体重生长不协调的预后差。前者的死亡率、颅内出血、产后心肺复苏均较后者高。

3. 鉴别诊断　双胎输血综合征：常发生在单绒毛膜双羊膜双胎妊娠中，而双胎体重生长不协调可发生在各种类型的双胎妊娠中。前者除了双胎体重相差 20% 或以上外，还存在其他异常，Ⅰ期一胎儿羊水过多，一胎儿羊水过少；Ⅱ期羊水过少的供血儿膀胱不充盈；Ⅲ期供血儿脐动脉频谱异常；Ⅳ期羊水过多的受血儿出现水肿；Ⅴ期出现一胎儿或二胎儿死亡。

4. 点评　双胎生长不协调易发生早产、死产，较小胎儿发生低体温、低血糖等。超声能较准确判断双胎儿的大小，提示双胎儿生长不协调，对临床监测、处理等有非常重要的指导意义。

（二）双胎之一死亡

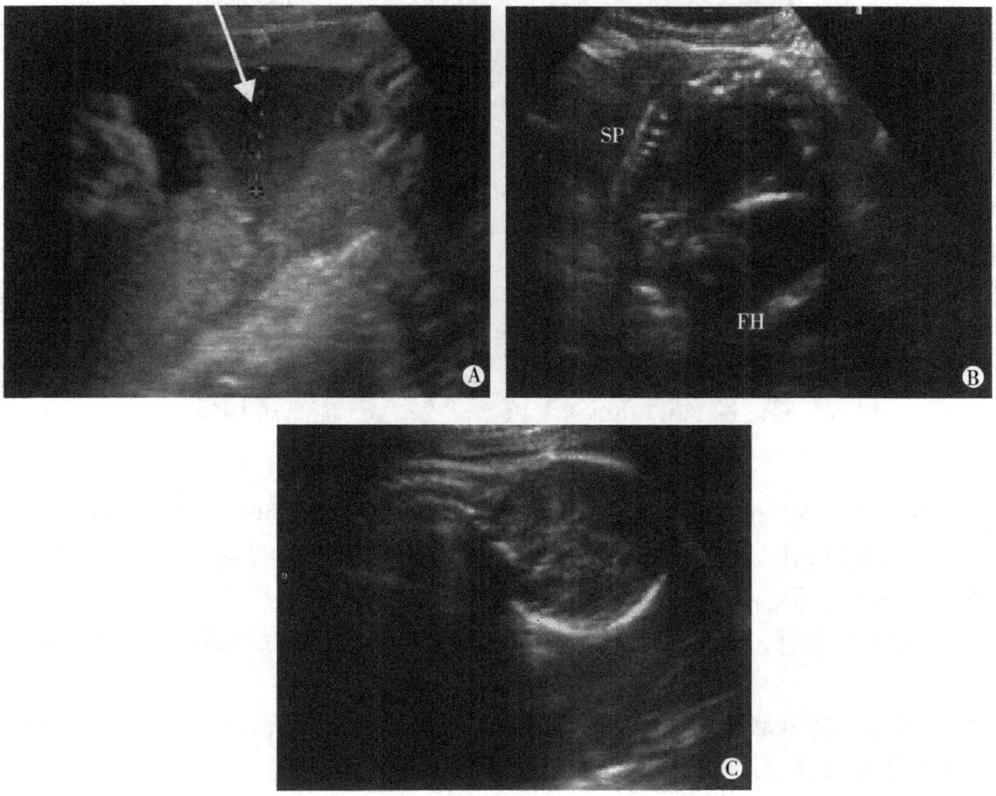

图 9-54 双胎之一死亡

A. 双胎儿羊水回声明显不同，死胎儿羊水内密集低回声光点（箭号）；B. 死胎儿蜷曲结构不清晰；C. 另一正常胎儿。SP：脊柱；FH：胎头

1. 临床特征　双胎之一死亡可以是双绒毛膜双胎或单绒毛膜双胎中的一胎儿死亡。

2. 声像图特征

（1）如果早孕期超声确诊为双胎妊娠，在以后的检查中仅发现一存活的胎儿，可诊断一胎儿死亡。

（2）早孕期双胎之一死亡者，宫腔内可以见两个孕囊回声，但只能显示一个孕囊内有发育正常的胚胎，而另一孕囊内胚胎组织少，无心管搏动，卵黄囊过大或消失。

（3）早孕晚期或中孕早期双胎之一死亡者，死亡胎儿可有人形，但内部结构难辨，有时可有少量羊水，有时仅能见一空囊，内见杂乱回声。

（4）中孕中晚期或晚期双胎之一死亡者，可以显示一死亡胎儿的图像，表现为颅骨严重变形，重叠，形态小，头皮或全身水肿，内部器官结构模糊，羊水少，无心脏搏动等。如能显示股骨或肱骨，可根据其测量值来估计胎儿死亡时间（图 9-54）。

3. 点评　早期妊娠双胎之一死亡，对孕妇及存活胎儿影响极少。但是，中、晚期妊娠双胎之一死亡，可明显增加存活胎儿的病死率和发病率，尤其是单绒毛膜双胎发病率更高。往往表现为神经系统和肾等功能受损。超声可判断绒毛膜性，双绒毛膜双胎存活胎儿绝大部分活胎儿出生后无明显并发症。同时，超声可监测存活胎儿的情况。

（三）联体双胎

1. 临床特征　联体双胎是指单卵孪生体部分未分离，在身体某部位互相连接的先天畸形。联体双胎的分型有头部联胎、胸部联胎、腹部联胎、脐部联胎、臀部联胎、双上半身联胎、面部寄生胎等。

2. 声像图特征　联体双胎类型不同，表现亦不同。

（1）仅有一胎盘，羊膜隔膜不能显示，仅有一个羊膜腔。

（2）两胎胎体的某一部位相连，不能分开，相连处皮肤相互延续（图 9-55、图 9-56）。

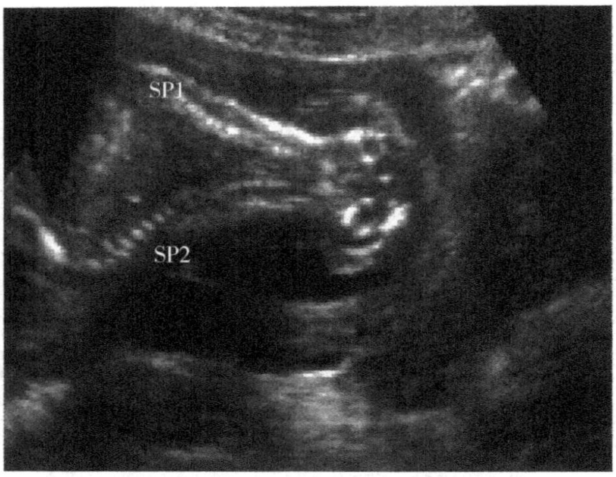

图 9-55　18 周联体双胎

双胎身体上半身颈、胸、腹部均融合，可见两个脊柱回声（SP1、SP2），未见颅骨光环

（3）胎儿在宫内的相对位置无改变，总是处于同一相对位置，胎动时也不发生改变。

（4）仅有一条脐带，但脐带内的脐血管数增多，超过 3 条。

（5）早孕期超声检查时，如果胎儿脊柱显示分叉时应高度怀疑联体双胎的可能，应在稍大孕周进行复查。

（6）寄生胎为不对称性联体双胎，表现为两胎大小不一，排列不一，一胎儿器官正常发育，而另一较小的寄生胎未能发育成形，声像图上有时类似肿物样图像。

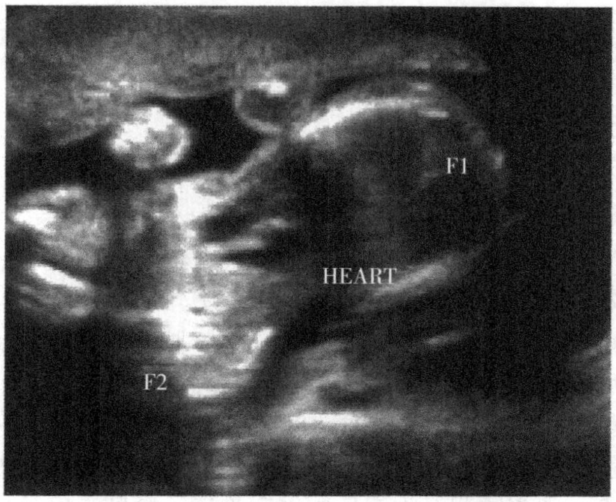

图 9–56　23 周联体双胎

横切面可见双胎儿共用一个心脏

3. 检查技巧　超声诊断联体双胎时应特别谨慎，国外专家推荐至少复查一次超声检查。扫查时注意以下问题：①未分开的皮肤轮廓在同一解剖断面必须是恒定的表现，胎动时两胎之间的皮肤无错位现象，这样才能避免假阳性诊断。②双羊膜囊双胎之间的隔膜超声可能显示不清，两胎儿紧挨在一体时易造成联胎的假象。如果能显示隔膜，可排除联胎的可能。③双胎大小不一致时不能排除联体双胎，尤其是腹部、背部寄生胎，较小的寄生胎可能漏诊或误诊。④非常严重的联体双胎可能掩盖联体双胎的声像特征而形成一个巨体单胎的假象，应引起注意。

4. 点评　超声能准确地诊断联体双胎，判断联胎部位及其程度，为临床处理提供帮助。超声确诊为联体儿时，如需终止妊娠，妊娠 26 周前可行引产术，妊娠 26 周后一般宜剖宫取胎。

（四）无心畸胎序列征

1. 临床特征　无心畸胎序列征又称双胎动脉反向灌注综合征。是单卵双胎的独特并发症。无心畸形双胎有四种不同的类型：①无头无心型：最常见（图 9–57）。其特征是颅骨缺失，上肢可缺失；②部分头无心型：可有部分发育的头部和大脑，躯干四肢可能存在；③无形无心型：胎儿为无定型团块或呈“水滴”样；④无心无躯干型：头部存在，脐带直接与头部相连或头部直接附着在胎盘上。无心畸胎对双胎均是一种致死性的严重畸形。

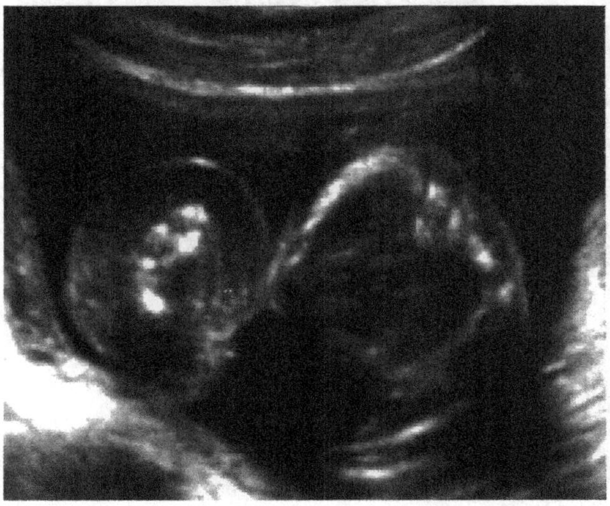

图 9–57　无心畸胎

图左侧为无心畸胎，表现为团块结构，其内可见脊柱回声；图右侧为另一正常胎儿胸部横切面

2. 声像图特征

（1）双胎中一胎形态、结构发育正常，另一胎儿出现严重畸形，以上部身体严重畸形为主，可有下部身体如双下肢等结构。

（2）无心畸胎体内常无心脏及心脏搏动。

（3）上部身体严重畸形，可表现为无头、无双上肢、胸腔发育极差。

（4）部分无心畸胎仅表现为一实质性团块组织回声，内部无内脏器官结构。

（5）无心畸胎常有广泛的皮下水肿声像，在上部身体常有明显水囊瘤。

（6）频谱及彩色多普勒血流显像可显示无心畸胎脐动脉及脐静脉内血流方向与正常胎儿相反，无心畸胎脐动脉血流从胎盘流向胎儿髂内动脉达胎儿全身，脐静脉血流从胎儿脐部流向胎盘，正好与正常胎儿脐动脉和脐静脉血流方向相反。

3. 点评　无心畸胎是单卵双胎特有的并发症，可以是单绒毛膜囊双羊膜囊双胎或单绒毛膜囊单羊膜囊双胎。超声可定期监测胎儿生长情况和心血管状态，及时了解泵血胎儿是否存在水肿、心力衰竭、无心胎儿脐带有无血流信号等。超声监测对临床采取保守治疗、姑息治疗、介入治疗等有指导意义。

（五）双胎输血综合征

1. 临床特征　双胎输血综合征（TTTS）是指两胎儿循环之间通过胎盘血管的吻合进行血液输注，从而引起一系列病理生理变化及临床症状，是单绒毛膜囊双胎的一种严重并发症。

2. 声像图特征

（1）两胎儿性别相同，只有一个胎盘，隔膜与胎盘连接处无双胎峰，两胎间隔膜薄。据报道，隔膜厚度 < 1 ~ 5mm，两胎儿性别相同时，可提示单绒毛膜性。

（2）胎儿各生长参数明显不同，两胎体重相差 20% 以上，腹围相差 20mm，均提示 TTTS 可能。

（3）出现典型的一胎羊水过多、一胎羊水过少序列征，受血儿羊水过多，最大垂直深度 > 80mm，供血儿羊水过少，最大垂直深度 < 20mm，严重羊水过少胎儿“贴附”在宫壁上，胎动明显受限，两胎之间的分隔常因与“贴附儿”皮肤紧贴而难以显示（图 9-58）。值得注意的是不是所有此序列征的都是 TTTS，以下情况亦有此种表现：①当一胎出现胎膜早破羊水外漏时，该胎儿表现为“贴附儿”。②当一胎儿有严重畸形如双肾严重畸形，羊水过少时可表现为“贴附儿”；如一胎儿近端胃肠道梗阻出现严重羊水过多时，另一正常胎儿可表现受压出现此特征性表现。

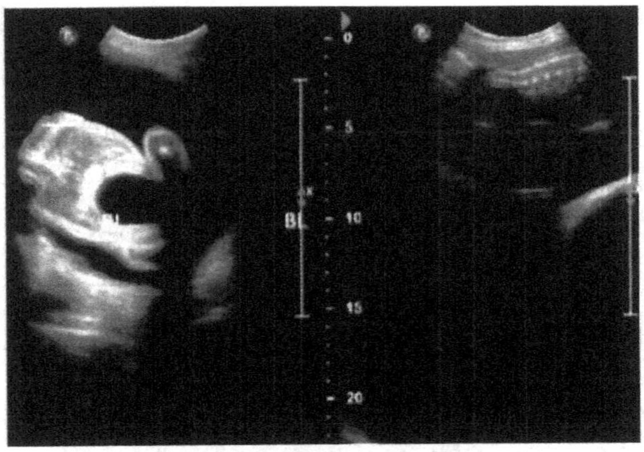

图 9-58　双胎输血综合征

左图示一胎儿羊水过多，膀胱增大；右图示另一胎儿羊水过少，贴附于子宫前壁，活动明显受限，为贴附儿

（4）受血儿膀胱增大，供血儿膀胱过小或不显示。

（5）受血儿脐带直径大于供血儿脐带直径。

（6）脐带附着胎盘位置异常，常表现“贴附儿”附着胎盘边缘，亦可表现两脐带胎盘附着处极近，此时有可能发现两胎之间的血管交通。

（7）受血儿水肿或充血性心力衰竭，表现为胸水、腹水、心包积液，三尖瓣 E 峰 > A 峰，并可出现三尖瓣反流等。

3. 鉴别诊断　本病需与双胎生长不协调相鉴别，鉴别要点见上。

4. 点评　双胎输血综合征的围生期死亡率很高。超声对怀疑TTTS综合征的病例，可动态观察，重点观察羊水情况，双胎之间羊水的巨大差异与两个胎儿的不良预后有关。同时，超声的分期评估对TTTS手术方案的选择十分重要。

参考文献

[1] 余建明，刘广月. 医学影像技术学［M］. 北京：人民卫生出版社，2017.
[2] 韩萍，于春水. 医学影像诊断学（第4版）［M］. 北京：人民卫生出版社，2017.
[3] 余建明，石明国，付海鸿. 放射医学技术高级教程［M］. 北京：中华医学电子音像出版社，2016.
[4] 祁吉. 放射学高级教程［M］. 北京：人民军医出版社，2011.
[5] 姜玉新，张运. 超声医学高级教程［M］. 北京：中华医学电子音像出版社，2016.
[6] 曹厚德，詹松华. 现代医学影像技术学［M］. 上海：上海科学技术出版社，2016.
[7] 冯晓源. 现代影像学［M］. 上海：复旦大学出版社，2016.
[8] 郭万学. 超声医学［M］. 北京：人民军医出版社，2015.
[9] 陈方满. 放射影像诊断学［M］. 合肥：中国科学技术大学出版社，2015.
[10] 金征宇，龚启勇. 医学影像学（第3版）［M］. 北京：人民卫生出版社，2015.
[11] 白人驹，张雪林. 医学影像诊断学（第3版）［M］. 北京：人民卫生出版社，2014.
[12] 曹丹庆，蔡祖龙. 全身CT诊断学［M］. 北京：人民军医出版社，2013.
[13] 吴恩慧. 医学影像学［M］. 北京：科学技术文献出版社，2013.
[14] 张雪林. 磁共振成像诊断学［M］. 北京：人民军医出版社，2013.
[15] 高剑波，郭华，张永高. 实用临床放射和CT影像学［M］. 郑州：郑州大学出版社，2013.
[16] 郭佑民. 呼吸系统影像学（第2版）［M］. 上海：上海科学技术出版社，2016.
[17] 唐光健，秦乃姗. 现代全身CT诊断学［M］. 北京：中国医药科技出版社，2013.
[18] 郑穗生，高斌，刘斌. CT诊断与临床［M］. 合肥：安徽科学技术出版社，2011.
[19] 张学林. 磁共振成像诊断学［M］. 北京：人民军医出版社，2013.
[20] 伍于添. 超声医学基础与临床应用指南［M］. 北京：科学技术文献出版社，2008.
[21] 姜玉新，张运. 超声医学高级教程［M］. 北京：人民军医出版社，2012.
[22] 黄道中，邓又斌. 超声诊断指南［M］. 北京：北京大学医学出版社，2016.
[23] 龚渭冰，李颖嘉，李学应. 超声诊断学（第3版）［M］. 北京：科学出版社，2016.
[24] 周力学，刘颖琳. 妇产科疾病超声诊断精要［M］. 广州：中山大学出版社，2010.
[25] 任卫东，常才. 超声诊断学［M］. 北京：人民卫生出版社，2013.